BURKHARD HICKISCH

GREEN POWER

MIT GRÜNEN SMOOTHIES
KÖRPERLICH FIT, EMOTIONAL AUSGEGLICHEN, GEISTIG KLAR

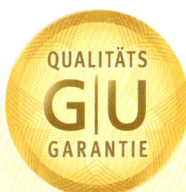

DIE GU-QUALITÄTSGARANTIE

Wir möchten Ihnen mit den Informationen und Anregungen in diesem Buch das Leben erleichtern und Sie inspirieren, Neues auszuprobieren. Bei jedem unserer Produkte achten wir auf Aktualität und stellen höchste Ansprüche an Inhalt, Optik und Ausstattung.
Alle Informationen werden von unseren Autoren und unserer Fachredaktion sorgfältig ausgewählt und mehrfach geprüft. Deshalb bieten wir Ihnen eine 100 %ige Qualitätsgarantie.

Darauf können Sie sich verlassen:
Wir legen Wert darauf, dass unsere Gesundheits- und Lebenshilfebücher ganzheitlichen Rat geben. Wir garantieren, dass:
- alle Übungen und Anleitungen in der Praxis geprüft und
- unsere Autoren echte Experten mit langjähriger Erfahrung sind.

Wir möchten für Sie immer besser werden:
Sollten wir mit diesem Buch Ihre Erwartungen nicht erfüllen, lassen Sie es uns bitte wissen! Wir tauschen Ihr Buch jederzeit gegen ein gleichwertiges zum gleichen oder ähnlichen Thema um. Nehmen Sie einfach Kontakt zu unserem Leserservice auf. Die Kontaktdaten unseres Leserservice finden Sie am Ende dieses Buches.

GRÄFE UND UNZER VERLAG. Der erste Ratgeberverlag – seit 1722.

INHALT

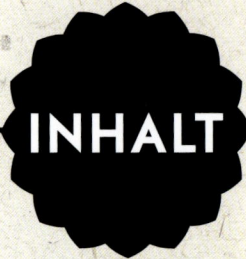

5 Grünes Licht für eine neue Ernährung

7 DIE ENTDECKUNG DES GRÜNEN SMOOTHIES

8 Cola, Fastfood und ein affenscharfer Trick
9 Versuch, Irrtum, Bingo!
10 Grünes Kraftwerk

14 Mit Drehmoment zum grünen Zaubertrunk
15 Ein Rezept, tausende Möglichkeiten
16 Wie wirken grüne Smoothies?

19 DIE GRÜNE-SMOOTHIES-FORMEL

20 Die Zubereitung
21 Kleine Smoothie-Infothek
22 Richtig genießen
24 Aufbewahrung und Haltbarkeit

26 Der Power-Mixer
27 Warum ein hochwertiger Mixer unverzichtbar ist
30 Welcher Mixer passt zu mir?

34 Die Zutaten
35 Bunte Vielfalt
36 Aromen entdecken

38 Zutaten-Übersicht
42 Wildwachsende Pflanzen sammeln
43 Die Ernte-Pflück-oder-Sammel-Meditation
46 Superfoods

50 Lebendiges Wasser
51 Unser wichtigster Vitalstoff
52 Heimische Wasserqualität erhöhen

59 KÖRPER, GEIST UND SEELE GANZHEITLICH STÄRKEN

60 Green Empowerment
61 Ganzheitliche Gesundheitsvorsorge

64 Optimale Entsorgung
65 Ganzheitlich entgiften
68 Yoga: Spüren pur

72 Optimale Versorgung
73 Veränderung tut gut

84 Optimale Funktionsweise

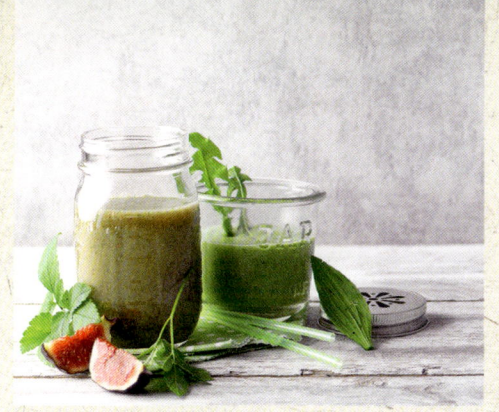
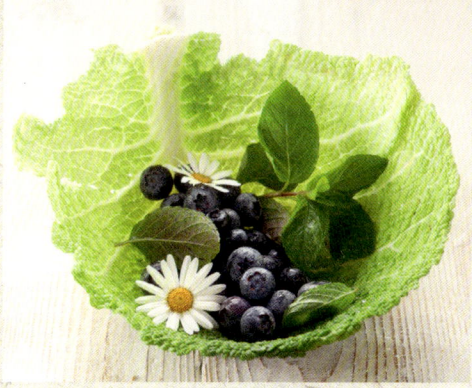

91 DER GRÜNE-SMOOTHIE-LEBENSSTIL

92 Ideal für unterwegs

96 Mehr Energie und Freude am Arbeitsplatz

102 Leichter lernen

108 Gut für jung und alt

114 Grüne Küche mit Frische-Garantie

118 Individuell und ganzheitlich

122 Lebendigkeit und gute Laune

128 Vom Herzen aus leben und aktiv werden
129 Eins werden

135 DOKTOR SMOOTHIE

136 Zutaten nach Anwendungsbereichen
137 So wirken die einzelnen Pflanzen
140 Geschmack und Wirkung

144 Gesundheitscheck: vorher und nachher
145 Hightech zur Gesundheitsanalyse

148 Ihre neue Lebensweise: alles im Takt!
149 Motivieren Sie sich!
150 Jetzt geht's erst richtig los

152 SERVICE

152 Bücher, die weiterhelfen
153 Adressen, die weiterhelfen
154 Rezeptregister
155 Übungsregister
156 Sachregister
160 Impressum

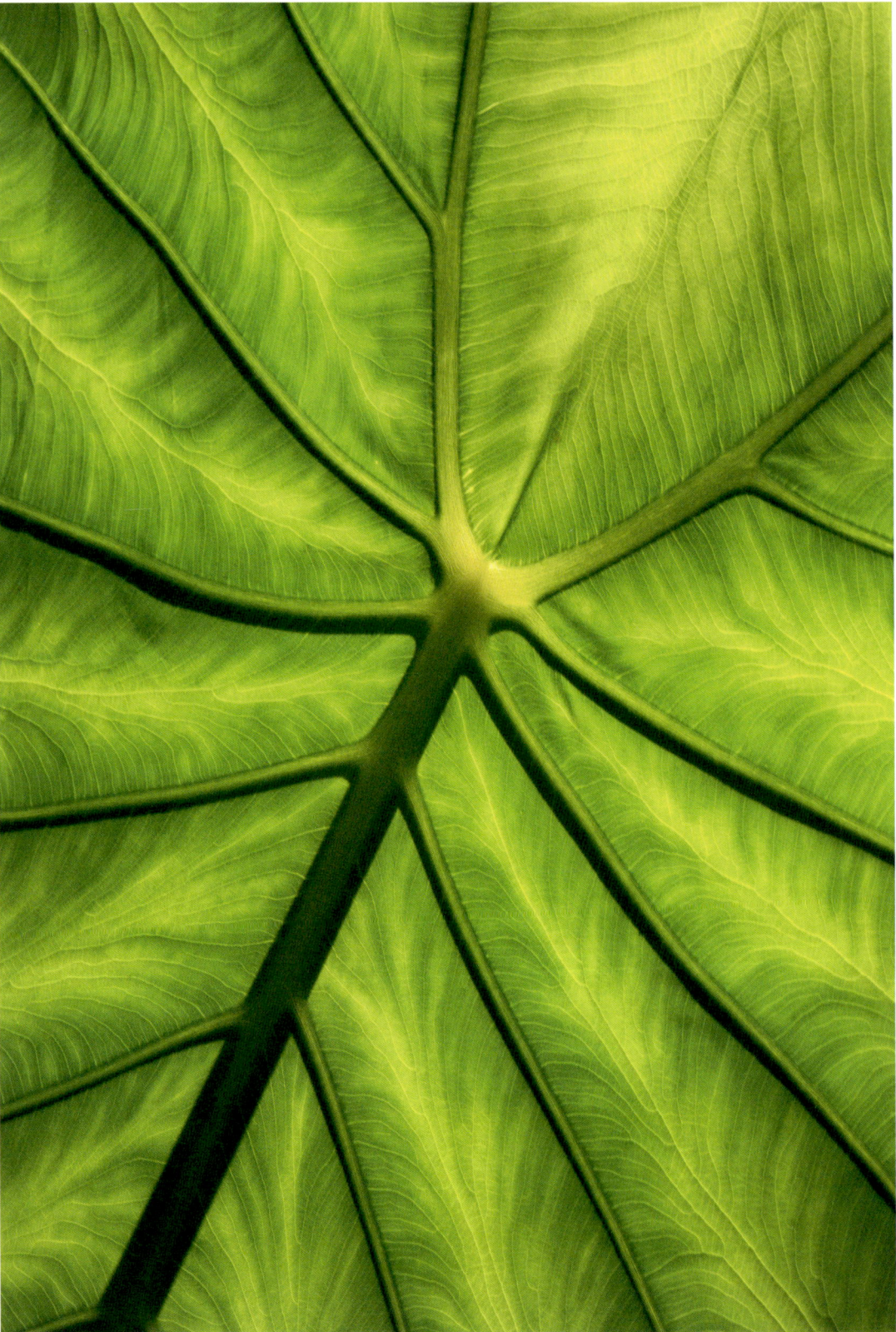

GRÜNES LICHT FÜR EINE NEUE ERNÄHRUNG

»Was, du isst das Möhrengrün? Damit haben wir früher die Schweine gefüttert!« So reagierte meine Mutter Lisa anfangs auf meine grüne Vorratshaltung. Die Zeiten hatten sich eben geändert.
Ernährung ist ein wichtiger Bestandteil unserer menschlichen Entwicklungsgeschichte, genau betrachtet: der wichtigste! Nahrung ist nicht nur ein körperliches Grundbedürfnis, sie bestimmt auch den Lebensraum und die Lebensweise, die Gemeinschaft und ihre Kultur. Solange wir Menschen noch nicht sesshaft waren, sondern in nomadischen Gruppen um die Erde zogen, haben wir überall das gegessen, was uns die Natur vor Ort anbot. Wir durften nicht wählerisch sein, mussten stets flexibel bleiben, anpassungsfähig an die jeweiligen Bedingungen. Das natürliche Angebot beschränkte den Lebensraum – wo nichts wuchs, konnten wir nicht verweilen. Es gab für alle genügend Raum und genug zu essen, solange wir mobil blieben und weiterzogen, statt ein Gebiet leer zu essen. Der Mensch war eins mit der Umgebung und stand in unmittelbarer Verbindung mit allem Leben. Er fühlte die Natur und die Energie der Nahrung und aß nichts, was seinen energetischen Zustand der Verbundenheit beeinträchtigte.

Von der Hand in den Mund

Die Erde ist ein lebendiges Ökosystem und die Lebensbedingungen auf ihr wandeln sich, sei es schlagartig durch Naturkatastrophen oder allmählich durch Klimawandel, kosmische und evolutionäre Einflüsse. Nahrung haltbar zu machen und Vorräte anzulegen ist deshalb seit jeher ein Thema. Zur lebendigen, frisch gepflückten und verspeisten Nahrung kam bald verlässlich verfügbare Nahrung, die allerdings energetisch nicht mehr so wertvoll war und den Energielevel der Menschen senkte. Mit zunehmender Zivilisierung schotteten wir uns immer mehr von dem unmittelbaren Fühlen der Natur ab. Die Nutzung des Feuers trug dann wesentlich dazu bei, dass wir unsere Nahrung nicht mehr nur trockneten und damit konservierten, sondern sie auch durch Erhitzen verfügbar machten. Vermutlich war der frühe Homo sapiens also einfach ein Pflücker, ein Direktnutzer, der Pflanzengrün, Früchte, Wurzeln, Eier … dort aß, wo er sie fand – ähnlich wie es die Menschenaffen noch heute in ihrer angestammten Wildnis tun. Sammeln und Jagen kamen als kulturelle Tätigkeiten erst zu dem Zeitpunkt auf, als der Mensch durch Veränderungen im Ökosystem und durch Bevölkerungsexplosion in Gebiete ausweichen musste, die er zuvor nicht bewohnt hatte.
Das Töten von Tieren und die wachsende Unabhängigkeit vom Einssein mit der irdischen Natur führten dazu, dass die Menschen aggressiver wurden und anfingen, sich hierarchisch zu organisieren und gegeneinander abzugrenzen. Jetzt im 21. Jahrhundert ist es unsere Aufgabe, das natürliche Gleichgewicht wiederherzustellen, sowohl individuell als auch kollektiv. Es ist an der Zeit, die Errungenschaften der Zivilisation zum Wohl der Menschheit und des Planeten in einer natürlichen, zeitgemäßen Form zu nutzen.

Energie und Geborgenheit

Durch den grünen Smoothie werden wir wieder mehr zum Pflücker und Direktnutzer des natürlichen Nahrungsangebots. Wir machen einen Schritt zurück nach vorn und haben die große Chance, das frische Pflanzengrün als unser bestes Lebensmittel wiederzuentdecken. Wenn wir das essen, was uns wirklich nährt, fühlen wir uns in Körper, Geist und Seele stark und sind fit, um die anstehenden Aufgaben der Weltgemeinschaft zum Wohle aller zu lösen, ebenso wie die Angelegenheiten unseres Alltags.
Versorgen auch Sie sich täglich mit der grünen Sonne im Glas. Ich wünsche Ihnen viel Genuss und neue, frische Lebensenergie mit den leckeren, täglich neuen Kombinationen aus frischem Pflanzengrün und süßen, reifen Früchten – sowie ein paar überraschenden Extras!

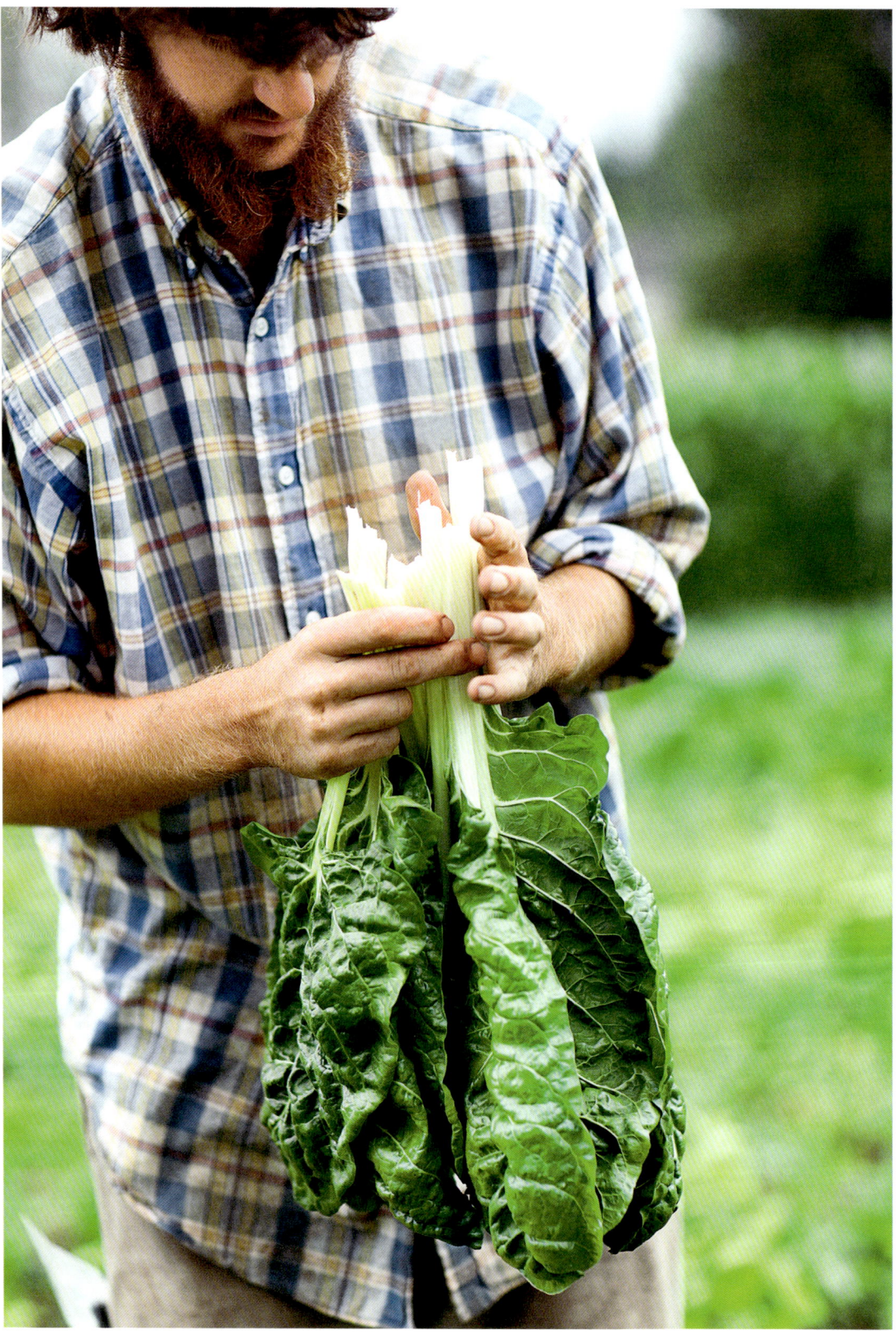

1

DIE ENTDECKUNG DES GRÜNEN SMOOTHIES

Der kleine frische Fitmacher liegt im Trend: Er ist unkompliziert, lecker, supergesund – und sieht auch noch spitze aus. Obwohl er noch ein echtes Greenhorn ist, hat er schon eine richtige Erfolgsgeschichte hingelegt.

COLA, FASTFOOD UND EIN AFFENSCHARFER TRICK

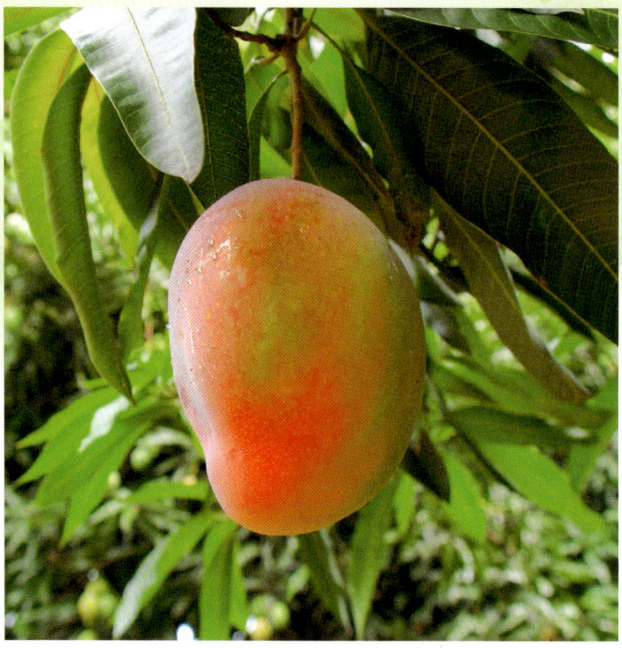

Die Ernährungsexpertin Victoria Boutenko beschreibt in ihrem Buch »Green for Life« sehr eindrucksvoll, wie sie auf den Smoothie kam.
Die russische Dissidentenfamilie mit zwei kleinen Kindern zieht im Rahmen der Perestroika zum ehemaligen Feind in die USA und lässt sich an der Westküste in Oregon nieder. Alle Familienmitglieder verfallen schnell dem amerikanischen Lebensstil inklusive Cola und Fastfood. Es kommt, wie es kommen muss: Sie werden krank, und zwar ernsthaft, bekommen Diabetes, Asthma, Herzprobleme. Kein Arzt kann helfen, denn diese Beschwerden sind im gelobten Land weitverbreitet. Man hat sich daran gewöhnt, mit derlei gesundheitlichen Beeinträchtigungen zu leben. Nicht aber Victoria! Sie will gesund sein und keine Familie haben, die mit Medikamenten mehr schlecht als recht über die Runden kommt.

Victoria ist radikal im wahrsten Sinne des Wortes: Sie packt das Problem bei der Wurzel (lateinisch *radix* heißt »Wurzel«). Sie wendet sich von den hilflosen Ärzten ab und hat eine Idee, die so einfach und genial ist wie der grüne Smoothie: »Ich frage einfach die Menschen, die gesund aussehen, was sie für ihre Gesundheit tun.« So traf sie zum ersten Mal in ihrem Leben auf Rohköstler, also Menschen, die den Energiegehalt ihrer Nahrung nicht durch Erhitzen abschwächen.

VERSUCH, IRRTUM, BINGO!

Der Zusammenhang von roh verzehrter Nahrung, Lebensenergie und Gesundheit war Victoria sofort klar und so schmiss sie alle nicht naturbelassenen Nahrungsmittel aus der Küche, zertrümmerte im Hof die Mikrowelle und bedeckte den Herd in der Küche mit einer großen Holzplatte, auf der ab jetzt Rohkost zubereitet wurde. Diese Zielstrebigkeit führte mit der Zeit zu einem Aha-Erlebnis nach dem anderen: Die Familienmitglieder wurden Schritt für Schritt wieder gesund! Allerdings merkten die Eltern mit der Zeit, dass immer noch etwas zu einer optimalen Ernährungsweise fehlte, denn das zunächst so eindrucksvoll verbesserte Wohlbefinden nahm allmählich wieder ab. Außerdem kam auch die Freude am Essen zu kurz, denn keiner in der Familie war wirklich ein Salatfan.

Da Victoria bereits einen leistungsstarken Mixer besaß, mit dem sie rohe Extras wie Nussmilch, Pesto und Schokolade herstellte, kam sie eines Tages im Jahr 2004 auf die verwegene Idee, doch auch mal den Salat in den Mixer zu werfen. Auf diese Weise konnte man das ungeliebte Blattgrün wenigstens schnell trinken, statt lange darauf herumkauen zu müssen. Das Testergebnis war verheerend: Gemixter Salat schmeckte so scheußlich, dass Victoria die grüne Mixtur sofort wieder ausspuckte und den Inhalt des Mixbehälters angewidert in den Ausguss schüttete. Was nun?

Hilfe von den tierischen Verwandten

Just als sie ihre Tests enttäuscht abbrechen wollte, bekam Victoria unverhofft Hilfe, und zwar von unseren engsten Verwandten, den Schimpansen. Sie las in einem Buch, wie die Menschenaffen frisch im Baum gepflückte Früchte in Blätter einwickelten und das Ganze genüsslich verspeisten. Das war es! Zusammen mit Früchten schmecken die grünen Blätter auf einmal richtig gut.

Die grünen Smoothies sind also eine Ernährungsinnovation, die von der Basis kam. Keine Marketingabteilung eines Lebensmittelkonzerns hat sich dafür ein neues, hippes, profitables Produkt ausgedacht. Zur Entstehung des grünen Power-Drinks führten vielmehr drei radikale Schritte:
- der Wille, Gesundheitsbeschwerden nicht ergeben hinzunehmen,
- zielstrebige Eigeninitiative
- und gelebte Experimentierfreude.

Leben bedeutet Veränderung

Die Qualitäten, die Victoria Boutenko als unternehmungslustige Ernährungspionierin an den Tag legte, sollte sich jeder von uns zu eigen machen, um ein wirklich gesundes und glückliches Leben zu führen. Victorias persönliche Entwicklung zeigt, dass noch ein vierter, an der Wurzel ansetzender Schritt nötig ist – nämlich die Bereitschaft, das eigene Leben mit seinen eingefahrenen Gewohnheiten tatsächlich verändern zu wollen, und zwar ohne vorher zu wissen, was dabei herauskommt. Victoria lebt beruflich schon lange als Ernährungsexpertin von den Entdeckungen, die sie selbst gemacht hat. Sie ist ein wunderbares Beispiel dafür, wie jeder sein Leben selbst gestalten kann, wenn er die volle Verantwortung für sich und sein Tun übernimmt.

ERSTE SCHRITTE

So wie es kein Zufall ist, wo Sie wohnen, ist es kein Zufall, was dort für Sie wächst. Machen Sie einen Spaziergang in Ihrer Umgebung und finden Sie heraus, welche essbaren Pflanzen (Wildkräuter, Bäume, Sträucher) dort gedeihen. Diese Pflanzen sind von nun an Ihre grünen Freunde, die oft als Zutat in Ihren Mixer wandern sollten.

GRÜNES KRAFTWERK

Die Berliner Wildkräuterexpertin Heidemarie Fritzsche (siehe Interview Seite 44) ist bekannt für ihre monatlichen Wildkräuterführungen, die sie das ganze Jahr über anbietet – selbst im Winter, auch wenn Schnee liegt. Als ich ihr 2010 zum ersten Mal vom grünen Smoothie erzählte, sagte sie schlicht: »Bei mir heißt das grünes Kraftwerk. Ich mixe mir schon seit zehn Jahren mein Pflanzengrün.« Heidemarie gehört damit hierzulande definitiv zu den grünen Pionierinnen. Vielleicht mixt sie sogar schon länger grüne Blätter als Victoria Boutenko – es wäre nicht das erste Mal, dass sich ein Evolutionsschritt konvergierend, also parallel und unabhängig voneinander auf verschiedenen Kontinenten vollzieht.

Ich selbst hörte 2005 zum ersten Mal von *green blended drinks*, die zu der Zeit in Kalifornien *in* waren. Aber erst 2008 trank ich tatsächlich meinen ersten grünen Smoothie. Ich hatte das Glück, ihn bei meinem Freund Christian Guth in Wien zu genießen, der damals schon einen Hochleistungsmixer der Extraklasse besaß.

... und es hat *boom* gemacht!

Die geschmackliche und energetische Wirkung des leuchtend grünen Getränks haute mich um. Bang! Boom! Bang! Der Mixer hatte die unverdaulichen Zellulosewände der Pflanzenzellen ultrafein aufgebrochen, und eine Fülle von flüssigem Licht und frischer Lebensenergie durchströmte mich. Die nie gekannte, überaus angenehme Empfindung ließ mich spontan ausrufen: »Dieses Zeug muss in die Welt!«

Ein befreundeter Verleger wurde informiert und überzeugt, das bereits veröffentlichte Buch »Green for Life« von Victoria Boutenko in Deutsch herauszubringen. Ich durfte als Lektor mitarbeiten und das nächste Buch von Victoria mit dem Titel »Green Smoothie Revolution« (Grüne Smoothies: Gesund, lecker und schnell zubereitet) gleich selbst übersetzen (siehe Buchtipp Seite 152).

Auf diese Weise konnte ich mir das nötige Hintergrundwissen von der Entdeckerin persönlich aneignen, bevor eine breite Leserschaft davon erfuhr. Im Frühjahr 2010 organisierte ich zusammen mit dem Verlag eine Deutschland-Tour mit Victoria Boutenko und reiste als ihr Dolmetscher mit. Am Ende der Veranstaltungsreihe sagte sie zu mir: »So, Burkhard, jetzt hast du ja alles mitbekommen und übersetzt, jetzt weißt du, wie es geht, und kannst selbst Vorträge halten.« Es war ein wahrer Ritterschlag und ich war mächtig stolz auf das entgegengebrachte Vertrauen. Wir sind seitdem befreundet und halten den Kontakt.

Mein eigener grüner Weg

Schon 2009 hatte ich mit zwei Gleichgesinnten die Website www.gruenesmoothies.de ins Leben gerufen, die der Webdesigner mit dem perfekten Spruch versah: »Viel Grün. Feel Good.«. Auf der Startseite hatten wir eine Animation, die zeigte, was ein grüner Smoothie ist und wie man ihn herstellt. Inzwischen ist die Animation endlich im Web zu sehen (siehe Link-Tipp Seite 153).

In der gleichen Zeit besuchte ich mit meinem Grüne-Smoothies-Stand die einschlägigen Ernährungs- und Gesundheitsmessen und schenkte grüne Smoothies auf Festen und Veranstaltungen aus – der Anblick des ungewohnt aussehenden »Getränks« machte viele stutzig, aber beim Probieren schmeckte es allen. Einige bekamen sogar vor Freude feuchte Augen.

Da es ja damals noch keine Hochleistungsmixer einfach im Laden zu kaufen gab, verkaufte ich auch gleich diese wunderbaren, unentbehrlichen Geräte mit (Bezugsquelle siehe Seite 153). Nach und nach wurden die grünen Smoothies zu meinem Lebensunterhalt. Ich wurde Mitbegründer der Grüne Smoothies GmbH und ihr erster Geschäftsführer. Inzwischen sind viele gute Power-Mixer, auch zu erschwinglicheren Preisen, auf dem Markt und ich selbst konzentriere mich wieder auf die Verbreitung der grünen Smoothies und darauf, was uns sonst noch wirklich nährt.

Erfolgsstory in Leuchtendgrün

Wie schon zuvor in Amerika, so wurde der grüne Smoothie auch in Deutschland begeistert über Freundes- und Bekanntenkreise verbreitet. Er ist kein Industrieprodukt und wird es auch nie werden, obwohl erste Getränkehersteller anfangen, angebliche grüne Smoothies anzubieten. Denn der grüne Power-Drink lebt von der frischen, individuellen und vielseitigen Zubereitung – und von dem Wunsch der Menschen, selbst und unmittelbar für die eigene Gesundheit, Vitalität und Lebensfreude zu sorgen.

Die Erfolgsgeschichte des grünen Smoothies basiert darauf, dass die meisten Menschen, oft schon bei den ersten Schlucken, am eigenen Leibe spüren, wie sich ihr allgemeines Befinden verbessert und die »grüne Sonne in ihnen aufgeht«. Außerdem macht es großen Spaß, sich jeden Tag selbst aus seiner unmittelbaren Umgebung mit dem zu versorgen, was der Organismus braucht, um sein körperliches, emotionales und geistiges Potenzial voll ausschöpfen zu können.

Wer hätte gedacht, dass grüne Blätter erneut zu unserer besten täglichen Nahrungsquelle werden würden? Ich bin besonders glücklich darüber, dass der grüne Smoothie immens dazu beiträgt, die Wichtigkeit einer naturnahen Ernährung wieder ins allgemeine Bewusstsein zu heben. »Du bist, was du isst« – dieser wahre Ausspruch darf daher an dieser Stelle nicht fehlen.

Gekommen, um zu bleiben

Der grüne Smoothie ist kein kurzlebiger Trend, sondern eine epochale Ernährungsinnovation, die Bestand haben wird. Seit 2009 ist die Tendenz der Menschen, zum »kleinen Grünen« zu greifen, im deutschsprachigen Raum gestiegen, und in Amerika gehört der Vitalstofftrank schon längst zum Alltag, bis hinaus ins öffentliche Leben. Hierzulande sind wir noch ein paar Jahre hintendran, aber stark am Aufholen. Auf die Bevölkerungszahl bezogen kann sich der Anteil der begeisterten Grüne-Smoothies-Trinker jedenfalls schon mit dem auf der anderen Seite des Atlantiks messen.

Vielseitig und absolut alltagstauglich

Ich bin mir sicher, dass es nicht mehr lange dauern wird, bis der grüne Power-Drink überall zu finden sein wird: am Frühstücksbuffet im Hotel ebenso wie in Kindergärten, Schulen, Mensas und Kantinen, im Fitnessstudio und in Sportzentren ebenso wie am Bahnhof, am Flughafen und in der Seniorenresidenz.

Der grüne Smoothie ist auch deshalb keine rasch wieder vorübergehende Erscheinung, weil er bereits, zum Teil seit Jahren, fest in vielen Haushalten verankert ist. Er ist ein wesentlicher Bestandteil einer grünen Lebenseinstellung geworden, wo der Einzelne selbst die Verantwortung für sein Leben übernimmt, sich um eine vitalstoffreiche Ernährung, eine stabile Gesundheit und dauerhaftes Wohlbefinden kümmert. Ich bin dankbar, dass ich dabei mithelfen durfte, den »grünen Schatz« zu heben und bekannt zu machen, sodass viele Menschen von dieser neuen, einfachen und leckeren Ernährungsweise Gebrauch machen können. Wenn die Menschheit aufgrund einer ganzheitlichen Ernährung und Lebensgestaltung körperlich fitter, geistig klarer und emotional ausgeglichener ist, kann das Zusammenleben nur gewinnen.

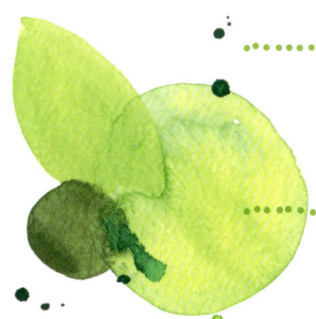

Jede Begegnung zwischen Menschen sollte eine Kommunikation von Herz zu Herz sein.

EIN ERFAHRUNGS-BERICHT

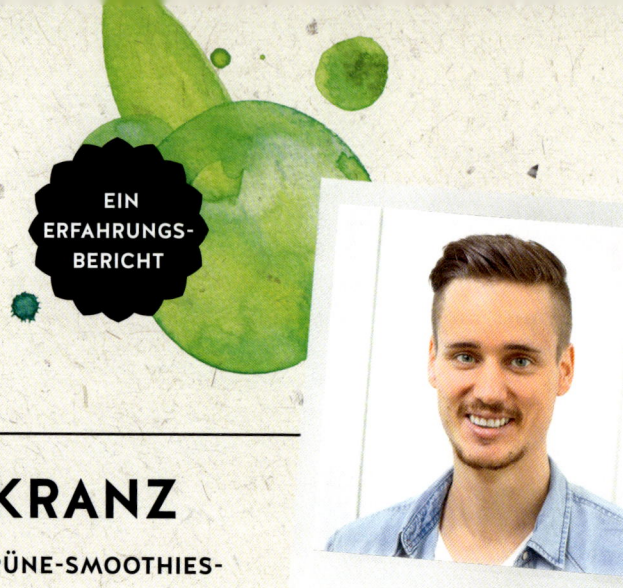

ROMAN FIRNKRANZ

ERNÄHRUNGSTRAINER UND GRÜNE-SMOOTHIES-BLOGGER

Auf der Suche nach dem idealen Essen

Ich beschäftige mich seit über zehn Jahren intensiv mit dem Thema Ernährung. Im Lauf meiner Suche nach der perfekten Ernährungsweise habe ich vieles ausprobiert: eine allgemein bewusstere Ernährung, sehr eiweißreiches Essen für den optimalen Muskelaufbau, Low-Carb-Ernährung zum Abnehmen, einen vegetarischen beziehungsweise veganen Speiseplan aus gesundheitlichen Gründen, Fasten zum Entgiften. Dann kam die Rohkost an die Reihe und zuletzt – endlich! – der grüne Smoothie. Und der ist für eine ganze Reihe an großen, positiven Veränderungen in meinem Leben mitverantwortlich.

Grüne Smoothies können das Leben komplett verändern!

Im Juli 2012 stieß ich bei der Messe »Rohvolution« in Berlin erstmals auf das Thema grüne Smoothies. Ich mixte mir in den darauf folgenden Monaten öfter einen zu Hause, aber in ein wirkliches Smoothie-Fieber bin ich zu diesem Zeitpunkt noch nicht gekommen. Im Zuge meiner Ausbildung zum Ernährungstrainer an der Vitalakademie in Wien startete ich jedoch am 1. Jänner 2013 eine 30-Tage-Grüne-Smoothies-Challenge, die einen Monat dauern sollte und unter dem Motto stand: »Trink jeden Tag einen grünen Smoothie«. Dazu veröffentlichte ich täglich meine Erfahrungen und Rezepte auf dem Blog www.gruene-smoothies.info, um sicherzustellen, dass ich das Vorhaben wirklich beende.

Auf dem Weg zu mir ...

Das Experiment ist geglückt und seitdem sind grüne Smoothies ein wichtiger Bestandteil meiner Ernährung und meines Lebens. Ich ging mit mehr Energie durch den Tag und meine Lust auf Süßes ließ stark nach. Weiters ergaben sich längst überfällige Schritte: Meine langjährige Partnerschaft löste sich für uns beide befreiend auf und auch meinen Berufsweg, meinen Freundeskreis und sogar mein Aussehen brachte ich auf einen neuen Kurs, der besser zu mir passte.
Natürlich sind grüne Smoothies nicht allein dafür verantwortlich, aber ich hatte das Gefühl, dass die grasgrüne Mahlzeit aus dem Mixer mit den frischen, natürlichen Zutaten mir ein Stück weit dabei half, zu mir selbst zu finden.

... und an die Öffentlichkeit

Nach der 30-Tage-Grüne-Smoothies-Challenge entstand auch die Facebook-Fanseite »Grüne Smoothies & Säfte« mit inzwischen zigtausend Fans, die ich dort mit Rezeptideen inspiriere. Mittlerweile ist der Kreis der Anhänger so groß geworden, dass ich meinen Job als Online-Marketingberater komplett an den Nagel gehängt habe.

wärmend oder neutral? Stärken sie das Qi (die universelle Lebensenergie, die alles Lebendige durchströmt) oder schwächen sie es? So würde man in der östlichen Medizin davon ausgehen, dass grüne Smoothies kühlend wirken – ein toller Effekt im Sommer, aber im Winter haben manche vielleicht mehr Lust auf wärmende Speisen. Natürlich kann man aber, statt heiße Suppe zu löf-

> **DER KÖRPER WEISS GENAU, WAS ER BRAUCHT UND WAS IHM GUTTUT. WENN WIR WIEDER LERNEN, SEINE SIGNALE RICHTIG ZU BEURTEILEN, IST ER FÜR UNS DER BESTE ERNÄHRUNGSBERATER.**

Nun kann ich mich voll auf meine Herzensaufgabe fokussieren: anderen Menschen dabei helfen, sich gesünder zu ernähren.

Der grüne Smoothie und das Qi

Da ich stets versuche, alles aus verschiedenen Perspektiven unter die Lupe zu nehmen, setzte ich mich in meiner Diplomarbeit kritisch mit dem Thema grüne Smoothies auseinander und betrachtete sie unter anderem aus der Sichtweise der östlichen Ernährungslehren, die im indischen Ayurveda und in der Traditionellen Chinesischen Medizin enthalten sind.

In diesen sehr alten Ernährungslehren spielt die genaue Analyse der bei uns so genannten Vitalstoffe (Vitamine, Mineralstoffe und sekundäre Pflanzenstoffe) eine untergeordnete Rolle. Im Orient würde man nie einen grünen Smoothie trinken nur aufgrund der darin enthaltenen Vitalstoffkombination. Denn dort beurteilt man die Lebensmittel nach ihrer spezifischen Wirkung auf den Körper. Wirken sie zum Beispiel kühlend,

feln, auch einfach wärmende Extras mit in den Smoothie geben, wie bestimmte Gewürze (etwa Zimt oder Galgant), frische Ingwerwurzel oder ein Stückchen Chilischote.

Darüber hinaus können grüne Smoothies auf Menschen mit unterschiedlichen Konstitutionstypen, in unterschiedlichen Lebenssituationen sowie in unterschiedlichen klimatischen Bedingungen unterschiedlich wirken. Man sollte daher immer achtsam und genau auf seine Körpersignale und -reaktionen achten.

Die grüngoldene Mitte

Ich persönlich folge dem Leitspruch des Buddha, der da lautet: »Der Weg der Mitte ist der Weg zur Erleuchtung.« Wenn einem die grünen Smoothies schmecken, gut bekommen und man sich nach dem Smoothie voller Energie fühlt, dann sind sie auf jeden Fall eine große Bereicherung. Vielleicht helfen sie dann sogar in anderen Lebensbereichen, wie es bei mir passiert ist. Ich will die grünen Glücksbringer auf jeden Fall nicht mehr missen!

MIT DREHMOMENT ZUM GRÜNEN ZAUBERTRUNK

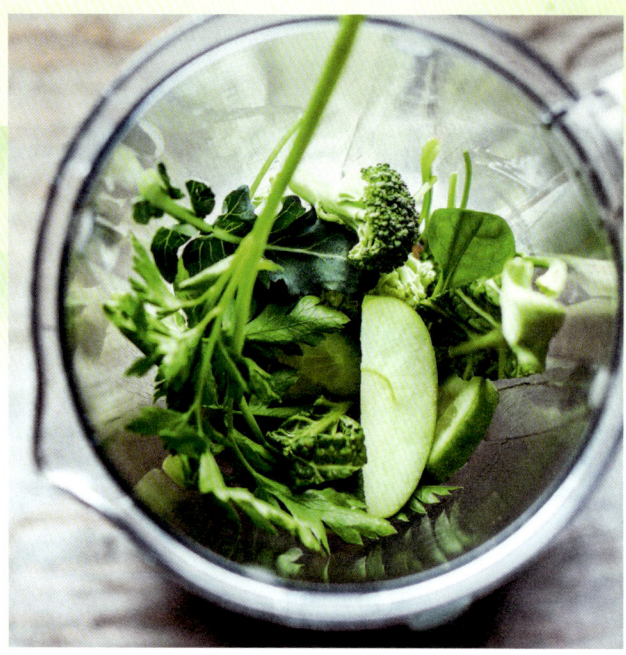

Grüne Smoothies sind das beste Lebensmittel, das wir haben. Sie verändern unser Lebensgefühl, heben unseren Energielevel und sind unaufhaltsam auf dem Vormarsch, quer durch alle Altersgruppen. Woraus dieses Geschenk des Planeten besteht und welche Wirkungen es auf uns hat, lesen Sie zunächst auf den folgenden Seiten in übersichtlicher Form.

Die hoch energetisierende Wirkung des grünen Smoothies beruht auf der Art, wie die gehaltvollen Zutaten verarbeitet werden: Der leistungsstarke Mixer bricht die Zellulosewände der Pflanzenfasern gründlich auf. So kommen wir in den Genuss der gesamten pflanzlichen Vitalstofffülle an Vitaminen, Mineralien, Antioxidanzien, Aminosäuren, wertvollen Fettsäuren, sekundären Pflanzeninhaltsstoffen und Spurenelementen, außerdem von Enzymen und Ballaststoffen, die unsere Verdauung auf Vordermann bringen.

Der Mixer hilft uns zudem beim Kauen, Genießen und Verdauen sehr großer Mengen an grünen Blättern, indem er sie so vorbereitet, dass wir sie an jedem Tag in einem noch nie gekannten Ausmaß regelmäßig aufnehmen können. Auf Seite 29 sehen Sie in eindrucksvollen mikroskopischen Aufnahmen, wie die Struktur der Pflanzenzelle durch das Mixen mit einem leistungsstarken Mixer verändert und die Zelle aufgeschlossen wird.

EIN REZEPT, TAUSENDE MÖGLICHKEITEN

Das Grundrezept für den grünen Smoothie ist genial einfach. In den Mixer kommen …
- 50 Prozent Pflanzengrün
- 50 Prozent Früchte
- Wasser nach Belieben und Bedarf
- gelegentlich kleine Extras nach Belieben

Die entscheidende Zutat ist frisches Pflanzengrün. Doch Pflanzengrün pur würden wir als ungenießbar empfinden, da wir nicht mehr an seine intensiven Aromen gewöhnt sind. Der Fruchtanteil dient dazu, den wilden Geschmack zu bändigen und den Smoothie so lecker zu machen, dass wir ihn täglich trinken mögen.

Die Rückkehr des natürlichen Geschmacksempfindens

Mir ist aufgefallen, dass viele Grüne-Smoothies-Trinker im Laufe der Zeit immer weniger Früchte und süß-würzende Extras (siehe Seite 40) verwenden: Ihr Körper gewöhnt sich wieder an die natürliche Geschmacksvielfalt und verlangt aus einem natürlichen Instinkt heraus nach weniger Fruchtzucker im Smoothie. Denn je weniger Zucker, desto größer die Ausbeute an Vitalstoffen und Energie für den Organismus.

Je länger Sie die fein pürierte grüne Nahrung zu sich nehmen, umso sensibler nehmen Ihr Körper, Ihr Geist und Ihre Seele den energetischen Gehalt wahr und umso mehr gewöhnt sich Ihr Geschmackssinn an die frischen Blätter. Ist der grüne Smoothie einmal zu einem festen täglichen Ernährungsbestandteil geworden, können Sie immer weniger süße Früchte verwenden und den Grünanteil kontinuierlich steigern.

Die Zutaten: vielfältig, aromatisch und voller Lebensenergie

Alle Zutaten für den »Greenie« stammen aus biologischem Anbau, aus dem eigenen Garten oder der unbelasteten Natur. Das Wasser hat mindestens Quellwasserqualität. Mehr über die Zutaten lesen Sie ab Seite 34 und 136.

Alles, was nicht Frucht, grünes Blatt oder lebendiges Wasser ist, gehört dagegen nicht in den grünen Smoothie: Knollengemüse, stärkehaltige Wurzelgemüse, Hülsenfrüchte, Getreide, Sojaprodukte, Milch(produkte), raffinierte Öle, tierisches Eiweiß, erhitzte (geröstete, gebratene, gekochte, gebackene) Nahrungsmittel, industriell hergestellte Zutaten und Alkohol bleiben draußen.

Einladung zum Experimentieren

Ein ganz entscheidender Bestandteil der grünen Philosophie ist es, dass Sie selbst lustvoll herausfinden, welche Geschmacksrichtungen und welche Kombinationen von Aromen Ihnen zusagen. So schmeckt nicht nur ein süßer grüner Smoothie lecker, sondern auch ein saurer, scharfer, salziger – oder ein feinbitterer, wobei die Bitterstoffe der Pflanzen eine ganz besondere Rolle für die Gesundheit spielen (siehe Seite 17).

Weil er ein vollkommen natürliches Lebensmittel ist, wirkt der grüne Smoothie auf jeden Menschen anders. Wir sind also aufgefordert, wieder selbst in uns hineinzuspüren und zu erkennen, was uns guttut und was nicht.

Warum bleibt beim Apfel immer der Stiel übrig? Weil es guttut, einmal nur das wegzuwerfen, was keinen Nährwert hat und niemand anderen mehr satt machen würde.

WIE WIRKEN GRÜNE SMOOTHIES?

Warum ist der Smoothie grün? Weil der grüne Blattfarbstoff Chlorophyll wahre Wunder wirkt! Er bildet sich im Zuge der Photosynthese aus Sonnenlicht in der Pflanze, wie wir alle schon im Biologieunterricht gelernt haben.

Das Chlorophyll fängt das Sonnenlicht ein und ist daher in der Lage, unsere Körperzellen mit Lichtimpulsen zu versorgen. Wissenschaftliche Studien haben belegt, dass Chlorophyll, regelmäßig zugeführt, die folgenden positiven Auswirkungen auf unseren Körper hat:

- verbessert das Blutbild
- beugt Krebserkrankungen vor, indem es die Zellen mit Sauerstoff versorgt
- schafft ein basisches Milieu
- wirkt dem weitverbreiteten Magnesiummangel entgegen
- entgiftet die Leber
- reinigt Darm und Darmgewebe
- fördert die Wundheilung
- verbessert die Milchbildung stillender Frauen
- befreit von unangenehmem Körpergeruch und schlechtem Atem
- hilft bei Entzündungen in Mund und Rachen
- steigert das Sehvermögen
- lindert schmerzhafte Hämorrhoiden
- lässt Krampfadern abklingen und stärkt die Gefäße in den Beinen
- lindert Entzündungsschmerzen der Gelenke

Körper, Geist und Seele kommen ins Lot

Jeder, der beginnt, grüne Smoothies zu trinken, macht seine ganz eigenen Erfahrungen damit. Allerdings gibt es ein paar unmittelbare Wirkungsweisen, von denen alle berichten, die am Tag (mindestens) einen Liter grüne Smoothies trinken. So werden ungesunde Ernährungsgewohnheiten bewusster und treten wie von selbst, ohne Diät und strenge Disziplin, immer mehr in den Hintergrund. Die innere Gewissheit, gut genährt zu sein, wird stärker und auch Heißhungerattacken lassen nach und verschwinden bald ganz. Die Verdauung wird reguliert, der Schlaf wird erholsamer, gleichzeitig reichen weniger Schlafstunden aus. Auch berichten Grüne-Smoothie-Trinker, dass ihr Immunsystem deutlich stabiler ist: Sie sind weniger anfällig für Erkältungen und bei Grippewellen, und auftretende Beschwerden klingen viel schneller ab.

Auf der psychischen Ebene freuen sich Greenie-Fans über einen ausgeglichenen Gefühlshaushalt, geistige Klarheit, Entspannung und Urvertrauen.

GESUNDHEITSVORSORGE

Der grüne Smoothie ...

→ regt die Selbstheilungskräfte an
→ reguliert den Stoffwechsel
→ hilft bei Über- und Untergewicht
→ pflegt die »Darmflora« und reguliert die Verdauung
→ stärkt das Herz und hilft den Kreislauf zu normalisieren
→ stärkt Knochen und Gelenke
→ lindert Allergien
→ sorgt für ein schönes, strahlendes Hautbild
→ hilft den für die Gesundheit so wichtigen Säure-Basen-Haushalt ins Gleichgewicht zu bringen
→ gleicht emotional aus
→ hellt die Stimmung auf und wirkt antidepressiv
→ hebt die Konzentrationsfähigkeit
→ unterstützt einen gesunden Tagesrhythmus
→ steigert die allgemeine Fitness
→ ist Bestandteil einer umfassenden, aktiven Gesundheitsvorsorge

Hochwirksamer Zellschutz

Die Zellen sind die kleinsten lebendigen Einheiten unseres Körpers, sie sind zuständig für die Energiebereitstellung, für die Erneuerung von Körperstrukturen, für Reparaturprozesse im Organismus und vieles mehr. Ein gesunder Zellstoffwechsel ist wichtig für die Vitalität und beugt vorzeitigen Alterungsprozessen vor.

Grüne Blätter enthalten reichlich sekundäre Pflanzenstoffe, dies ist eine große Gruppe von Farb- und Aromastoffen, welche die Pflanzen vor Schädigungen Ihrer Zellen durch Krankheiten oder Befraß schützen und nützliche Insekten anlocken. Viele dieser Stoffe halten auch unsere Zellen jung und lebendig und schützen sie vor Schäden, allerdings nur, wenn wir die Pflanzen im rohen Zustand zu uns nehmen. Deshalb ist der grüne Smoothie der reinste Zellschutzcocktail.

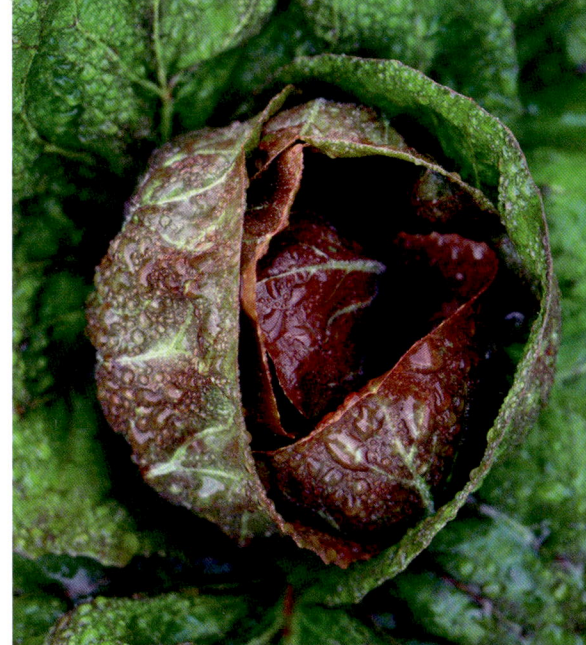

Aromatische Bitterstoffe wie im Radicchio sind unverzichtbar für die Gesundheit.

Schutz der Leber

Die Leber ist unser wichtigstes Entgiftungsorgan. Sie wird in ihrer Funktion angeregt und gestärkt, wenn die Nahrung auch Bitterstoffe enthält. Leider ist in den letzten Jahrzehnten der bittere Geschmack aus natürlicherweise bitter schmeckenden Nahrungsmitteln immer mehr weggezüchtet worden, etwa aus Grapefruits, Chicorée, Radicchio oder Endiviensalat. Das frische Grün aus der Natur enthält dagegen noch viele Bitterstoffe, manche grünen Blätter bieten besonders viel davon (siehe Seite 45, 65 und 140).

Entdecken Sie die köstlichen Bitteraromen wieder, die sich im grünen Smoothie sehr angenehm ins harmonische Ganze einfügen. Nach und nach gewöhnt sich Ihr Geschmackssinn dann wieder an bitter, sodass Sie den Anteil bitter schmeckender Blätter erhöhen können.

Nutzen auch Sie die Vorzüge der kleinen grünen Fitmacher!

Bei all den beschriebenen Vorteilen würde Ihnen ganz schön was entgehen, wenn Sie sie nicht nutzen! Der grüne Smoothie schlägt immer größere Wellen und jeder Ernährungsinteressierte hat inzwischen Wind von dieser einzigartigen Möglichkeit bekommen, das eigene Wohlbefinden selbstverantwortlich zu steigern.

Im nächsten Kapitel lesen Sie, was Sie brauchen, um gleich loslegen zu können. Aller Anfang ist schwer? Nicht beim »kleinen Grünen«!

ACTION: FINDEN SIE GLEICHGESINNTE IN IHRER NÄHE

Unterschätzen Sie nicht, wie wertvoll es ist, sich mit anderen darüber auszutauschen, was gerade in Ihrem Leben passiert. Teilen Sie auch Ihre Lust an grünen Smoothies mit Ihrer Familie, mit Freunden, mit den Nachbarn ... So kann sich Ihre ganze Lebenskultur nach und nach grüner, lustvoller und lebendiger gestalten.

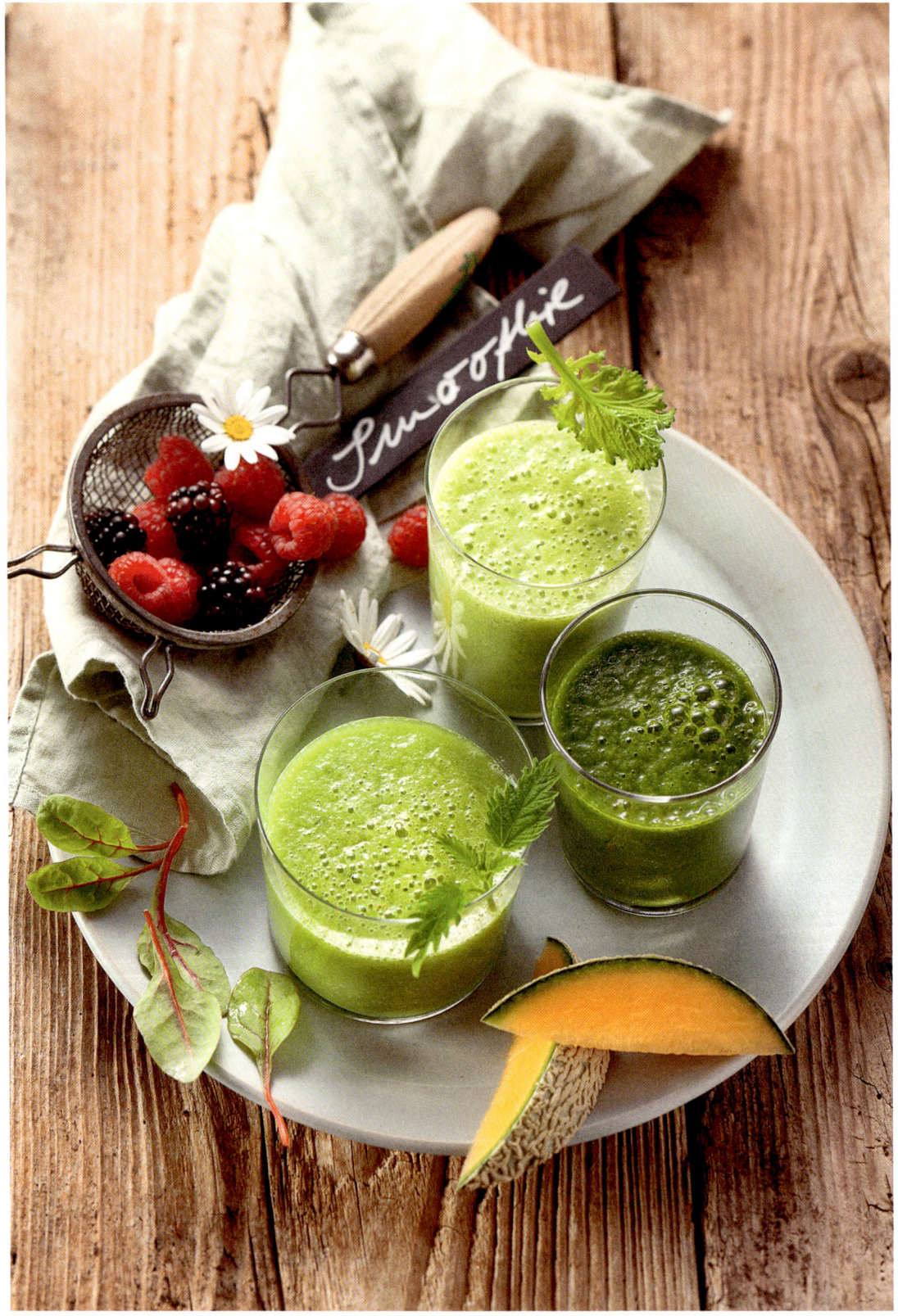

2

DIE GRÜNE-SMOOTHIES-FORMEL

Mit wenigen Vorbereitungen jeden Tag grüne Smoothies genießen – hier lesen Sie alles über die vielfältigen Zutaten, das passende Zubehör, die richtige Zubereitung und mehr.

DIE ZUBEREITUNG

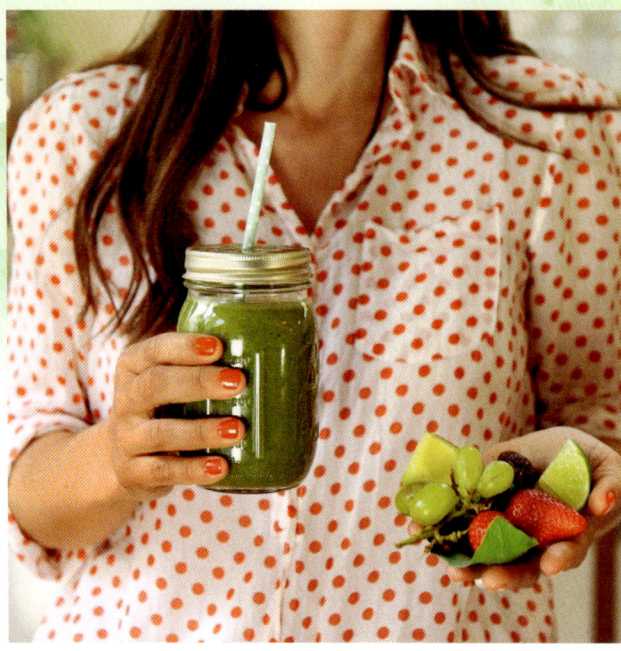

Wie stellt man grüne Smoothies am besten her? Täglich frisch in der eigenen Küche! In den echten grünen Smoothie gehören nur Früchte, Pflanzengrün und Wasser – und nach Belieben kleine Extras (siehe Übersicht ab Seite 38). Alle Zutaten sollten naturbelassenen, frisch und lebendig sein. Fangen Sie ganz einfach an: Mit einer Frucht, am besten einem Apfel, und einer Sorte Pflanzengrün wie Babyspinat oder Kopfsalat. Besonders am Anfang ist es wichtig, einfach die energetische Wirkung des Smoothies zu fühlen.

Bitte starten Sie nicht mit grünen Smoothies ohne Früchte – etwa weil Sie möglichst wenig Zucker zu sich nehmen wollen. Fruchtzucker in der Menge, wie er im grünen Smoothie enthalten ist, schadet nicht. Es ist ganz wichtig, dass Ihnen Ihr grüner Smoothie von Anfang an so richtig gut schmeckt, damit es nicht bei einem kurzen Flirt mit der Ernährungsinnovation bleibt.

Nach Augenmaß und Volumen (nicht nach Gewicht) 50 Prozent Früchte, 50 Prozent grüne Blätter, grob zerkleinert, dazu Wasser nach Bedarf – diese Kombination ist millionenfach bewährt.

Die Früchte kommen immer zuerst in den Mixer, obendrauf das Pflanzengrün, schließlich wird das Wasser zugegeben (siehe Beispielrezept Seite 66). So kann der Mixer gut und schnell arbeiten, das wertvolle Mixgut bleibt kühl und voller Vitalstoffe.

KLEINE SMOOTHIE-INFOTHEK

Im Überblick finden Sie hier nun alles, was zum grünen Smoothie dazugehört. Näheres lesen Sie in den weiteren Abschnitten dieses Kapitels.

Die Basis: ein guter Mixer

Ein Hochleistungsmixer macht die in den Pflanzen enthaltenen Vitalstoffe für den Organismus verfügbar. Wenn Sie zunächst ausprobieren wollen, ob der grüne Smoothie geschmacklich überhaupt etwas für Sie ist, können Sie auch mit einem gewöhnlichen Haushaltsgerät einfach mal drauflosmixen. Soll der Greenie aber Teil Ihrer täglichen Ernährung werden, führt kein Weg an der Anschaffung eines leistungsstarken Gerätes vorbei. Die Aufspaltung der Pflanzenfasern geschieht am schnellsten und schonendsten bei rund 30.000 Umdrehungen pro Minute. Mehr zum Thema lesen Sie ab Seite 26.

Das richtige Timing beim Mixen

Das Geheimnis eines guten grünen Smoothies lautet: die Zutaten möglichst kurz auf höchster Drehzahl mixen! Zum einen wird durch den Mixstrudel Sauerstoff angesogen, der Vitamine abbaut – je länger es dauert, umso mehr. Zudem erwärmt sich durch zu langes Mixen das Mixgut über Körpertemperatur, ab 42 °C wird es entscheidend geschädigt. Zu kurz zu mixen ist aber auch nicht Sinn der Sache: Der Smoothie soll schön sämig und glatt sein, dann sind seine wertvollen Inhaltsstoffe optimal aufgeschlossen. Diese »Quadratur des grünen Kreises« erreichen Sie nur mit einem leistungsstarken Gerät.

Pflanzengrün möglichst frisch verwenden

Nur in frisch gepflücktem, lebendigem Pflanzengrün steckt die Energie, die den grünen Smoothie so kostbar macht. Wenn Sie Ihr Pflückgut einmal nicht sofort verarbeiten können, brausen Sie es einfach kurz kalt ab, schütteln es etwas trocken und geben es in einer Kräuterbox oder einem Gefrierbeutel ins Gemüsefach des Kühlschranks. Schlappe Nahrung dagegen macht auch den Körper schlapp – wir spüren nur dann neue Lebensenergie, fühlen uns nur dann wirklich gestärkt, wenn unsere Nahrung lebendig und frisch ist. Wer im Grünen wohnt, sollte seine Zutaten am besten täglich frisch pflücken. Frische ist entscheidend. Bei frischen Zutaten sind nicht nur alle Vitalstoffe verfügbar, sondern auch die Biophotonen, die Lichtfrequenz der Nahrung. Diese energetische Komponente der grünen Blätter spürt man dann besonders, wenn man ein Kraut oder Blatt direkt nach dem Pflücken verspeist.

Wildkräuter: Weniger ist anfangs mehr

Erhöhen Sie den Anteil der Wildkräuter an den 50 Prozent Pflanzengrün im Mixer nur ganz allmählich. Zum einen, weil die teils sehr intensiven Aromen noch ungewohnt sind, aber vor allem weil wilde Pflanzen eine starke Heilwirkung haben. Diese führt unter anderem dazu, dass viele Giftstoffe aus dem Körper ausgeleitet werden, was vorübergehend Begleiterscheinungen wie Kopfschmerzen oder leichte Übelkeit und Mattigkeit haben kann. Benutzen Sie zu Beginn die Wildkräuter wie die Gartenkräuter, nämlich als Gewürz – damit Sie nicht gleich wieder die Lust am grünen Smoothie verlieren. Mit wachsender Erfahrung können Sie dann den Wildkräuteranteil mit ständig wechselnden Arten erhöhen. Mehr zum Thema siehe ab Seite 42.

Zutaten regional und in Bio-Qualität

Kaufen Sie Gemüse und Obst möglichst frisch. Es sollte außerdem (im Fall von Obst und Fruchtgemüse) reif sein und aus regionalem, biologischem Freiluftanbau stammen, oder Sie ernten es im eigenen Garten. Solche Nahrung hat den höchsten Gehalt an Vitalstoffen und an Lichtenergie in Form von Biophotonen und den niedrigsten Gehalt an Schadstoffen. Denn bedenken Sie: Ebenso wie durch das feine Pürieren eine hohe Verfügbarkeit der gelösten Vitalstoffe erreicht wird, nimmt der Körper auch alle Rückstände von chemischen Düngern und Schädlingsbekämpfungsmitteln gründlicher auf.

An der Pflanze gereifte Früchte haben neben den Vitalstoffen auch alle Nahrungsenzyme ausgebildet, die unsere Verdauung braucht. Außerdem schmecken sie einfach unendlichmal besser.

Es ergibt keinen Sinn, sich mit dem grünen Smoothie etwas Gutes tun zu wollen und gleichzeitig bei den Zutaten Kompromisse zu machen!

Wasser: viel mehr als ein Verflüssiger

Vorweg: Wasser aus Plastikflaschen oder schlechtes Leitungswasser haben im grünen Smoothie nichts zu suchen, denn ein unlebendiges Wasser kann die Wirkung des grünen Lebenselixiers erheblich beeinträchtigen. In Plastikflaschen sind zudem Weichmacher und andere Rückstände enthalten, die ins Wasser übergehen. Unterwegs haben Sie vielleicht manchmal keine andere Wahl, doch für zu Hause empfiehlt es sich über kurz oder lang, sich eine gute, unter der Spüle installierte Wasseraufbereitungsanlage zuzulegen, die das Trinkwasser filtert und energetisiert. Das Leitungswasser hierzulande hat seine natürliche Lebendigkeit verloren und kann die Nährstoffe nicht mehr optimal in die Körperzellen transportieren. Mehr zum Thema lesen Sie ab Seite 50.

GRÜNES GEMEINSCHAFTSGEFÜHL

Der grüne Smoothie ist ein Lebensmittel, das uns lehrt, unsere Nahrung wieder selbst herzustellen, die Verantwortung für unsere Gesundheit wieder zu übernehmen – und uns darüber auszutauschen, sei es in der Familie, im Büro, auf dem Bauernmarkt …

RICHTIG GENIESSEN

Wie viel vom grünen Smoothie soll man denn nun täglich trinken und wie oft greift man am besten zum Smoothie-Glas? Fangen Sie mit einem Glas (200 bis 300 Milliliter) pro Tag an und steigern Sie die Menge kontinuierlich und in dem Maße, wie der Smoothie Ihnen schmeckt und Sie sich mit seiner Wirkung wohlfühlen.

Ich selbst trinke im Schnitt anderthalb Liter pro Tag. Zu Hause stelle ich meinen Smoothie am Vormittag her und trinke den gefüllten Mixbehälter portionsweise über den Tag verteilt leer, bis zum letzten Schluck am frühen Abend.

Viele wollen gleich ihr gesamtes Frühstück durch den grünen Smoothie ersetzen und trinken »von null auf hundert« einen ganzen Liter, weil das Frühstück ja eine Weile vorhalten soll. Das kann man schon mal machen – wenn denn genug Zeit ist, um jeden Schluck zu genießen (siehe unten). Günstiger ist es jedoch, den Organismus über den Tag verteilt immer wieder mit einer Portion Vitalstoffe zu versorgen, da die Vitalstoffspeicher des Körpers sehr begrenzt sind.

Schluck für Schluck

Es ist nicht nur wichtig, was wir essen – es ist ebenso wichtig, wie wir essen. Um den Smoothie optimal zu verdauen und seine kostbaren Inhaltsstoffe komplett zu verwerten, sollten Sie jeden Schluck gut einspeicheln. Die sämige Konsistenz bedeutet also nicht, dass Ihre Mundwerkzeuge gar nichts mehr zu tun brauchen!

Lassen Sie sich Zeit für den Genuss und richten Sie sich Ihren Smoothie wann immer möglich in einem schönen Glas an. Gönnen Sie sich die kleine grüne Pause, nehmen Sie den Smoothie nicht nebenher zu sich. Der grüne Smoothie ist eine kleine Mahlzeit und kein Getränk!

Der grüne Smoothie ist ein Solist!

Der Smoothie ist eine rohköstliche Mini-Mahlzeit aus dem Mixer. Er wirkt basisch (siehe Seite 36) und ist durch den Püriervorgang so weit aufgeschlossen, dass er den Magen schnell passiert. Das hat den Vorteil, dass die eiweißspaltenden Nahrungsenzyme in den Früchten und Blättern auch tatsächlich im Dünndarm ankommen und uns dort bei der Verdauung helfen.

Mischen wir nun Rohkost mit Kochkost, indem wir den Greenie zu gegartem Essen (dazu zählt zum Beispiel auch Brot) oder unmittelbar danach trinken, kann es schnell zu Verdauungsproblemen kommen. Denn die Rohkost verbleibt dann, von der übrigen Nahrung quasi ausgebremst, zu lange im Magen und beginnt zu gären. Die Folgen können Verdauungsbeschwerden wie Aufstoßen, Sodbrennen, Blähungen und Bauchweh sein.

Immer schön wohltemperiert

Unsere Ernährung sollte uns Energie geben und keine nehmen. Alles, was viel kühler oder heißer als Körpertemperatur ist, muss vom Körper unter hohem Energieaufwand erwärmt oder gekühlt werden. Deshalb ist es am besten, naturbelassene Nahrung mit der Temperatur aufzunehmen, die der normalen Wohnumgebung entspricht (also zwischen 18 und 23 Grad Celsius).

Lassen Sie also gegebenenfalls Ihrem im Kühlschrank aufbewahrten Smoothie (siehe Seite 24) ausreichend Zeit, sich im Glas auf Zimmertemperatur zu erwärmen, oder geben Sie einen Schuss warmes Wasser hinzu, wenn Sie nicht so lange warten können.

Stellen Sie Ihren pürierten Gesundheitsdrink auch niemals mit Eiswürfeln her. Der grüne Smoothie ist eine raffinierte Rohkostmahlzeit und kein Erfrischungsgetränk.

Das kleine Smoothie-Buffet für alle

In Familien oder in anderen Mehrpersonenhaushalten stellt sich am besten jeder die Zutaten für seine grünen Smoothies selbst zusammen – ganz nach dem persönlichen Geschmack. So bleibt die Lust am grünen Smoothie erhalten! Wichtig ist jedoch, nicht immer den gleichen Lieblingsmix zu

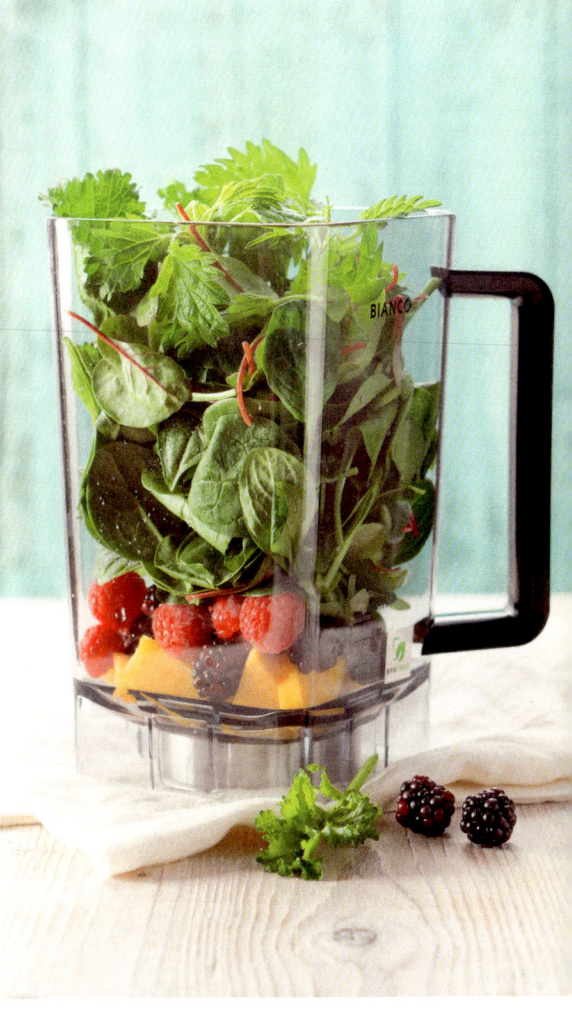

Das Reinheitsgebot des grünen Smoothies: Frisches Grün, frische Früchte und reines Wasser kommen in den Mixer.

trinken, sondern kreativ zu bleiben und immer wieder neue Zutaten und Kombinationen zu entdecken. Folgen Sie dabei immer mehr ihrer natürlichen Intuition, denn durch die Lust auf eine bestimmte Zutat signalisiert Ihnen Ihr Organismus, was er gerade braucht, damit alles optimal funktioniert. Natürlich dürfen die anderen dann auch gern mal probieren ...

AUFBEWAHRUNG UND HALTBARKEIT

Der grüne Smoothie hält sich gekühlt bis zu drei Tage lang. Falls man am Tag der Herstellung alles austrinkt, braucht man ihn meiner persönlichen Erfahrung nach aber gar nicht in den Kühlschrank zu stellen, denn die beim Mixen freigesetzten Vitalstoffe und die Biophotonen stellen natürliche Konservierungsmittel dar. Ich stelle meinen grünen Smoothie nur abends über Nacht in den Kühlschrank, wenn vom Tag noch etwas übrig geblieben sein sollte.

Ein guter grüner Smoothie darf »reifen«

Bis vor nicht allzu langer Zeit habe ich immer empfohlen, den grünen Zaubertrank vorzugsweise frisch zubereitet zu trinken. Inzwischen sehe ich das differenzierter. Ich genieße es, dass meine Mixtur zu jeder Tageszeit anders schmeckt. Das liegt daran, dass die erste Smoothie-Portion, die ich unmittelbar nach dem Mixen trinke, sozusagen noch voller Aufregung ist, denn alle Zutaten wurden gerade erst in ihrer natürlichen Struktur aufgebrochen. Geschmacklich ist der gerade hergestellte Smoothie also ein »junger Wilder« voller Chaos und noch nicht gereift. Es dauert bis zu zwei Stunden, bis sich die Inhaltsstoffe harmonisch zu einem runden, ganzheitlichen Geschmackserlebnis verbinden.

Doch nimmt der Gehalt an Vitalstoffen und Biophotonen im Smoothie nicht Stunde für Stunde ab, wie bei einem frisch geernteten Salatkopf, der den ganzen Tag auf dem Marktstand liegt?
Das scheint tatsächlich nicht der Fall zu sein. Wird ein Wasser mit hoher energetischer Schwingung verwendet (siehe ab Seite 50), so verbünden sich die Biophotonen aus den Pflanzen mit den Biophotonen des Wassers und bilden eine stabile Schwingungseinheit, die auch noch besteht, wenn Sie die letzte Portion Smoothie erst am Abend trinken. Beim Leitungs- oder Mineralwasser kann es dagegen aufgrund des niedrigen Zeta-Potenzials zu einer Mikrobenbildung kommen (siehe Interview mit Heinz E. Ihne ab Seite 54).
Tappen Sie also nicht in die »Frischefalle« und denken Sie nicht, Ihr grüner Smoothie sei wertloser, nur weil er schon mehrere Stunden alt ist oder sogar schon gestern oder vorgestern hergestellt wurde. Der grüne Smoothie wird nicht umsonst »Zaubertrank« genannt, er entwickelt über seine gesamte Lebenszeit (die je nach Zutaten bis zu drei volle Tage dauern kann) hinweg seinen Geschmack und seine Vitalität. Der grüne Smoothie ist im wahrsten Sinne des Wortes lebendig und bringt Energie und Leben in den Körper – und zwar unabhängig davon, ob Sie ihn sofort oder ein bisschen später trinken.

Fertigsmoothies: eine Alternative?

Vielleicht fragen Sie sich, ob Sie nicht das Sammeln von frischem Grün und die Anschaffung eines guten Mixers einsparen können – denn wozu gibt es im Supermarkt die Regale mit den grün leuchtenden fertigen Mixturen?

DIE SEELE TRINKT MIT

Da das Wasser im Smoothie als ganzheitliches Medium die feinstofflichen Schwingungen seiner Umgebung aufnimmt, absorbiert es auch unsere Stimmung. Achten Sie also darauf, in welcher geistigen und emotionalen Verfassung Sie Ihren grünen Trunk zubereiten und zu sich nehmen. Denn was nützt die beste Zutatenqualität, wenn Hektik oder negative Gedanken die energetische Wirkung abschwächen! Richten Sie sich Ihren Smoothie schön an und genießen Sie ihn in Ruhe, ob allein oder in guter, angenehmer Gesellschaft.

Ich hatte es schon kommen sehen, dass irgendwann die Getränkeindustrie auf den Erfolgszug aufspringen und grüne Smoothies in Flaschen produzieren würde. Das ist natürlich nicht der Sinn der Sache. Fertig abgefüllte grüne Smoothies haben mehrere entscheidende Nachteile:

- Smoothies ebenso wie Säfte, die man in Flaschen kaufen kann, sind pasteurisiert, sie wurden also durch kurzzeitiges Erhitzen auf über 100 Grad Celsius haltbar gemacht. Die lebendige, naturbelassene Qualität der Zutaten geht damit verloren. Es handelt sich nicht mehr um ein rohköstliches Getränk, auch wenn es den Anschein hat, weil das Pasteurisieren nur wenig Einfluss auf den Geschmack nimmt. Die Wirkung im Körper ist jedoch herabgesetzt, da sich durch das Erhitzen die Molekularstruktur verändert und der Körper nicht mehr alle Nahrungsbestandteile aufnehmen kann. Die Vitalstoffdichte, die in der einzelnen Körperzelle ankommt, nimmt durch die thermische Behandlung rapide ab.
- Der grüne Smoothie aus dem Regal schmeckt so anders als der eigene, täglich frisch zu Hause hergestellte. Erstens ist er viel zu süß, weil er dem durchschnittlichen, von der Lebensmittelindustrie gesteuerten Geschmacksempfinden angepasst ist – der Fruchtanteil ist also viel zu hoch. Zweitens fehlt ihm die lebendige Energie, die nur in nicht pasteurisierten Blättern und Früchten vorhanden ist.
- Das Sammeln, Ausprobieren und Entdecken neuer Geschmackserlebnisse ist unverzichtbarer Bestandteil der grünen Ernährungskultur. Wenn Sie grüne Smoothies nur aus der Flasche trinken, fehlen Ihnen diese positiven Erfahrungen. Nur im direkten Kontakt mit der Natur und beim Hantieren mit den frischen Zutaten werden alle Sinne angesprochen.

Nichts geht also darüber, sich selbst seine grünen Smoothies frisch zuzubereiten und dabei alle Zutaten nach Herzenslust zu kombinieren. Wer den grünen Smoothie nur über gekaufte Flaschen

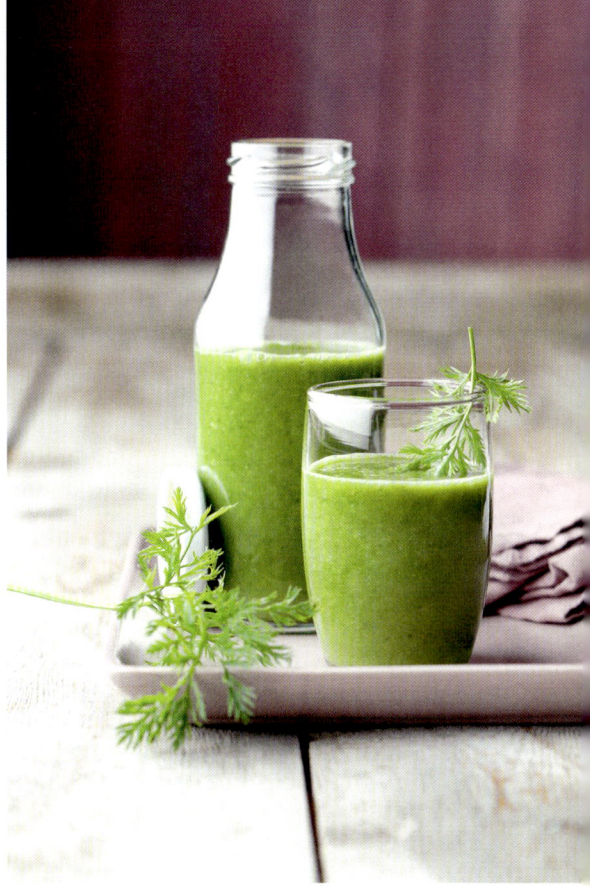

Der Smoothie schmeckt ganz frisch oder auch nach kurzer Lagerung – Hauptsache selbst zubereitet.

kennenlernt, dem geht es wie einem Tier im Käfig, das die freie Wildbahn nicht kennt.

Immerhin besser sind frisch hergestellte grüne Smoothies im Café, Restaurant oder am Marktstand. Nichts einzuwenden wäre auch gegen einen Lieferservice, der Smoothies frisch herstellt und zu Ihnen nach Hause oder an den Arbeitsplatz bringt. Bislang kenne ich jedoch nur Einzelpersonen, die diesen Service in ihrem privaten Umfeld anbieten. Es bleibt offensichtlich die Frage, ob sich der Verkauf von frisch hergestellten grünen Smoothies im größeren Maßstab rechnet. Wahrscheinlich ist der Preis pro Liter dann hoch. Es bleibt also bei meinem Appell: Mixen Sie sich Ihren grünen Smoothie täglich selbst und greifen Sie nur im Notfall zur Flasche!

DER POWER-MIXER

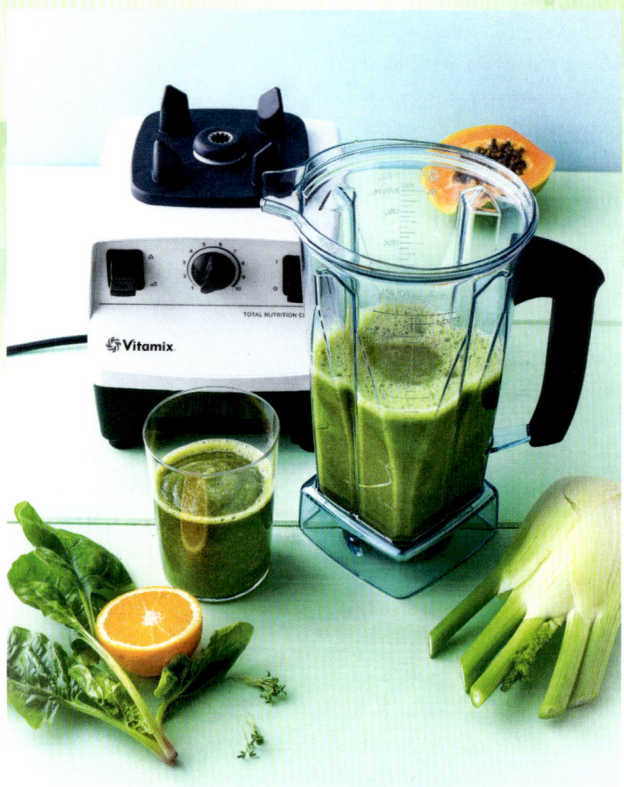

Das Mega-Superfood unseres Planeten ist das grüne Blatt! In ihm befinden sich alle Vitalstoffe, die unser Körper braucht, um optimal zu funktionieren und sich bester Gesundheit zu erfreuen. Die Sache hat nur einen Haken beziehungsweise eine Hürde: Jede Pflanzenzelle ist von einer Zellulosewand umgeben und Zellulose ist für den Menschen unverdaulich. Um an den wertvollen Schatz in den Zellen zu kommen, haben wir zwei Möglichkeiten: sehr gründlich und sehr lange kauen oder einen Power-Mixer benutzen, der uns das Kauen abnimmt. Denn um die Mengen an grünen Blättern, die wir mit der Tagesration an grünem Smoothie aufnehmen, durch Kauen aufzuschließen, fehlt den meisten von uns die Zeit, manchmal ist auch das Gebiss nicht in der Lage dazu. Der Hochleistungsmixer übernimmt mit zirka 30 000 Umdrehungen pro Minute (also 500 Umdrehungen pro Sekunde!) die Aufgabe, die Pflanzenzellulose schnell und schonend aufzuspalten.

WARUM EIN HOCHWERTIGER MIXER UNVERZICHTBAR IST

Der Hochleistungsmixer ist das zentrale Element Ihrer Smoothie-Bar. Er bricht nicht nur, wie bereits beschrieben, die Zellulosewände der Pflanzenzellen wirksam auf, er ermöglicht uns auch eine schnelle Zubereitung und einen unkomplizierten Genuss. Selbst wenn man ein sehr eingespanntes Leben führt, kann man sich täglich die paar Minuten Zeit nehmen, um den Mixer zu befüllen und anzuwerfen.

Wir könnten uns niemals täglich so viele Vitalstoffe erkauen, wie sie uns der grüne Smoothie in seiner aufgeschlossenen Art schenkt. In unserem »computergesteuerten« und rund um die Uhr vernetzten Multitasking-Leben sind wir einer Fülle von körperlichen, emotionalen und geistigen Herausforderungen und Belastungen ausgesetzt. Da ist es notwendig, dass wir auch den passenden Kraftstoff einfüllen, damit unser Lebensmotor gut läuft und auch langfristig in Schuss bleibt. Weil sich unsere Umwelt jeden Tag aufs Neue verändert und das Leben immer schneller wird, sollte unsere Ernährung Schritt halten können, sprich: uns in weniger Zeit mehr Energie liefern, um unser Kraftreservoir schnell aufzufüllen. Was natürlich nicht heißt, dass wir uns keine Muße mehr gönnen sollten. Gehen Sie mit der Zeit und finden Sie Balance im Leben.

Falls Sie noch eine weitere Entscheidungshilfe brauchen: Sie benutzen den Mixer täglich für Ihre Gesundheit, Ihre Fitness, Ihr körperliches und geistiges Leistungsvermögen, für Ihre Widerstandskraft, Ihr Wohlbefinden und Ihr gutes Aussehen. Deshalb dürfen Sie sich diese Ausgabe wert sein. Denken Sie zudem an all die gesparten Stunden in den Wartezimmern von Ärzten und die eingesparten Ausgaben für Medikamente und Heilbehandlungen.

PÜRIERSTAB VERWENDEN?

Der Pürierstab gehört nicht zur Grüne-Smoothies-Bar, und sei er noch so hochwertig. Ein solches Gerät ist für andere Dinge konzipiert, wie zum Beispiel leckere Pestos herzustellen. Es ist aber nicht in der Lage, die unverdauliche Zellulose der Pflanzenzellen aufzubrechen. Dadurch kann eine zu große Menge nicht aufgeschlossener Zellulose im Dünndarm landen und dort zu Verdauungsproblemen führen. Außerdem schmecken Pürierstab-Smoothies einfach fürchterlich.

Oft geäußerte Bedenken

Kritisch wird hingegen von einigen der Einfluss des Motors beim Mixvorgang gesehen. Was bewirkt der Elektrosmog im Smoothie, der ja durch seinen Wassergehalt alle Schwingungen aufnimmt (siehe Seite 50)? Der Motor könnte relativ leicht mit einer für Elektrosmog undurchlässigen Platte abgeschirmt werden – ich hoffe, die Hersteller nehmen sich dieser Sache in naher Zukunft an. Ich werde auf jeden Fall mein Bestes tun, um hier einen positiven Einfluss auszuüben.

Ein weiterer kritischer Punkt ist die Oxidation, der sauerstoffbedingte Abbauprozess im Mixstrudel. Ein Freund von mir tüftelt schon seit Längerem an einer Lösung. In der Zwischenzeit können wir relativ entspannt sein, was die Schädigung durch Sauerstoff anbelangt, denn der grüne Smoothie verfügt über eine solche gigantische Vitalstofffülle, dass er gewisse Einbußen locker wegstecken kann. Wir, die wir uns jeden Tag auch beruflich mit grünen Smoothies beschäftigen, wollen den Power-Drink weiter optimieren und zu einer immer noch besseren Nahrungsquelle machen. Dafür kommen alle Komponenten des Herstellungsprozesses ständig auf den Prüfstand.

Reise ins Innere des grünen Smoothies: die Pflanzenzelle unter dem Mikroskop

Der grüne Smoothie hat deshalb eine so energetisierende Wirkung, weil der Power-Mixer bei der Herstellung die Zellulosewände aufbricht. Nur wenn dieser Aufbruch stattgefunden hat, kommen wir auch in den Genuss der gesamten pflanzlichen Vitalstofffülle. Um dieses Wissen noch mit mehr Leben zu füllen, ist auf der rechten Seite abgebildet, wie die Struktur der Pflanzenzelle durch Kauen sowie das Mixen mit unterschiedlichen Geräten verändert wird. Dafür habe ich den grünen Smoothie unter das Fluoreszenzmikroskop gelegt. Zur Vorbereitung für die Fluoreszenzmikroskopie wurde der Smoothie mit einer Färbelösung aus Methanol, 4′,6-Diamidin-2-phenylindol (DAPI) und Alexa Fluor®488-fluoreszenzmarkiertem Agglutinin aus Weizenkeimen behandelt. Durch das Methanol können die Farbstoffe in noch intakte Pflanzengewebereste eindringen und lagern sich an DNA und Zellmembranen an. Durch Bestrahlung mit violettem Licht erscheinen nun die Zellkerne in Blau und durch Bestrahlung mit blauem Licht erscheinen die Zellmembranen in Grün (hier wegen des nötigen Kontrastes jedoch dargestellt in Rot). Chlorophyll kann ohne Färbung durch blaues oder rotes Licht sichtbar gemacht werden (hier dargestellt in Grün).

Die Aufnahmen entstanden an einem konfokalen Laser Scanning Mikroskop LSM 510 Meta von Zeiss an der Philipps Universität Marburg. Sie zeigen eine Pflanzenzelle (von Spinat) nach dem Kauen sowie nach dem Mixen mit einem Pürierstab, mit einem normalen Haushaltsmixer und mit einem Hochleistungsmixer.

> **Abbildung 1: Kauen.** Hier sieht man noch deutlich die groben Pflanzenfaserstrukturen mit den Zellwänden (rot), den Zellkernen (blau) und dem Zellinneren aus Chlorophyll (grün).

> **Abbildung 2: Zerkleinern mit einem Pürierstab.** Der Pürierstab schafft schon ein wenig mehr als das Kauen, aber weiterhin sind viele intakte Zellulosestrukturen vorhanden.

> **Abbildung 3: Mixen im Haushaltsmixer.** Nach dem Pürieren im konventionellen Haushaltsmixer sind die Pflanzenfasern noch einmal deutlich stärker zerkleinert.

> **Abbildung 4: feinstes Aufschließen mit einem Power-Mixer.** Hier kann man sehr gut erkennen, dass die Zellulosewände (rot) stark zerkleinert sind und das Zellinnere (grün) nun größtenteils frei verfügbar ist.

Weil die Struktur der Pflanzenzelle durch Kauen noch nicht stark aufgebrochen ist, zeigen sich die schönsten farblichen Gebilde. Je feiner der grüne Smoothie wird, desto mehr lösen sich die Strukturen auf und desto unspektakulärer werden die Aufnahmen. Wir können also sagen: Je homogener und eigentlich uninteressanter das Mikroskopbild, desto besser der Smoothie!

Wirbelnde Galaxien im Mixer, genau wie draußen in der Unendlichkeit des Alls – wir sind verbunden mit allem, ob winzig oder riesig. Wir sind ein Teil von allem und alles ist ein Teil von uns.

DIE GRÜNE-SMOOTHIES-FORMEL

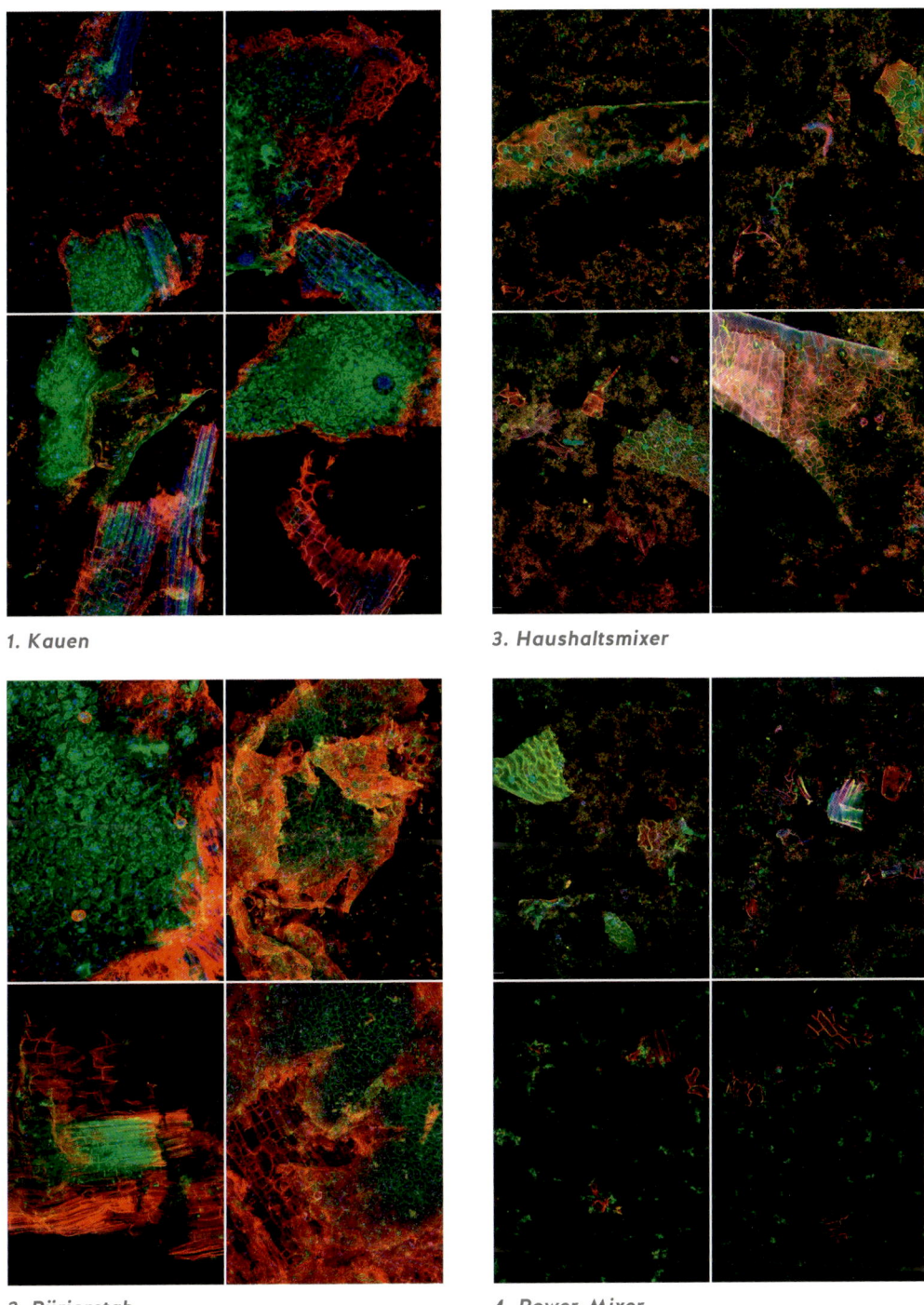

1. Kauen
2. Pürierstab
3. Haushaltsmixer
4. Power-Mixer

WELCHER MIXER PASST ZU MIR?

Als ich 2008 diesseits des Großen Teichs mit den grünen Smoothies anfing, gab es hierzulande als Hochleistungsmixer nur den Vitamix TNC®. Mit diesem Mixer hatte Victoria Boutenko den grünen Smoothie erfunden. Der TNC ist bei Rohköstlern und Veganern beliebt, da er sich für die Zubereitung von diversen Speisen eignet. 2010 kam der Revoblend® auf den Markt, den Ralf Brosius zusammen mit der Firma Saro entwickelt hatte. Das Besondere an diesem Mixer ist der kombinierte Nass- und Trockenbehälter, der gegebenenfalls den Zukauf eines extra Trockenbehälters erspart. 2012 brachte dann die deutsche Firma bianco di puro leistungsstarke Geräte auf den Markt, die sich schon millionenfach in Asien bewährt hatten. Mit ihnen hielt die Programmvorwahl, das schicke Design und die Farbauswahl beim Gehäuse Einzug in das Mixgeschehen. Unter anderem auch auf meine Anregung hin entwickelte diese Firma einen Grüne-Smoothies-Mixer, der im Frühjahr 2014 an den Verkaufsstart ging und unter 300 Euro kostet. So wurde das Herzstück der täglichen Smoothiezubereitung für jeden erschwinglich. Seit es den bianco di puro Primo® gibt, zögere ich auch nicht mehr, die Anschaffung eines Power-Mixers schon gleich für den Einstieg in die grünen Smoothies zu empfehlen.

Inzwischen springen immer mehr Hersteller auf den grünen Zug auf und »frisieren« ihre normalen Mixer. Die Ergebnisse sind bislang enttäuschend, sodass ich nur die drei oben erwähnten Firmen uneingeschränkt empfehlen kann. Allenfalls der Omniblend® kann als preiswertester Power-Mixer noch einigermaßen mithalten.

Gemeinsamkeiten guter Modelle

Generell besteht jeder Power-Mixer aus dem Motorblock mit Gehäuse und einem abnehmbaren Mixbehälter mit einem ebenfalls abnehmbaren Deckel samt herausnehmbarem Stopfer.
Alle Geräte verfügen über diesen Stopfer in einer Extraöffnung im Deckel. Konventionelle Standmixer haben diese Funktion nicht. Einen Stopfer brauchen Sie dann, wenn Sie mit wenig oder gar keiner Flüssigkeit arbeiten. Dann müssen Sie das Mixgut nach unten drücken, damit es von der Rotation der Messer erfasst werden kann.
Neben der hohen Drehzahl pro Minute (mindestens 25.000 Umdrehungen) haben alle genannten Mixer inzwischen BPA-freie Mixbehälter, was zu Beginn der Grüne-Smoothies-Reise noch nicht der Fall war (BPA = Bisphenol A, eine gesundheitsschädliche chemische Verbindung, die aus

NACHTEILE DES HAUSHALTSMIXERS

Konventionelle Mixer sind ungeeignet für die Zubereitung grüner Smoothies:

- ➜ Zu viel unaufgeschlossene Zellulose gelangt in den Dünndarm und stört die Verdauung.
- ➜ Der grüne Smoothie schmeckt nicht so, wie er schmecken könnte, weil sich die unzureichend pürierten Zutaten nicht richtig miteinander verbinden.
- ➜ Das Trinkgefühl ist gerade bei groberen Zutaten unangenehm.
- ➜ Die Vitalstoffdepots der Pflanze werden nicht voll aufgeschlossen und es kommen viel weniger Vitalstoffe in den Körperzellen an.
- ➜ Material und technische Qualität halten der täglichen voll beladenen Benutzung nicht lange stand, zumal man mindestens doppelt so lang mixen muss wie mit einem Hochleistungsmixer.

dem Behältnis in Flüssigkeiten übertritt). Der beharrliche Wunsch der Verbraucher, keine Plastikrückstände im Mixgut zu haben, führte relativ schnell dazu, dass die Hersteller weitestgehend schadstofffreie Behälter anboten.

Alle Mixbehälter von Power-Mixern bestehen darüber hinaus nicht aus Glas – erstens wegen des höhreren Gewichts von Glas und zweitens aus Sicherheitsgründen. Denn ab und zu vergessen Grüne-Smoothies-Trinker schon mal einen Löffel im Behälter, bevor sie das Gerät anschalten. Ein Glasbehälter könnte dann explosionsartig bersten und mit Splittern um sich schießen.

Kriterien für die Auswahl

Motorleistung und Wattzahl: Vorweg möchte ich darauf hinweisen, dass aus der Leistung (in Watt gemessen) nicht direkt auf die Drehzahl geschlossen werden kann. Die tatsächliche Leistungsfähigkeit eines Mixers ist ein kunstvoll abgestimmtes Zusammenspiel aus der Motorleistung, der Art und Form der Messer und der Beschaffenheit des Mixbehälters. Wie gut diese drei Komponenten in einem Gerät integriert sind, zeigt sich in der cremigen Konsistenz der gemixten Zutaten. Je höher die Schnittkraft des Mixers, desto feiner wird der grüne Smoothie und desto schneller ist er fertig – und das bedeutet auch: Umso weniger erwärmen sich die kostbaren Zutaten. Unterschätzen Sie dabei auch nicht den Spaß- und Genussfaktor: Nur wenn Ihr Mixer alles, was Sie an Früchten und Pflanzengrün in ihn hineingeben, schnell und gut püriert, werden Sie ihn jeden Tag benutzen.

Bauart des Messerblocks: Ein optimales Messer entwickelt eine Sogwirkung, damit das Mixgut immer wieder zum Messer kommt. Das Mixergebnis hängt also nicht allein von der Beschaffenheit und Anzahl der Messer ab, sondern vor allem vom Zusammenspiel von Motorleistung, Messer und Beschaffenheit des Mixbehälters. Von Messerblöcken mit zwei bis acht Messern wird alles angeboten. Ein wichtiges Entscheidungskriterium ist, ob der Mixer auch trocken mixen kann

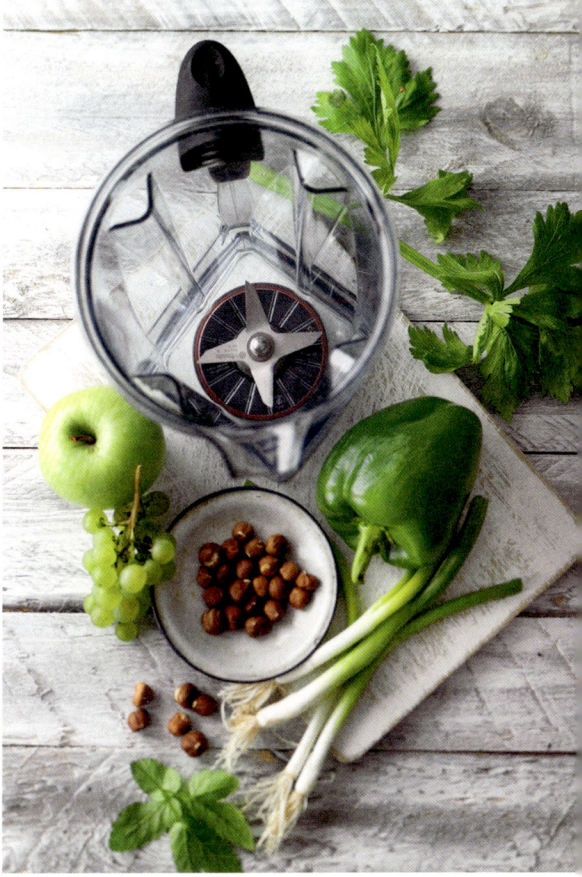

Ein perfekt konstruierter Messerblock ist das Herzstück eines hochwertigen Mixers.

oder ob man sich einen zusätzlichen »Trockenmixbehälter« zulegen muss, wenn man Nüsse, Getreide oder Kakaobohnen ohne die Zugabe von Wasser zerkleinern möchte.

Manuelle Bedienung oder Programm-Vorwahl? Die für die tägliche Handhabung wichtigste Unterscheidung, die es vor dem Kauf des Mixers zu treffen gilt, lautet: Reicht es für mich aus, wenn ich das Gerät manuell bediene, oder möchte ich zusätzlich Programmvorwahlen haben? Hierbei gilt es zu bedenken, dass man mit einem Power-Mixer natürlich noch viel mehr zubereiten kann als grüne Smoothies. Die Programm-Mixer bieten mehrere Optionen an, vom Getreidemahlen bis zur Suppenherstellung. Generell bleibt festzustellen, dass jeder Programm-Mixer sich auch manuell bedienen lässt, eben nur nicht über Drehknöpfe, sondern über Tasten – oder sogar ganz hip über Touchscreen. Meine persönliche Erfahrung: Die Programme werden zwar am Anfang ausprobiert, aber über kurz oder lang hat man selbst raus, wie lange man welche Gerichte oder Lebensmittel mit welcher Drehzahlstärke mixt – diese Eigenständigkeit passt bestens zur grünen Philosophie. Zudem: Je mehr Technik in einem Gerät steckt, desto anfälliger ist es natürlich.

Lautstärke: Power-Mixer haben »Pferdestärken« und sind deshalb nicht gerade leise. Je höher die Leistung (Watt), desto lauter ist das Gerät in der Regel. Haben Sie aber keine Sorge, dass Familienmitglieder oder Wohnungsnachbarn sich gestört fühlen könnten. Sie mixen ja jeweils nur kurz, nämlich im Durchschnitt 30 bis 45 Sekunden. Scheuen Sie sich nicht, Ihrer Nachbarin oder Ihrem Nachbarn ein Glas mit einem frisch gemixten grünen Smoothie anzubieten – dann kann sie oder er sich überzeugen, dass das Geräusch von nebenan mit einem wirklich guten Zweck zusammenhängt … Dennoch können Sie natürlich schon beim Kauf auf ein etwas leiseres Gerät achten, etwa wenn Sie morgens ein wenig geräuschempfindlich sind.

Mixbehälter: Ein perfekt designter Behälter ist so geformt, dass das Mixgut von der Behälterwand immer wieder zum Messer gewirbelt wird. Er ist also vor allem nicht rund, sondern eckig. Die Größe des Behälters ist wichtig im Hinblick darauf, wie viele Menschen mittrinken. Soll die ganze Familie versorgt werden, sollten Sie sich für ein Gerät mit 2-Liter-Behälter entscheiden. Für den Singlehaushalt reichen 1 bis 1,5 Liter Fassungsvermögen. Erfahrungsgemäß wird häufig nur einmal am Tag gemixt und daher ist es von Vorteil, wenn Sie bei mehreren Mittrinkern gleich eine größere Menge herstellen können. Ein großer Mixbehälter ist auch generell von Vorteil, weil Sie dann auch als Einzelperson die Zutaten noch weniger zerkleinern müssen und auch einmal ganze Brennnesselstiele und Co. in den Behälter geben können.

Platz in der Küche: Die Power-Mixer unterscheiden sich nur unwesentlich in Höhe und Breite. Wer aber auf der Anrichte nicht viel Platz nach oben für den Mixer hat, etwa unter einem Hängeschrank, sollte darauf achten, dass er ein Gerät mit einem 1,5-Liter-Behälter nimmt. Dieser Mixbehälter ist nicht so hoch.

Optik: Der optische Eindruck Ihres neuen Küchenstars sollte auch nicht zu kurz kommen, denn schließlich geht es beim grünen Smoothie auf der ganzen Linie um Genuss. Unterschätzen Sie nicht die Bedeutung der Ästhetik in Ihrem Leben und besonders in Ihrem unmittelbaren Lebenszusammenhang. Schönheit bringt die Lebensenergie in Fluss und beeinflusst ganz unmittelbar Ihre Bereitschaft, etwas zu benutzen oder nicht – sei das ein Fahrrad, ein Kleidungsstück oder eben ein

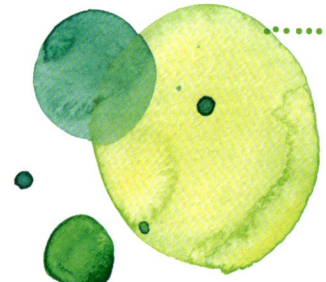

Wo bleibt die farbenprächtige Schönheit einer saftig reifen Birne, nachdem der Mixer sie verflüssigt hat? Im genussvollen Lächeln der jungen Frau, die vergnügt ihr leeres Glas nachfüllt. Nichts geht jemals verloren, schon gar nicht im grünen Smoothie!

Küchengerät. Dinge, die uns nicht anlachen, sind nur ein Mittel zum Zweck, machen keine Freude, sondern Mühe und nehmen uns somit Energie. Daneben soll der Mixer oft auch farblich in die Küche passen, deshalb ist es toll, dass es auch hier inzwischen eine große Auswahl gibt. Schließlich steht ein Power-Mixer ja, um schnell bedienbar zu sein, in der Küche auf dem Präsentierteller.

Garantieleistung: Die Dauer der Garantieleistung reicht je nach Hersteller von zwei bis zehn Jahre. Eine längere Garantie ist natürlich im Prinzip besser. Wobei allerdings gesagt werden muss, dass die Geräte heute viel zuverlässiger arbeiten als am Anfang. Die Hersteller haben sehr viel Knowhow hineingelegt, ihre Geräte immer mehr zu optimieren. Wobei das »Urgestein« unter den Hochleistungsmixern, der Vitamix, schon immer als unkaputtbar gilt. Tatsächlich wurde bislang meiner Erfahrung nach nur dann eine Reparatur beziehungsweise ein Ersatzteil notwendig, wenn jemand vergessen hatte, den Löffel aus dem Mixbehälter zu nehmen, oder diesen herunterwarf ... Und das ist ja dann ohnehin kein Garantiefall.

Kauf mit gutem Gefühl

Die oben aufgeführten Kriterien dienen Ihnen als Entscheidungshilfe, welches Gerät das beste für Sie sein könnte. Sollten Sie ob der technischen Daten in den einzelnen Gerätebeschreibungen unschlüssig sein, empfehle ich Ihnen, auch Ihrem Bauchgefühl zu folgen und das Gerät zu wählen, zu dem Sie sich hingezogen fühlen. Vertrauen Sie auch hier Ihrer Intuition. Auf Seite 153 finden Sie zwei Webadressen, unter denen Sie nähere Informationen über verschiedene Modelle bekommen, auch über die in diesem Buch genannten. Der Power-Mixer Ihrer Wahl hilft Ihnen beim Einstieg in die grüne Ernährung, die Sie schon bald nicht mehr missen möchten.

Übrigens bieten viele Hersteller und Händler inzwischen auch eine bequeme Ratenzahlung an. Gönnen Sie sich diese Investition fürs Leben! Körper, Geist und Seele danken es Ihnen.

WIE VIELE UMDREHUNGEN BRAUCHT DER MIXER?

Hier wurde in der Vergangenheit auf 28.000 U/min verwiesen. Dies entspricht der Leerlaufdrehzahl des TNC (siehe Seite 30). Da es in Deutschland vor einigen Jahren keine anderen Hochleistungsmixer gab, war dies eine sehr anschauliche Größe, um den Unterschied zu konventionellen Haushaltsmixern hervorzuheben.

Sämtliche Hersteller beziehen ihre Angabe auf die Leerlaufdrehzahl des Mixers ohne aufgesetzten Behälter. Leider ist dies aus zwei Gründen eine völlig ungeeignete Vergleichsgröße.

Zum einen wird der Messerradius nicht berücksichtigt, Umdrehungen und Messerradius ergeben zusammen die Geschwindigkeit der Messerspitze. Dieser Wert hat grundsätzlich eine deutlich bessere Aussagekraft.

Zum anderen lassen sich bei Messungen schon die Leerlaufdrehzahlen bei den Geräten von sehr vielen Herstellern nicht belegen. Unabhängig davon hat die Leerlaufdrehzahl keine Aussagekraft, weil sie ohne Last, also ohne Befüllung des Mixbehälters, gemessen wird. Viel interessanter (wenn auch technisch ungleich aufwendiger zu messen) ist die Messerspitzengeschwindigkeit bei befülltem Behälter. Als Faustformel kann man festhalten, dass die Messerspitzengeschwindigkeit zwischen 200 und 250 km/h bei einer Befüllung mit 1,5 l Wasser liegen sollte, damit ein Mixer wirklich zufriedenstellende Ergebnisse bringt. Mehr Infos zu diesem Thema finden Sie hier: www.gruenesmoothies.de

DIE ZUTATEN

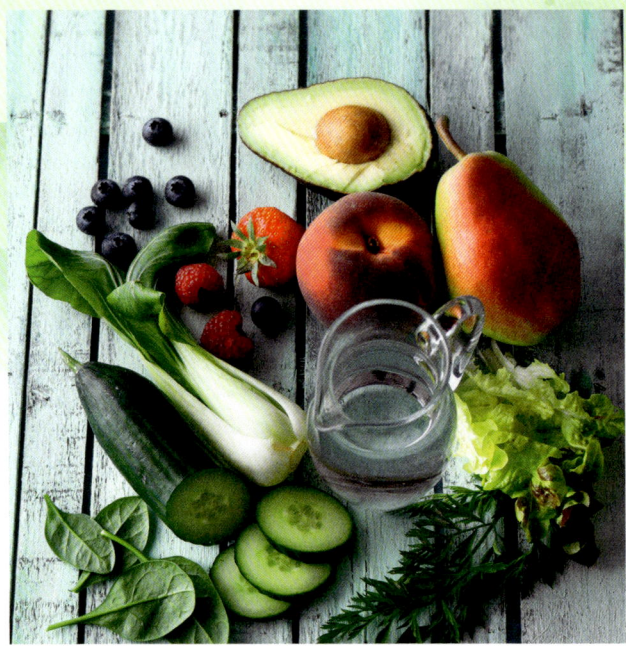

Je länger Sie grüne Smoothies trinken und je höher auch sonst der Anteil naturbelassener Lebensmittel in Ihrer täglichen Ernährung wird, desto mehr strukturiert sich Ihre Küche um. Gerade in der Grüne-Smoothies-Küchenpraxis sollten Sie jeden Tag spontan sehen können, welche Zutaten Sie »anlachen«, worauf Sie Appetit haben. Besonders viel Spaß macht das, wenn Ihre Zutaten übersichtlich und mit System gelagert sind. Richten Sie doch in Kühlschrank und Speisekammer grüne Bereiche ein, wo Ihre Grundausstattung lagert, sodass Sie jederzeit den Mixer anwerfen können. Alles zu den einzelnen Zutatengruppen erfahren Sie hier und in der hinteren Umschlagklappe.

Lagern Sie Ihre Zutaten so, dass sie lange frisch bleiben, gegebenenfalls aber auch die Möglichkeit haben, noch nachzureifen (etwa bei Avocados oder Zwetschgen ist dies oft nötig). Wie die einzelnen Obst- und Gemüsesorten am besten gelagert werden, welche Sorten nachreifen und welche nicht, können Sie zum Beispiel unter dem auf Seite 153 empfohlenen Link nachlesen.
Kräuter und andere grüne Blätter geben Sie am besten leicht feucht in einer Frischhaltebox oder einem Gefrierbeutel ins Gemüsefach des Kühlschranks. Grüne Blätter aus der wilden Natur halten so verpackt übrigens deutlich länger frisch als angebautes Pflanzengrün.

BUNTE VIELFALT

Auswahl, Lagerung und Zusammenstellung der Smoothiezutaten sind mit ein bisschen Knowhow ganz einfach! Ab Seite 38 folgt dann die große Zutatenübersicht in Tabellenform.

Die Basics

Legen Sie sich eine Grundausstattung an Smoothiezutaten zu, die das Fundament Ihrer täglichen Mixturen bilden! Im Gemüsefach Ihres Kühlschranks sollten immer vorhanden sein:
- zwei, drei Sorten an Pflanzengrün wie Feldsalat, Babyspinat und Salatmix
- grüne Gewürze, zum Beispiel Basilikum, Salbei, Rosmarin

Kühl, aber nicht im Kühlschrank können Sie auf Vorrat lagern:
- Gemüsefrüchte wie Avocado, Salatgurke, Tomaten, Zucchini
- Früchte wie Äpfel, Orangen, Zitronen, Bananen, Ananas
- Superfoods wie Ingwerwurzel, Gelbwurzel (Kurkuma) und Chiasamen
- Trockenfrüchte, etwa Datteln, Feigen, Rosinen, Aprikosen, Pflaumen
- Grüne Pulver, besonders Moringa, Weizengras, Brennnesselpulver
- Bunte Gewürze: Zimt, Vanille, Chili
- Lebendiges Wasser (siehe ab Seite 50)

Wechselnde Extras

Die folgenden Zutaten können Sie saisongerecht in kleinen, bei bestimmten Beschwerden (siehe ab Seite 136) auch in größeren Mengen verwenden. Nutzen Sie sie anfangs eher wie Gewürze, um Ihren Geschmackssinn und den Organismus auf die kraftvollen Pflanzen einzustimmen:
- Gartenkräuter
- Wildkräuter
- Blätter von Bäumen und Sträuchern
- Algen
- Aloe vera

Vergessen Sie nicht, gerade bei diesen Zutaten oft abzuwechseln, um in den Genuss vieler unterschiedlicher Vitalstoffe zu kommen. Die Rotation beim Pflanzengrün ist auch deshalb geboten, weil jedes Blatt Stoffe aus der großen Familie der Alkaloide besitzt – pflanzeneigene Schutzstoffe gegen übermäßigen Befraß. In geringen Mengen regen die pflanzlichen Alkaloide unser Immunsystem an. Jedoch sollte man nicht von einem Alkaloid zu viel zu sich nehmen. Da jedes Kraut über andere Alkaloide verfügt, verhindert Abwechslung, dass wir zu viel von einer Sorte aufnehmen. Zudem ist der grüne Smoothie gerade deshalb so aufregend, weil er uns immer wieder neue Geschmackserlebnisse schenkt.

Achten Sie auf Rohkostqualität

Durch die frischen grünen Blätter wird der Körper nach und nach wieder sensibel für die natürlichen Schwingungen der Nahrung. Unklarheit herrscht oft bei den haltbaren Zutaten: Trockenfrüchte, Nüsse und Samen aus dem Bioladen sind meist nicht roh! Sie sind zwecks Haltbarmachung pasteurisiert, das heißt kurzzeitig auf über 100 Grad erhitzt. Die Rohkostqualität geht dadurch zu einem beträchtlichen Teil verloren. Halten Sie Ausschau nach dem »Rohkost-Siegel« (siehe Link Seite 153).

Die Rohkostqualität aller Zutaten im grünen Smoothie ist so wichtig, weil naturbelassene Lebensmittel schneller durch den Magen gehen. Alles, was direkt aus der Natur kommt, erkennt unser Körper sofort, weil er seit Jahrmillionen daran angepasst ist und sich darauf eingestellt hat. Wenn wir unsere Lebensmittel erhitzen, verändert sich ihre molekulare Struktur, sodass der Körper es mit Substanzen zu tun bekommt, die er nicht kennt. Er muss also improvisieren und schauen, wie er mit dem veränderten »Material« fertigwird. Das kostet Zeit und Energie und die Nahrung bleibt entsprechend länger im Verdauungstrakt. Werden rohköstliche Zutaten mit erhitzten Zutaten gemischt, kommt es zu einer Irritation, weil unsere Verdauung nicht mehr einheitlich handeln kann. Um diese zeit- und energieaufwendige Irritation zu vermeiden, tun wir gut daran, bei den Zutaten für den grünen Smoothie auf absolute Rohkostqualität zu achten.

Heute sind die meisten Menschen an eine »Querfeldein-Verdauung« gewöhnt, die mit allem fertigwerden muss, was den Mund passiert und oft unzureichend zerkaut im Magen landet. Der reagiert in erster Linie mit einer erhöhten Säureproduktion, um die grobe Nahrung einigermaßen zerlegen zu können. Die Übersäuerung des Körpers wird inzwischen auch von der Schulmedizin als eine grundlegende Ursache für viele Beschwerden und Krankheiten erkannt. Zudem lässt uns ein saurer Körper auch »sauer« und pessimistisch gestimmt sein. Unser Körper ist ein sehr anpassungsfähiges und effizientes Kraftwerk. Nur sollten wir nicht den Fehler machen, auf Dauer alles in uns hineinzuschaufeln, was uns althergebrachte Ernährungsgewohnheiten und individuelle Nahrungssüchte auf den Teller häufen wollen.

DER BASENBOOSTER

Der vielleicht größte gesundheitliche Nutzen des grünen Smoothies besteht darin, dass er nach und nach für ein gesundes, überwiegend basisches Milieu im Körper sorgt. Zu viele Säuren im Körper machen uns schlapp, übellaunig und auf Dauer auch krank. Ist unser Säure-Basen-Haushalt dagegen in Ordnung, fühlen wir uns ausgeglichen, entspannt und klar, wir sind gesund und haben eine schöne Haut und kräftiges Haar.

Füllen Sie reichlich basenbildende Lebensmittel nach! Alle rohköstlichen Zutaten des grünen Zaubertranks wirken basisch, auch die sauren Früchte.

AROMEN ENTDECKEN

Eines der wichtigsten Prinzipien für Freude am Essen lautet: Essen Sie niemals etwas, das Ihnen nicht schmeckt, aber bleiben Sie immer offen für neue, ungewohnte Geschmackserlebnisse!

Welche Smoothiezutaten passen gut zusammen?

Um den Smoothie täglich so zu komponieren, dass er schmeckt, lohnt es sich herauszufinden, welche Zutaten am besten zusammenpassen. Experimentieren Sie viel mit Zutaten und sammeln Sie vielfältige Erfahrungen!

Kein Apfel gleicht dem anderen und der Lauf der Jahreszeiten verändert jede Zutat und auch die gerade verfügbaren Sorten. Letztlich weiß man erst dann, wie ein frisch gemixter grüner Smoothie schmeckt, wenn man ihn probiert. Es gilt, die subjektive, eigene Empfindung zu stärken. Jeder Mensch mag andere Mixturen gern und hat seine eigenen Lieblingszutaten. Wichtig ist aber, dass Sie nicht aus Bequemlichkeit an einer bestimmten Mixtur festhalten – Leben bedeutet schließlich Veränderung.

Der eigenen Intuition vertrauen

Sie bestimmen, was gut zusammenpasst und was nicht. Fragen Sie sich beim Einkauf oder beim Sammeln und Pflücken: Was lacht mich an? Beim Anblick von welcher Frucht oder welcher Pflanze läuft Ihnen das Wasser im Munde zusammen? Lassen Sie sich von all den herrlichen Geschenken der Natur inspirieren.

Da wir Menschen aus Bequemlichkeit und aufgrund unseres Überlebensinstinktes Gewohnheitstiere sind, sollten wir uns immer wieder mutig dazu aufmachen, eingefahrene Gewohnheiten zu durchbrechen. Auf diese Weise sind wir wieder viel beschwingter und spüren das Leben, statt nur zu überleben. Das ist auch die Gabe aller Vitalstoffe, Biophotonen und natürlichen Wasserqualitäten: Sie halten uns lebendig.

FÜNF-GESCHMÄCKER-MEDITATION

Uns schmeckt dann etwas besonders gut, wenn alle fünf Geschmackswahrnehmungen enthalten sind: süß, sauer, bitter, salzig, scharf. Lassen Sie sich in ruhiger Abfolge die fünf grundlegenden Geschmäcker auf der Zunge zergehen. Fangen Sie mit Ihrem Lieblingsgeschmack an oder mit dem Geschmack, den Sie jetzt gern schmecken würden.

Süß
Schließen Sie die Augen und atmen Sie ruhig ein und aus … Stellen Sie sich vor, wie Ihre Zunge »süß« schmeckt. Fühlen Sie die Süße auf Ihrer Zunge? Welche Lebensmittel schmecken süß? Wann essen Sie diese? Wie viel essen Sie davon? Was beeinflusst die Menge, die Sie essen?

Sauer
Atmen Sie ruhig ein und aus … Stellen Sie sich vor, wie Ihre Zunge »sauer« schmeckt. Fühlen Sie das Saure auf Ihrer Zunge? Welche Lebensmittel schmecken sauer? Wann essen Sie diese? Wie viel essen Sie davon? Was beeinflusst die Menge, die Sie essen?

Salzig
Atmen Sie weiterhin entspannt ein und aus … Stellen Sie sich vor, wie Ihre Zunge »salzig« schmeckt. Fühlen Sie das Salz auf Ihrer Zunge? Welche Lebensmittel schmecken salzig? Wann essen Sie diese? Wie viel essen Sie davon? Was beeinflusst die Menge, die Sie essen?

Bitter
Atmen Sie gleichförmig ein und aus, ohne sich von den Empfindungen auf Ihrer Zunge und im Mundraum ablenken zu lassen …

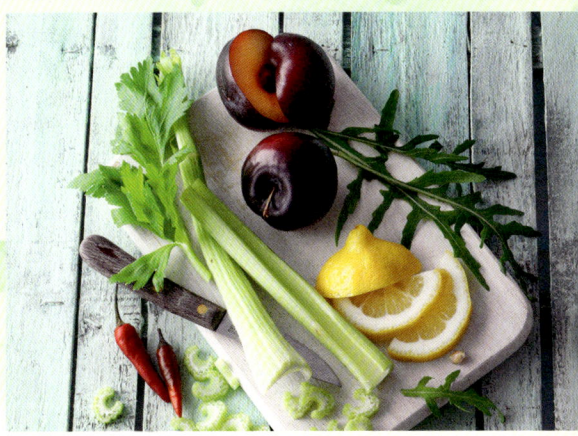

So richtig lecker wird der Smoothie durch die Kombination der verschiedenen Geschmacksrichtungen.

Stellen Sie sich vor, wie Ihre Zunge »bitter« schmeckt. Fühlen Sie das Bittere auf Ihrer Zunge? Welche Lebensmittel schmecken bitter? Wann essen Sie diese? Wie viel essen Sie davon? Was beeinflusst die Menge, die Sie essen?

Scharf
Atmen Sie weiter ruhig ein und aus … Stellen Sie sich vor, wie Ihre Zunge »scharf« schmeckt. Fühlen Sie die Schärfe auf Ihrer Zunge? Welche Lebensmittel schmecken scharf? Wann essen Sie diese? Wie viel essen Sie davon? Was beeinflusst die Menge, die Sie essen?

Wie schmeckt Ihr Leben?
Achten Sie ab heute darauf, dass alle Geschmäcker regelmäßig in Ihrer Nahrung vorkommen. Nur wenn alle fünf grundlegenden Geschmacksrichtungen in einem Essen zusammenkommen, sprechen wir von einem »runden« Geschmack und genießen jeden Bissen oder Schluck.
Das gilt nicht nur für unser Essen, sondern ist ganzheitlich zu verstehen: Nur wenn süß, sauer, salzig, bitter und scharf auch im übertragenen Sinn in unserem Leben vorhanden sind, fühlen wir uns gefordert, zufrieden und glücklich.

ZUTATEN-ÜBERSICHT

Als Zutaten für Ihren täglichen grünen Smoothie steht Ihnen (fast) die gesamte grüne Natur zur Verfügung. Diese umfangreiche Auswahl aus der großen Vielfalt von Früchten, Pflanzengrün, Blüten und Extras soll Ihnen helfen, sich individuelle Kombinationen für Ihre grünen Smoothies zusammenzustellen und immer wieder für Abwechslung zu sorgen.

HEIMISCHE UND TROPISCHE FRÜCHTE
Für leuchtend grüne, fein süße bis säuerliche Smoothies.

Ananas	Feige	Kirsche	Mango	Physalis
Apfel	Granatapfel	Kiwi	Maracuja	Pomelo
Aprikose	Grapefruit	Kumquat	Melone	Satsuma
Banane	Grenadilla	Limette	Mirabelle	Tamarillo
Cherimoya	Guave	Litschi	Nektarine	Weintraube
Clementine	Kaki	Mandarine	Orange	Zitrone

BEERENFRÜCHTE
Sie schmecken herrlich im grünen Smoothie, färben ihn aber mehr oder weniger bräunlich.

Aronia	Erdbeere	Johannisbeere	Schlehe
Berberitze	Hagebutte	Preiselbeere	Stachelbeere
Brombeere	Himbeere	Sanddorn	

FRUCHTGEMÜSE
In Bioqualität bereichern sie den Smoothie um Cremigkeit und herrliche Aromen.

Avocado	Erbse	Okraschote	Peperoni	Zucchini
Chili	Gurke	Paprika	Tomate	Zuckererbse

KERNE
Sie dürfen als Lieferanten von Antioxidanzien und ungesättigten Fettsäuren mit in den Mixer.

Apfelkerne	Grapefruitkerne	Limettenkerne	Papayakerne
Avocadokern	Kakikerne	Melonenkerne	Weintraubenkerne
Birnenkerne	Kürbiskerne	Orangenkerne	Zitronenkerne

BLATTGEMÜSE
Aus dem Bioladen, vom Biobauern oder aus dem eigenen Garten.

Batavia	Gerstengras	Lollo Bianco	Römersalat	Spinat
Chicorée	Grünkohl	Mangold	Rote-Bete-Blätter	Spitzkohl
Chinakohl	Kohlrabiblätter	Möhrengrün	Rucola	Staudensellerie
Eichblattsalat	Kopfsalat	Pak Choi	Rübenblätter	Tatsoi
Eisbergsalat	Kresse	Portulak	Schnittknoblauch	Weinblätter
Endiviensalat	Kürbisblätter	Postelein	Schwarzkohl	Weizengras
Feldsalat	Lauch	Radicchio	Sellerieblätter	Wirsingkohl
Friséesalat	Lollo Rosso	Radieschenblätter	Senfblätter	Zucchiniblätter

FRISCH GEKEIMTE SPROSSEN
Wegen der enthaltenen Alkaloide nur bis zu zweimal pro Woche.

Ackerbohne	Einkorn	Kamut	Mungbohne	Sojabohne
Alfalfa (Luzerne)	Emmer	Keimreis	Quinoa	Sonnenblumenkerne
Amaranth	Erbe	Kichererbse	Radieschen	Weizen
Bockshornklee	Erdnuss	Knoblauch	Rettich	Weizengras
Braunhirse	Gerste	Kresse	Roggen	Wicke
Brokkoli	Gerstengras	Leinsamen	Rote Bete	Zwiebel
Buchweizen	Grünkern	Mais	Rucola	
Dinkel	Hafer	Möhren	Senf	

GARTENKRÄUTER
Als würzende, vitalstoffreiche Beigabe.

Basilikum	Fenchelkraut	Lavendel	Minze	Rosmarin
Bohnenkraut	Gartenampfer	Liebstöckel	Oregano	Salbei
Borretsch	Jiaogulan	Lorbeer	Petersilie	Schnittlauch
Dill	Kerbel	Majoran	Pfefferminze	Thymian
Estragon	Koriander	Melisse	Pimpinelle	Zitronenmelisse

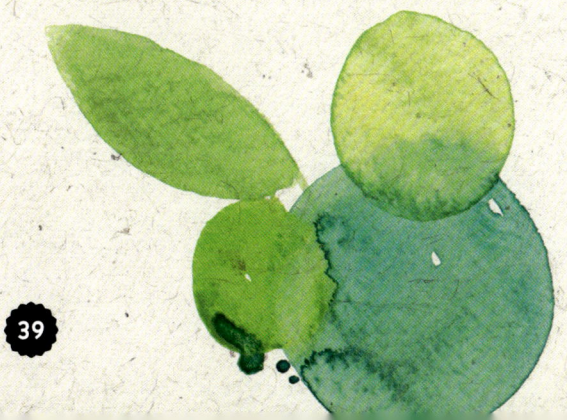

WILDKRÄUTER
Blätter und gegebenenfalls Stiele und Blüten verwenden.

Ackerhellerkraut	Dost	Heckenrose	Königskerze	Storchschnabel
Ackerschachtelhalm	Ehrenpreis	Hirtentäschel	Löwenzahn	Taubnessel
Ackersenf	Fetthenne	Hopfen	Lungenkraut	Tausendgüldenkraut
Ackerwinde	Franzosenkraut	Huflattich	Malve	Tellerkraut
Bärlauch	Frauenmantel	Johanniskraut	Mädesüß	Vogelmiere
Baldrian	Fünffingerkraut	Kamille	Nelkenwurz	Waldmeister
Barbarakraut	Gänsefingerkraut	Kapuzinerkresse	Pfefferminze	Wilde Malve
Beifuß	Giersch	Klatschmohn	Rohrkolben	Wilde Möhre
Beinwell	Gras (alle Arten)	Klee	Schafgarbe	Wilder Senf
Breitwegerich	Günsel	Klette	Scharbockskraut	Wiesenlabkraut
Brennnessel	Gundermann	Klettenlabkraut	Schaumkraut	
Brunnenkresse	Habichtskraut	Knoblauchrauke	Spitzwegerich	
Distelarten	Hainsalat	Knöterich	Springkraut	

WILDKRÄUTERBLÜTEN
Neben den am blühenden Kraut vorhandenen Blüten können Sie Blüten auch gezielt sammeln.

Ackerwinde	Klatschmohn	Löwenzahn	Rose	Vergissmeinnicht
Distel	Klee	Malve	Schlüsselblume	Wegwarte
Gänseblümchen	Königskerze	Primel	Stiefmütterchen	Weideröschen
Glockenblume	Kornblume	Ringelblume	Veilchen	Witwenblume

BLÄTTER/NADELN UND BLÜTEN VON BÄUMEN
Viel Vergnügen beim Spaziergang durch Wald und Flur!

Ahorn	Erle	Kiefer	Robinie (Blüten!)	Ulme
Birke	Esche	Lärche	Rose	Walnuss
Buche	Fichte	Linde	Sanddorn	Weide
Douglasie	Haselnuss	Platane	Schlehe	Weißdorn
Eberesche	Holunder (Blüten!)	Pappel	Sumpfzypresse	Wilder Wein
Eiche	Kastanie	Quitte	Tanne	

BLÄTTER VON OBSTBÄUMEN UND BEERENSTRÄUCHERN
Achten Sie auf ungespritzte Bäume und Sträucher!

Apfel	Birne	Heidelbeere	Kirsche	Pflaume
Aronia	Brombeere	Himbeere	Mirabelle	Preiselbeere
Aprikose	Elsbeere	Holunderbeere	Moosbeere	Quitte
Berberitze	Erdbeere	Johannisbeere	Pfirsich	Stachelbeere

EXTRA 1: GRÜNE PFLANZEN AUS DEM MEER
Frisch oder getrocknet und eingeweicht verwenden. Wegen des hohen Jodgehalts nur gelegentlich und in kleiner Menge.

Afa-Algen	Irisches Moos	Meeresspaghetti	Rotalge	Spirulina-Algen
Chlorella	Meersalat	Nori-Algen	Seetang	Wakame

EXTRA 2: NÜSSE UND SAMEN
Gelegentlich und in kleinen Mengen, für Abwechslung oder wegen der Heilwirkung. Weichen Sie Nüsse, Samen und Trockenobst am Vorabend ein, so werden die Verdauungsenzyme aktiviert!

Cashewkerne	Hanfsamen	Leinsamen	Paranüsse	Sonnenblumenkerne
Chiasamen	Haselnüsse	Macadamia	Pekannüsse	Walnüsse
Erdnüsse	Kokosnuss	Mandeln	Pinienkerne	Zedernüsse
Flohsamenschalen	Kübiskerne	Maronen	Pistazien	

EXTRA 3: GEFRIERGETROCKNETE SUPERFOOD-PULVER
Diese Zutaten potenzieren die Vitalstofffülle in Ihrem Smoothie. Wildkräuterpulver hauptsächlich im Winter verwenden, wenn die Pflanzen draußen nicht mehr frisch wachsen.

Acaipulver	Gerstengraspulver	Lucumapulver	Matchapulver	Weizengraspulver
Baobabpulver	Guaranapulver	Macapulver	Moringapulver	Wildkräuterpulver

EXTRA 4: GEWÜRZE
Sie geben dem Smoothie nicht nur eine besondere Geschmacksnote, sondern reichern ihn auch mit wertvollen Inhaltsstoffen an.

Cayenne	Kakao	Knoblauch	Pfeffer	Vanille
Ingwer	Kardamom	Kümmel	Salz	Zimt

EXTRA 5: SÜSSMITTEL
Bitte sparsam verwenden, denn nur so entdecken Sie die gesunde natürliche Geschmacksvielfalt der Smoothie-Zutaten. Auf den glykämischen Index achten!

Agavendicksaft	Birkensüße (Xylolit)	Melasse	Trockenobst (bitte einweichen!)
Ahornsirup	Kokosblütennektar	Stevia	Yaconsirup

EXTRA 6: ALOE VERA
Sie können sie als Topfpflanze kultivieren und immer wieder ein Stück Blatt abschneiden.

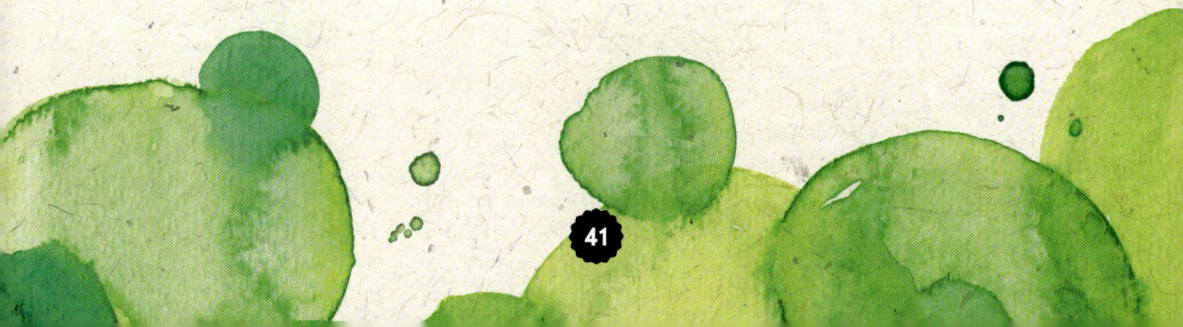

WILDWACHSENDE PFLANZEN SAMMELN

Werden Sie wieder zum Sammler! Sagen Sie nicht: »Ich kann nicht selbst sammeln, ich wohne doch mitten in der Stadt.« Grüne Smoothies zu trinken bedeutet auch, keine Ausreden mehr zu haben. Auch im Stadtgebiet oder Umkreis gibt es Stellen, wo man Wildkräuter sammeln kann, beispielsweise Waldfriedhöfe, weitläufige Parkanlagen, Brachflächen, Flussufer, den Stadtwald …

Übrigens: Lassen Sie sich beim Kräuterpflücken nicht davon stören, dass einzelne Blätter von Raupen angefressen sind. Die Schmetterlinge in spe wissen schließlich, was gesund ist und schmeckt.

ALKALOIDE

Achten Sie darauf, dass Sie die grünen Pflanzen abwechseln, denn jede enthält spezielle (sich von denen in anderen Pflanzen unterscheidende) Alkaloide. Dabei handelt es sich um Substanzen, die zu den sekundären Pflanzeninhaltsstoffen gehören und in geringen Mengen für uns nützlich sind, weil sie das Immunsystem anregen und im Stoffwechsel basisch (alkalisch) wirken. Der Pflanze dienen Alkaloide dazu, sich vor Fressfeinden zu schützen. Wenn wir sie in großen Mengen zu uns nehmen, können sie jedoch giftig sein. Aber keine Angst: Ihr Körper signalisiert Ihnen rechtzeitig, dass es zu viel wird – indem er keinen Appetit mehr auf diese Zutaten(kombination) hat. Deshalb ist es auch hier wieder wichtig, an das »Prinzip lecker« zu denken und keinen grünen Smoothie zu trinken, der Ihnen nicht (mehr) schmeckt.

Vorsicht, giftige Pflanzen!

Es gibt auch grüne Pflanzen, von denen wir besser die Finger lassen. Zum Glück ist ihre Anzahl relativ gering, sodass Sie sich die wichtigsten leicht einprägen können. Es ist leichter, sich alle giftigen Pflanzen einzuprägen, als sich die ganze Fülle der essbaren zu merken!

Bei einigen Pflanzen besteht auch Verwechslungsgefahr, so ähnlen etwa die Wilde Möhre oder der Giersch ausgewachsen stark dem sehr giftigen Schierling. Deshalb sollten Sie sich ein gutes Bestimmungsbuch (siehe Seite 152) besorgen oder die Pflanzen im Zweifelsfall stehen lassen. (Weil gerade der Giersch eine der besten und köstlichsten Zutaten für den grünen Smoothie ist, wäre das allerdings sehr schade …)

Nehmen Sie auch auf jeden Fall einmal an einer Wildkräuter-Wanderung teil, um die essbaren und nicht essbaren Pflanzen unmittelbar in der Natur erkennen zu lernen.

Zu den verbreitetsten Giftpflanzen zählen: Ackerschöterich, Alpenrose, Aronstab, Bilsenkraut, Bohne (roh/Blätter), Brechnuss, Efeu, Eibe, Einbeere, Eisenhut, Faulbaum, Fingerhut, Geiskraut, Goldregen, Hahnenfußgewächse (zum Beispiel Akelei, Anemone, Buschwindröschen, Butterblume, Christophskraut, Christrose, Hahnenfuß, Nieswurz, Rittersporn, Sumpfdotterblume, Waldrebe), Haselwurz, Herbstzeitlose, Holunderblätter (Blüten sind nicht giftig und schmecken lecker), Hundspetersilie, Iris, Kirschlorbeer, Ligister, Liliengewächse, Lupine, Maiglöckchen, Mauerpfeffer, Milchstern (Vogelmilch), Mutterkraut (Falsche Kamille), Nachtschattengewächse (etwa Auberginenblätter, Bilsenkraut, Bittersüßer und Schwarzer Nachtschatten, Engelstrompete, Kartoffelblätter, Stechapfel, Tabak, Tollkirsche, Tomatenblätter) Oleander, Pestwurz, Rainfarn, Rhododendron, Riesenbärenklau, Robinienblätter (Blüten sind nicht giftig und schmecken fein), Salomonssiegel, Schierling, Schöllkraut, Seidelbast, Stechapfel, Sumpfschachtelhalm, Tollkirsche, Wasserfenchel, Wolfsmilch, Zaunrübe.

DIE ERNTE-PFLÜCK-ODER-SAMMEL-MEDITATION

Gehören auch Sie zu den Menschen, die oft nicht wissen, welche Zutaten sie gerade ernten, pflücken oder sammeln sollen? Können Sie sich auch oft nicht entscheiden, an welchem Platz Sie Ihr Pflanzengrün oder Ihre Früchte sammeln sollen? Machen Sie sich nicht zu viele Gedanken. Gehen Sie einfach los, sonst schaltet sich der Kopf ein, der sagt: »Ich bleibe lieber zu Hause und mach mir ein Käsebrot.« Dumm gelaufen, sagt nach dem letzten Bissen Ihr Körper, denn eigentlich hätte ihm ein grüner Smoothie jetzt viel besser getan. Damit sich das nicht ständig wiederholt, empfehle ich Ihnen die folgende Meditation. Sie brauchen dafür weder Sitzkissen noch Räucherstäbchen. Springen Sie stattdessen in Ihre Schuhe und gehen Sie raus an die frische Luft. Lassen Sie sich von Sauerstoff durchfluten und sich von ihm eine spontane Eingebung geben. »Ach ja, ich könnte in den Schlosspark fahren und sehen, was da so alles wächst!« Da wir schon als kleine Kinder lernen, unseren spontanen Eingebungen zu folgen, stehen Sie also eine Viertelstunde später hinter dem Schloss im Park. Sie spazieren auf den Wegen (frisch frühjahrsgepflegt oder mit ersten bunten Herbstblättern bestreut) und lassen Ihren Blick am Boden umherschweifen.

Fühlen Sie, welches Kraut gerade nach Ihnen ruft!

Auch wenn Sie denken, das sei doch verrückt – das Universum, das Alles-in-einem oder wie auch immer Sie den vollkommenen Zustand des bewussten Seins nennen wollen, weiß, was Sie in diesem Moment brauchen. Deswegen sind Sie gerade im Schlosspark und nicht auf der Mauerwiese und laufen gerade nach links und nicht nach rechts. Geben Sie also Ihrem Impuls nach und pflücken Sie die Pflanzen, die Ihre Aufmerksamkeit wecken, weil sie partout in Ihren Mixer wandern wollen – damit Sie heute etwas Gescheites zu sich nehmen.

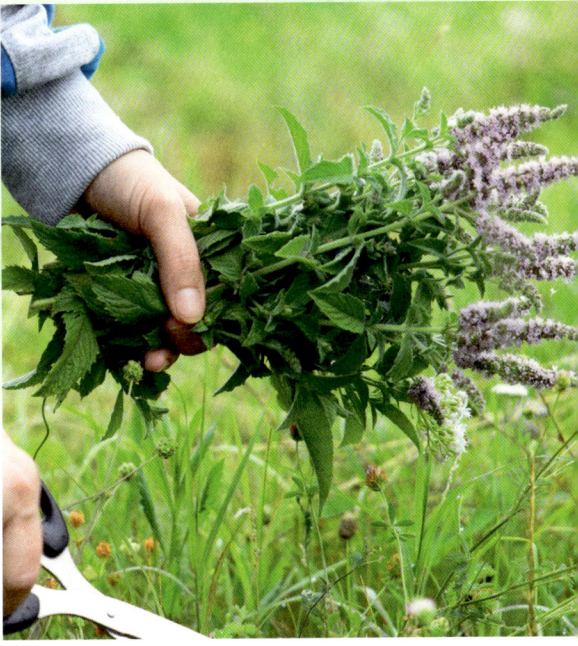

Welche Pflanzen lachen Sie gerade an? Folgen Sie beim Sammeln auch Ihrer Intuition.

Es ist alles so einfach, wenn wir aufhören zu denken, dass wir getrennt vom Weltgeist leben. Sie sind zu jeder Zeit am richtigen Ort und bekommen ständig die Hilfe, um die Sie gar nicht gebeten haben. Ich weiß, das klingt irre – und unter uns: es ist auch irre! Irre genial nämlich. Wir sind immer schon zu Hause, wo wir auch sind. Je mehr grüne Smoothies wir trinken, desto irrer und genialer wird das alles. Er heißt ja nicht umsonst »Zaubertrank«. Die grünen Blätter können wirklich zaubern, wenn man sie lässt. Über diese faszinierende Eigenschaft des Seins können Sie dann ebenfalls meditieren, wenn Sie mit vollgepflückter Tasche wieder zu Hause sind.

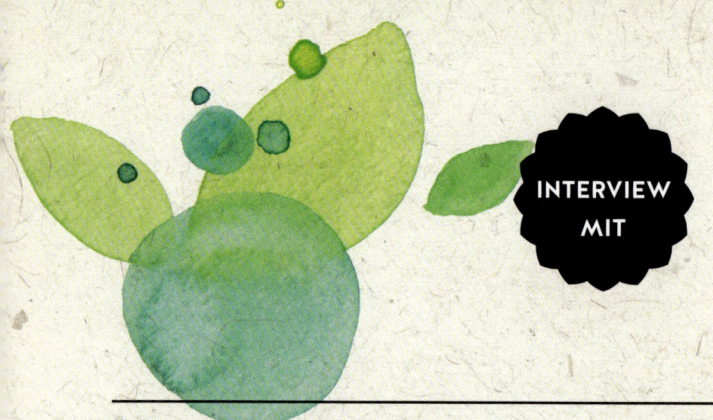
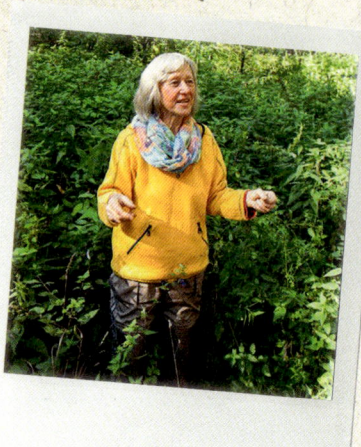

INTERVIEW MIT

HEIDEMARIE FRITZSCHE
WILDKRÄUTEREXPERTIN UND ERNÄHRUNGSBERATERIN

Du gibst das ganze Jahr Wildkräuterführungen. Was sammelst du eigentlich im Winter?

Wildkräuter enthalten alles, was wir brauchen, um gesund zu werden, zu sein und zu bleiben. Sie helfen uns, ausgeglichen und geerdet zu sein. Weil sie die mineralstoffreichsten Lebensmittel auf der Erde sind, wertvolle Vitamine, Enzyme und Proteine enthalten, ist es vor allem im Winter für unser Wohlbefinden sehr wichtig, nach diesen kleinen Helferwesen Ausschau zu halten. Je nach Wetterlage finde ich bei meinen Kräuterexkursionen im Winter eine Vielfalt von Kräutern, wie Spitzwegerich, Löwenzahn, Gänseblümchen, Vogelmiere, Gundermann, Schafgarbe, Nelkenwurz, Goldnessel, Gänsefingerkraut, Spring-Schaumkraut und manchmal Brennnesseln, wenn es noch keinen starken Frost gab. Es ist immer genug vorhanden, um unser Vitalstoffdepot nachzufüllen.

Was gibt es beim Sammeln der wilden Pflanzen zu beachten?

Erstens: Nicht an Straßenrändern, gedüngten Feldern und Wiesen oder mitten in der Stadt sammeln. Besonders Brennnesseln nehmen viele Schadstoffe aus der Umgebung auf.

Zweitens: Achtsam mit den Pflanzen umgehen; nur sammeln, wenn ausreichende Bestände vorhanden sind; dabei besonders beachten, dass genügend Blüten erhalten bleiben, damit die Pflanze sich erneut aussäen und vermehren kann. Die innerste Blattrosette sollte stehen bleiben. Immer mit Schere oder Messer losgehen, damit zarte Wurzeln, zum Beispiel die der Vogelmiere, nicht mit ausgezupft werden.

Drittens: Nur die Kräuter verwenden, die wir genau kennen, und nur so viel sammeln, wie wir tatsächlich verwenden können. Jede Pflanze hat eine Heilwirkung, da reicht oft eine minimale Dosis. Viel hilft nicht unbedingt viel.

Viertens: Geeignete Behältnisse verwenden; etwa Körbchen, Stoffbeutel oder Papiertüten, noch besser Schraubgläser, da sich die Kräuter darin am längsten halten. Plastiktüten sind dagegen eher ungeeignet, weil sie schädliche Informationen an die Pflanzen abgeben.

Welche Kräuter verwendest du selbst am liebsten?

Eine meiner liebsten Wildpflanzen ist der Giersch. Mit etwas Glück finde ich ihn das ganze Jahr. Er bereichert sowohl fruchtige als auch herzhafte

Speisen mit seinem Geschmack nach Petersilie, Sellerie und Mohrrübe. Wegen seiner positiven Wirkung auf die Gelenke wird er auch Gichtkraut oder Rheumakraut genannt. Löwenzahn ist wichtig wegen der enthaltenen Bitterstoffe, die aus unserem Kulturgemüse weitestgehend herausgezüchtet wurden. Seine Zähigkeit und Lebenskraft beweist er damit, dass er aus jeder Ritze wächst. Diese Unverwüstlichkeit überträgt er auf mich.

Auch wegen seiner stoffwechselfördernden Inhaltsstoffe ist er mein Allround-Stärkungsmittel. Die Brennnessel mit ihrer Fülle an Nährstoffen, viel Eisen, Kieselsäure und Vitaminen macht stark und wach und sie reinigt auf allen Ebenen.

Mit welchen Pflanzen beginnt man am besten?

Alle Wildpflanzen haben gegenüber Kulturpflanzen einen weitaus höheren Anteil an Chlorophyll. Um sicher zu sein, dass keine giftige Pflanze im Smoothie landet, empfiehlt es sich, mit den vertrautesten Wildpflanzen anzufangen, mit Löwenzahn, Brennnessel und Giersch. Oder der überall zu findende Spitzwegerich: Seine Wirkstoffe sind für die Schleimhäute besonders hilfreich, er wirkt lindernd bei Lungenleiden und Husten. Gänseblümchen blühen auch im Winter, seine Blüten und Blätter bereichern mit ihren wertvollen Bitterstoffen Smoothies und Salate.

Wildkräuter sind Heilkräuter. Welche von ihnen sollten in der Hausapotheke nie fehlen?

Vor allem Pflanzen, die sich im eigenen Garten oder vor unserer Haustür ansiedeln, sollten wir uns genauer ansehen. Sie bringen eine Botschaft mit und können uns bei der Heilung unterstützen. Zum Sammeln für die Hausapotheke haben sich seit jeher Kamillenblüten, Wiesensalbei, Brennnesselblätter bewährt sowie Blätter und Blüten von Bäumen, wie Birkenblätter, Linden- und Holunderblüten. Damit stärken wir uns schon im Frühsommer für den Winter, und einen Teil des Sammelguts kann man trocknen für Tees in der Erkältungszeit. Für den Einsatz der Wildkräuter als Medizin gibt es noch weitere Möglichkeiten: Sie können zu Frischpflanzenpresssäften, Kaltwasserauszügen, Pulver, Tee, Sirup, Salbe, Kräuterwein, Kräuteröl und Tinktur verarbeitet werden. Der Umgang mit Wildkräutern als Nahrungsmittel und Heilmittel sollte allen Menschen wieder zugänglich gemacht und vertraut werden. Deshalb führe ich meine Wanderungen ganzjährig durch, damit jeder Interessierte die Möglichkeit hat, seine Nahrung und damit auch seine Medizin saisonal ausgerichtet zu sammeln und zu nutzen. Die in der freien Natur lebenden Tiere machen es uns vor, denn sie verlassen sich auf die uns allen gegebene Urnahrung.

> **NUR DIE NICHT ERHITZTE FRISCHPFLANZE ENTHÄLT NATÜRLICH DIE GEBALLTE LADUNG ALLER WERTVOLLEN INHALTSSTOFFE UND DAS GESPEICHERTE SONNENLICHT, DIE BIOPHOTONEN.**

SUPERFOODS

»Superfood« ist ein Begriff, der in den letzten fünf Jahren, auch mit der Verbreitung der grünen Smoothies, immer stärker ins öffentliche Ernährungsbewusstsein getreten ist.

Der grüne Smoothie selbst ist ja aufgrund seiner geballten Vitalstoff- und Biophotonen-Power nicht mehr und nicht weniger als das »Mega-Superfood« an sich. Viele beliebte Extrazutaten, wie zum Beispiel Gojibeeren oder Chiasamen, werden als wahre Kraftpakete angepriesen. Warum aber bezeichnet man diese Lebensmittel als Superfoods? Was haben sie, das sie in ihrer gesundheitlichen Wirkung über andere Produkte stellt? Oder ist der Begriff nur eine erfolgreiche Marketingstrategie?

Sicher ist die griffige Bezeichnung eine clevere Methode, um bestimmte Lebensmittel in den Fokus der Aufmerksamkeit zu rücken – und sie so interessant zu machen, dass viele Menschen bereit sind, ein bisschen mehr Geld dafür auszugeben. Dennoch haben die meisten Lebensmittel, die so bezeichnet werden, es wirklich in sich und haben sich das Attribut »super« tatsächlich verdient.

Prädikat »besonders wertvoll«

Ein Superfood zeichnet sich durch eine besonders hohe Nährstoffdichte aus, verfügt also über besonders viele Vitamine, Mineralien, Aminosäuren, Fettsäuren, Spurenelemente und sekundäre Pflanzenstoffe. Bestimmte Superfoods werden auch schon seit Jahrhunderten oder gar Jahrtausenden eingesetzt, um die Gesundheit und das allgemeine Wohlbefinden zu fördern – wie die Gojibeere im Ayurveda und der Granatapfel in der mittelalterlichen Kräuterheilkunst. Andere Lebensmittel, wie Maca und Moringa, wurden im Labor wissenschaftlich untersucht und als besonders wertvolle Nahrungsmittel geadelt.

In jeder Veröffentlichung über Superfoods werden andere Lebensmittel aufgeführt, hin und wieder werden auch tierische Produkte wie Parmaschinken und Lachs (wegen der Omega-3-Fettsäuren) dazugezählt, der Begriff ist also bisher nicht einheitlich definiert.

Tolle Extras, aber kein Muss

Die Superfoods, die für den grünen Smoothie relevant sind, werden idealerweise frisch geerntet oder eingekauft und sind nicht verarbeitet wie all die Pulver, die sich im Angebot befinden und deren energetische Qualität durch Verarbeitung beeinträchtigt wurde (siehe Seite 47).

Superfoods sollten generell sparsam verwendet werden und in erster Linie dazu dienen, in der Smoothiebar für Abwechslung zu sorgen oder besondere gesundheitliche Wirkungen zu erzielen. Auf jeden Fall sollten sie Rohkostqualität haben, das gilt auch für grüne Pulver. Das beste Nahrungsmittel, das wir haben, sind jedoch die frischen grünen Blätter! In ihnen steckt alles, was der Körper täglich braucht. Wer sich die angebotenen Superfoods nicht leisten kann oder will, kann auch gerne auf sie verzichten. Giersch, Löwenzahn, Brennnessel & Co, von der Natur kostenlos zur Verfügung gestellt, sorgen bereits dafür, dass wir mit den Nährstoffen versorgt werden, die uns gesund, fit und glücklich machen.

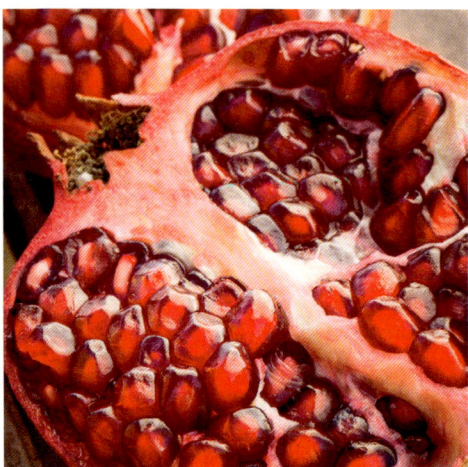

Fruchtfleisch und Kerne von frischem Granatapfel: ein Smoothie-Superfood!

Sind grüne Pulver eine Alternative zum frischen Pflanzengrün?

Da sich inzwischen nicht nur der grüne Smoothie fest in der täglichen Ernährung von immer mehr Menschen etabliert hat, sondern auch immer mehr grüne Säfte in Mode kommen, reagieren die Hersteller von speziellen Lebensmitteln auf diesen neuen Markt. So wird derzeit eine wachsende Palette von grünen Pulvern angeboten, etwa Weizengras- oder Spinatpulver bis hin zum kompletten Instant-Greenie. Ich werde oft gefragt, was ich denn von den grünen Pülverchen halte. Ich könnte jetzt einfach antworten: »Nix!«, aber so leicht will ich es mir dann doch nicht machen. Es ist auch hier wieder spannend, die eigenen Ernährungs- und Lebensgewohnheiten mal unter die grüne Lupe zu nehmen.

Erstens gilt es auch hier, die Unterscheidung zwischen Rohkost- und Nicht-Rohkost-Qualität zu machen, zwischen sinnvollen Ergänzungen und überflüssigem Geldausgeben. Zweitens müssen wir uns anschauen, welche Vorteile frische gegenüber verarbeiteten Produkten haben. Drittens sollten wir unseren inneren Schweinehund konfrontieren. Denn er verleitet uns immer wieder dazu, dass wir uns aufgrund von Bequemlichkeit und vermeintlichem Zeitmangel mit Lösungen zufriedengeben, die nicht optimal für uns sind – denn sie machen große Abstriche daran, was uns eigentlich wirklich nährt, das heißt gesund und fit macht und fit hält.

Zugegeben, sich täglich von frischen, naturbelassenen Lebensmitteln zu ernähren, ist aufwendiger, als einmal in der Woche im Supermarkt einzukaufen und den Kühlschrank voll zu machen. Wir müssen uns bewusst Zeit freischaufeln, denn wir sollten es uns wert sein, uns so optimal wie möglich zu ernähren – das kann auch bedeuten, Zeitfresser zu eliminieren wie stundenlanges zielloses Surfen im Web. Wir müssen die Entscheidung treffen, dass wir gesund leben wollen. Wir müssen bereit sein, unsere Gewohnheiten zu verändern. Wem all dies zu aufwendig erscheint, der greift

MEINE LIEBSTEN SMOOTHIE-SUPERFOODS

Als Highlights im grünen Smoothie liebe ich: Algen, Aloe vera, Aroniabeeren, Avocado, Chiasamen, Gojibeeren, Granatapfel, Hanfsamen, Ingwer, Kakao, Kokosnuss, Kurkuma, Maca, Matcha-Grüntee, Moringa, Schwarze Johannisbeeren.

Ich verwende die Superfood-Zutaten sparsam und setze sie bewusst ein, beispielsweise damit meine Smoothie-Mixtur mich mehr sättigt, anregt oder entspannt. Manchmal ist es auch einfach ein bestimmtet Geschmack, auf den ich gerade Appetit habe.

natürlich auch lieber und schneller zum grünen Pulver. Es erinnert ja auch ein wenig an Medikamente, die man in der Hoffnung nimmt, sich schlagartig besser zu fühlen, ohne dass man selbst etwas fürs eigene Wohlbefinden tun muss.

Bei mir wirken die grünen Pulver jedenfalls nicht. Ich spüre da einen deutlichen Energieabfall zu frisch gepflückten Zutaten. Wenn im Winter draußen nicht mehr genügend Kräuter wachsen, kann man seinen Smoothie eventuell damit anreichern, jeder muss halt selbst sehen, wie das Pulver bei ihm wirkt. Ich warne an dieser Stelle jedoch eindringlich – allerdings auch augenzwinkernd – vor dem Placebo-Effekt. Wer glaubt, der grüne Pulversaft tue ihm gut und mache ihn gesund, der wird auch entsprechende Wirkungen im Körper verspüren, schließlich sind die Wirkungen von Placebos eindeutig wissenschaftlich nachgewiesen. Da es mir aber nicht um Placebo-Effekte, sondern um echte Auswirkungen auf Körper, Geist und Seele geht, empfehle ich Ihnen, die grünen Pulver nicht zur schnell und bequem konsumierbaren »Ersatzdroge« zu machen.

INTERVIEW MIT

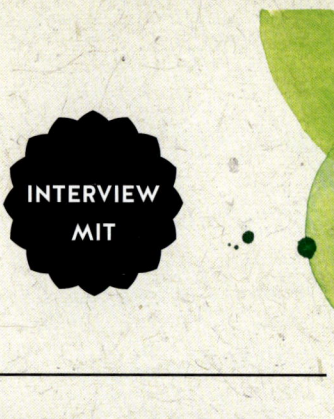

BORIS LAUSER

ROHKOST-GOURMETKOCH, AUSBILDER, EVENT- UND SHOWKOCH, GASTRO-COACH, BUCHAUTOR

Sind grüne Smoothies ein Anstoß, mehr naturbelassene Nahrung aufzunehmen?

Absolut! Grüne Smoothies sind der perfekte Einstieg zu einer natürlichen Ernährung. Durch den cleveren Mix von Obst und grünen Blättern kann sich bei entsprechender Gewichtung auch der absolute Salatfeind mit einem Getränk anfreunden, das erst mal nur grün aussieht, aber nach Obst und süß schmeckt. Verdaulich ist der grüne Smoothie auch für den eingeschworenen Fastfood-Esser, weil der Pürviervorgang im leistungsstarken Mixer die Faserstoffe so klein macht, dass das verarbeitete Grün von den meisten gut aufgenommen werden kann. Der Körper wird dadurch sukzessive auf den Geschmack gebracht und lernt, dass er hier viel mehr Vitalstoffe rausholen kann.

Wie kann man darüber hinaus den Rohkostanteil der Ernährung steigern?

Wer sich an grüne Smoothies gewöhnt hat, der wird zunächst einfach nach und nach mehr davon wollen. Zusätzlich wird man auch schrittweise den Fruchtanteil verringern und mehr Blattgrün integrieren. Eine Scheibe Zitrone hilft hier, das Grün im Smoothie weniger wahrzunehmen und den süßen Geschmack abzurunden. Avocado anstelle von Banane macht den Smoothie cremig und weniger süß. Die Zugabe von Wildkräutern hat ungeahnte Effekte, weil diese nährstoffdichten »Unkräuter« die Gelüste nach süßen und verarbeiteten Produkten verringern und man so generell mehr Lust auf rohe, unverarbeitete Nahrung bekommt. Ich rate auch jedem, einfach zu jeder Mahlzeit zumindest eine kleine Portion Rohkost in Form von Salat oder anderen rohen Gemüsen zu essen und dies schrittweise zu steigern.

Was gilt es beim Zubereiten rohköstlicher Snacks und Speisen zu bedenken?

Durch die passende Verarbeitung kann man häufig noch viel mehr Nährstoffe aus den Pflanzen ziehen. Samen und Getreide sollten beispielsweise oft im gekeimten Zustand gegessen werden, so kann der Körper sie optimal verstoffwechseln. Wenn man rohes Gemüse mariniert (mit Salz, Zitrone, Essig, Öl …), werden die Zellwände aufgebrochen, es wird weicher und verdaulicher, vor allem bei Aubergine und ähnlich fleischigen, kompakten Sorten. Eine meiner Lieblingstechniken ist die Fermentation. Dabei entstehen gute probiotische Bakterien, die enorm wichtig für eine gesunde Darmflora und daher für ein gutes Immunsystem sind. Außerdem entstehen oft sehr viel mehr Vitamine. Sauerkraut hat zum Beispiel das 300-Fache an Vitamin C im Vergleich zum rohen Weißkohl, und eine geballte Ladung an probiotischen Bakterien. Es ist eine wahre Wunderwaffe für ein gutes Immunsystem.

Wie sieht für dich die ideale Ernährung aus?

Meine optimale Ernährung basiert auf naturbelassenen, frischen Grundprodukten. Dabei ist mir zunächst zweitrangig, ob es rohköstlich oder vegan ist. Die Grundzutaten müssen von bester Qualität sein, also bio aus bestem Anbau. Das Hauptaugenmerk liegt bei mir auf viel Grün: Salate, Wildkräuter, Grünkohl, viel Gemüse, frisches Obst und gute Fette wie Avocado und sonnengetrocknete Oliven. An Trockenware sollten vor allem Zutaten mit guter Energiebilanz (Vitalstoffmenge pro Kalorie) gewählt werden, wie Hanfsamen, Chiasamen, Leinsamen, Quinoa, Buchweizen … Ich halte einen Rohkostanteil von zirka 70 Prozent erstrebenswert, da er bei den meisten Menschen die besten Resultate ergibt. Gesunde gekochte Mahlzeiten stehen bei mir aber auch regelmäßig auf dem Speiseplan und auch ab und an mal etwas Ungesundes, wenn es mir besonders schmeckt, denn auch die gesunde Psyche ist Teil der ganzheitlichen Ernährung. Zur gesunden Ernährung gehört für mich aber auch eine gute Portion körperliche Betätigung, da nur so der Stoffwechsel optimal funktionieren kann und dann auch mal ungesunde Kleinigkeiten ohne Probleme wegsteckt. Ich habe nichts gegen den gelegentlichen Konsum tierischer Produkte.

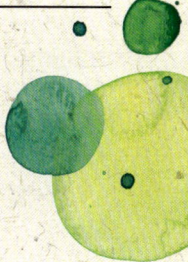

DAS WICHTIGSTE IST FÜR MICH, AUF EINE HOHE ZUFUHR AN CHLOROPHYLL ZU ACHTEN, IN FORM VON GRÜNEN SÄFTEN, GRÜNEN SMOOTHIES UND GRÜNEN SALATEN.

Was isst du selbst am allerliebsten?

Wenn mich jemand fragen würde, auf was ich nicht verzichten will in meiner täglichen Ernährung, dann wäre es wahrscheinlich mein großer Salatteller zu Mittag. Ich liebe frische Salate, bunt, mit vielen Sachen, leckeren Dressings, Avocado, Oliven etc. Zum Frühstück mach ich mir abwechselnd grüne Smoothies, Chia-Puddings oder mein Granola mit selbst gemachter Nussmilch und viel frischem Obst. Meine Lieblings-Gourmet-Rohkost-Gerichte sind meine Zucchini-Spaghetti-Bolognese, rohes Sushi, süßlich scharfe Algensalate im thailändischen Stil, meine Karotten-Kokos-Ingwer-Suppe oder Quinoa mit Wildkräuter-Pesto und rohem Wurzelgemüse. Als halber Italiener (nach fast sieben Jahren, die ich in Rom verbrachte) liebe ich Eiscreme. Die bereite ich oft in der Eismaschine oder im Mixer roh vegan zu. Meine fermentierten Käsekuchen-Variationen mit Nusscremes haben mich vor Jahren im Café Gratitude in San Francisco davon überzeugt, dass hier mein neuer Weg als Raw Food Chef beginnt.

LEBENDIGES WASSER

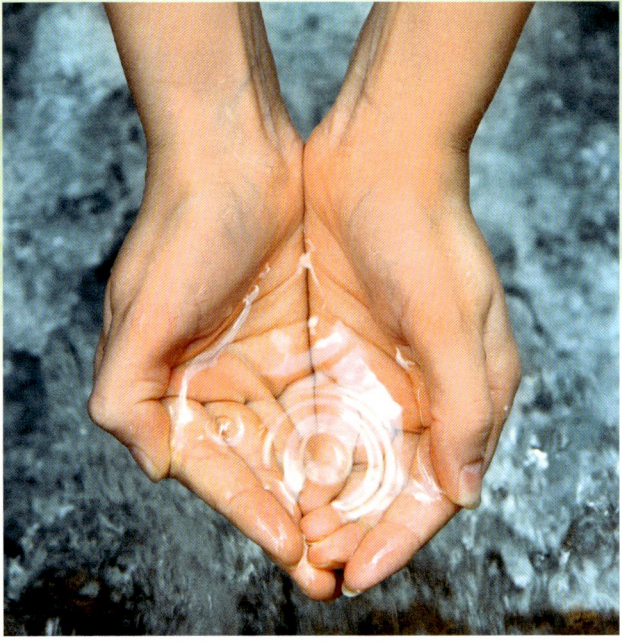

Gutes Wasser ist die Basis eines guten grünen Smoothies. Es wird oft vergessen: Wasser ist unser Lebensmittel Nummer eins! Ohne Essen können wir zigmal länger überleben als ohne Wasser. Dennoch wissen viele Menschen recht wenig über das nasse Element.

Wasser zu Hause aus der Leitung oder unterwegs aus der gekauften Flasche zu trinken, ist natürlich schon viel besser, als seinen Durst mit Säften, Softdrinks oder Bier zu stillen. Aber auch beim Wasser ist noch viel Luft nach oben.

Was sollte man über das Wasser wissen? Zuallererst, dass Wasser ein »feinfühliges« Medium ist, das höchst sensibel auf Schwingungen und Einflüsse von außen reagiert. Der japanische Wasserforscher Dr. Masaru Emoto konnte schon vor Jahren wissenschaftlich belegen, dass Wasser seine Molekularstruktur in jeweils unterschiedlicher Weise verändert, wenn es mit unterschiedlichen Arten von Musik beschallt wird (in dem Versuch wurde Musik von Wolfgang Amadeus Mozart verwendet sowie Heavy Metal). Selbst wenn man lediglich das Wasserglas mit verschiedenen Begriffen beschriftet wie beispielsweise »Liebe« oder »Hass«, ändert sich die Qualität des Wassers. Wasser reagiert außerdem stark auf mechanische Einflüsse, etwa wenn es mit hohem Druck durch Wasserleitungen gepresst wird.

Die Wassermoleküle verklumpen dann zu sogenannten Clustern, wodurch sich die Oberfläche des Wassers verringert. Nimmt die Clusterbildung überhand, sprechen die Experten von »totem« Wasser, weil es nur noch eingeschränkt in der Lage ist, Nährstoffe in die Körperzellen zu transportieren und Abfallstoffe auszuleiten. Mikroskopische Aufnahmen von schlechter und guter Wasserqualität finden Sie auf Seite 53.

UNSER WICHTIGSTER VITALSTOFF

Der Getränkeentwickler und Wasserexperte Nadeen K. Althoff hat ein schönes Bild geprägt: Totes Wasser hat die Oberfläche – und damit die Kapazität, Informationen zu transportieren – eines geschlossenen Buches, zugänglich sind also nur die Vorder- und Rückseite, der Buchrücken und die Seitenflächen. Lebendiges Wasser dagegen hat die Oberfläche eines aufgeschlagenen Buches mit all seinen Seiten.

Für den grünen Smoothie ist die Wasserqualität von entscheidender Bedeutung, denn was nützt seine Fülle von Vitalstoffen aus Pflanzengrün und Früchten, wenn all die wunderbaren Nährstoffe gar nicht in den Körperzellen ankommen? Lebendige Nahrung funktioniert immer ganzheitlich: Alle Komponenten müssen stimmen und harmonisch zusammenwirken, um optimal der Ganzheit aus Körper, Geist und Seele zugute zu kommen. Inzwischen ist die Wasserforschung auch so weit, dass aus ihrer Sicht nicht einmal Quellwasser die höchste Trinkwasserqualität darstellt, auch wenn reines Quellwasser dem Leitungswasser, wie es vom kommunalen Versorger kommt, natürlich weit überlegen ist. Heute existieren Wasserbelebungssysteme für den Haushalt, die in der Lage sind, aus dem ganz normalen Leitungswasser ein Wasser mit einer hexagonalen Molekülstruktur herzustellen, das dem Wasser in unseren Körperzellen gleicht.

ACTION: SICH GANZ DEM WASSER HINGEBEN

Baden Sie doch mal wieder in einem klaren Wald- oder Gebirgssee oder in einem sauberen Fluss. Fühlen Sie, wie Ihr schwimmender Körper dazu neigt, eins mit dem Wasser zu werden. Das Wasser zieht keine Grenzen, vielmehr vermag es sogar innere Blockaden wegzuspülen.

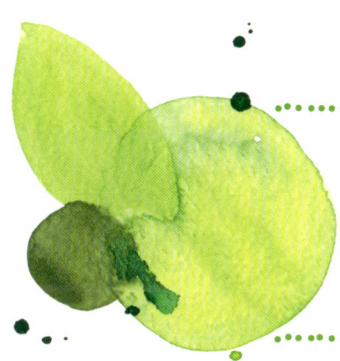

In sanftmütigem, sauberem Wasser schwimmend, mit ruhigen, das Wasser streichelnden Bewegungen, spüre ich, dass es wahr ist: Körper, Geist und Seele sind untrennbar eins. Ich ... bin eins.

Natürliches Durstgefühl

Wenn man nur Leitungswasser oder Mineralwasser trinkt, muss man sich oft zum Trinken zwingen, um auf die empfohlene Menge von mindestens zwei Litern am Tag zu kommen. Viele trinken dann stattdessen auch jede Menge Säfte und Softdrinks und schaden sich durch die hohe Zuckerzufuhr und die enthaltenen Zusatzstoffe mehr, als ihnen die Flüssigkeitszufuhr nutzt.

Bei Quellwasser oder »hexagonalem Wasser« verhält es sich genau umgekehrt: Der Körper kann gar nicht genug von diesem köstlichen Lebenselixier bekommen und sorgt selbst dafür, dass wir täglich genug Flüssigkeit tanken.

Alle Stoffwechselvorgänge benötigen zellgängiges Wasser, das Gehirn und die Lungen bestehen zu fast 90 Prozent aus dieser Flüssigkeit. Wasser ist der Stoff des Lebens. Lebendiges Wasser macht uns lebendig! Mehr Informationen über Wasseraufbereitungssysteme sowie ein Interview mit dem quantenphysikalischen Wasserforscher Heinz E. Ihne finden Sie ab Seite 54.

TRINKEN SIE AUSREICHEND WASSER?

Je unbelasteter und lebendiger das Trinkwasser ist, desto besser tut es dem ganzen Organismus. Auch die Menge ist wichtig: Ein Erwachsener sollte über den Tag verteilt (!) zwei bis drei Liter Wasser guter Qualität trinken. Wohlgemerkt: zwei bis drei Liter zusätzlich zu anderen Flüssigkeiten wie Tee, Kaffee, Bier, Wein, Energiedrinks, Säften und dem Flüssigkeitsgehalt der Nahrung. Mit einem guten, wohlschmeckenden Wasser, das uns sofort und spürbar frische Energie verleiht, ist es nicht schwierig, auf diese Menge zu kommen.

HEIMISCHE WASSERQUALITÄT ERHÖHEN

Immer mehr Menschen machen sich Gedanken über die Qualität des Wassers, das sie täglich trinken und in der Küche verwenden. Weil die entsprechende Nachfrage da ist, gibt es immer mehr Anbieter, die unterschiedliche Systeme und Verfahren zur Wasserreinigung und Wasserenergetisierung anbieten.

Dass Wasser ein Medium ist, das auf subtile Schwingungen reagiert (siehe Seite 50), ist es wichtig, das Wasser nicht nur mechanisch (durch einen Filter) zu reinigen, sondern auch energetisch, etwa indem man einen Bergkristall oder Rosenquarz in die Wasserkaraffe gibt.

Solange die energetische Schadstoffinformation im Wasser bleibt, wirkt diese genauso schädlich wie der stoffliche Schadstoff selbst.

Nachdem ich angefangen hatte, täglich grüne Smoothies zu trinken, habe ich mir irgendwann einen Carbonitfilter (»Kohlefilter«) zugelegt. Er kostet nicht viel und reinigt das Wasser mechanisch. Da ich damals noch nicht wusste, dass man das Wasser auch energetisch reinigen muss, habe ich erst später zu Bergkristallen gegriffen oder die Karaffe bei offenem Fenster auf die Fensterbank in die Sonne gestellt. Es war eine spürbare Verbesserung der Wasserqualität.

Im Laufe der Jahre steigerte sich mein Wissen ums Wasser und daher kaufte ich mir einen Quellwassergenerator, den ich unter der Spüle installierte. Wieder schmeckte und spürte ich einen deutlichen Unterschied in der Wasserqualität, die sich im letzten Jahr dann noch einmal entscheidend verbesserte, als ich auf das sogenannte Lichtwasser stieß. Durch seine hochfrequente Schwingung gleicht es dem Wasser in unseren Körperzellen (siehe Interview mit Heinz E. Ihne ab Seite 54). Seitdem hängen zwei Wasserenergetisierungsanlagen unter meiner Spüle, die zellgängiges Quellwasser erzeugen.

WAS IST GUTES WASSER?

Eine gute Wasserqualität wird – mit unterschiedlichen Methoden – an den folgenden Kriterien gemessen:

→ geringer Mineralstoffgehalt
→ geringe Wasserhärte (unterhalb von Härtegrad 3)
→ klare, hexagonale Molekularstruktur
→ hohe Schwingung der Wassermoleküle

Ich habe schon immer viel Wasser getrunken, aber seitdem ich durch meine heimische »Aufbereitungsanlage« unter der Spüle über die optimale Qualität verfüge, zieht es meinen Körper noch viel häufiger aus der Wüste des trockenen Alltags hin zur erfrischenden Wasserstelle. Haben Sie schon einmal bei einer anstrengenden Wanderung mit beiden Händen Wasser aus einer klaren Gebirgsquelle geschöpft und getrunken? Dann wissen Sie ungefähr, wovon ich spreche … Das Verlangen nach Säften, Limonaden und Co. lässt bei einem solchen Trinkerlebnis übrigens nach, man empfindet sie wieder als Lebensmittel, statt den Durst mit ihnen stillen zu wollen.

Wasserqualitäten im optischen Vergleich

Um Ihnen eindrucksvoll zu vermitteln, welch große Unterschiede es zwischen konventionellem Leitungswasser und natürlichem, lebendigem Wasser gibt, möchte ich Ihnen zwei mikroskopische Aufnahmen aus dem Labor Braun & Steinmann (www.wasserkristall.ch) nicht vorenthalten. Die Aufnahmen zeigen die unterschiedliche Qualität von Leitungswasser und energetisiertem Wasser. Dazu wurden Wassertropfen eingefroren und dann unter dem Mikroskop fotografiert.

> **Abbildung 1: Berliner Leitungswasser, unbehandelt.** Hier ist deutlich zu sehen, dass die kristalline Oberflächenstruktur zerstört ist.
> **Abbildung 2: Berliner Leitungswasser, energetisiert (mit Aqua Biolight).** Die ursprüngliche hexagonale Kristallstruktur ist wiederhergestellt.

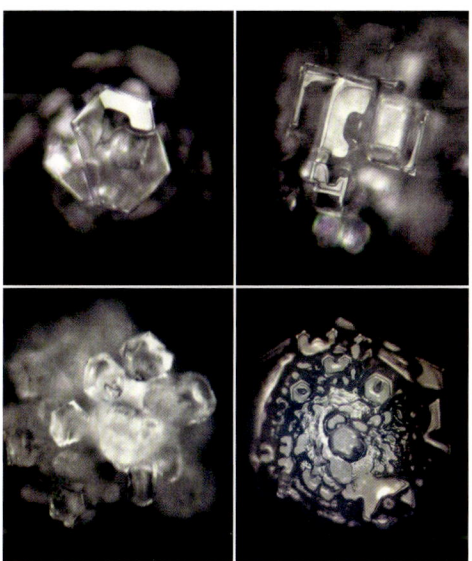

1. Leitungswasser, unbehandelt

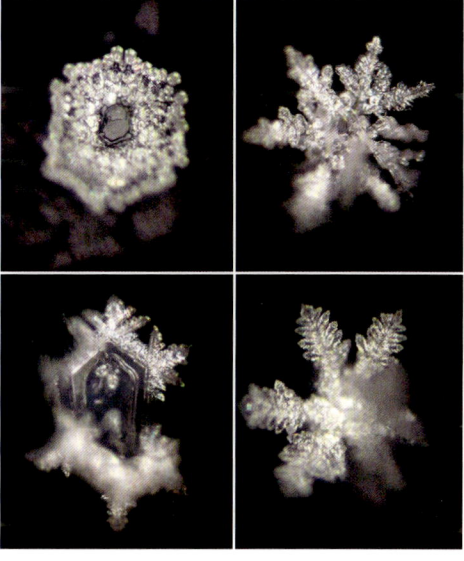

2. Leitungswasser, energetisiert

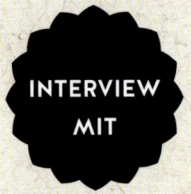
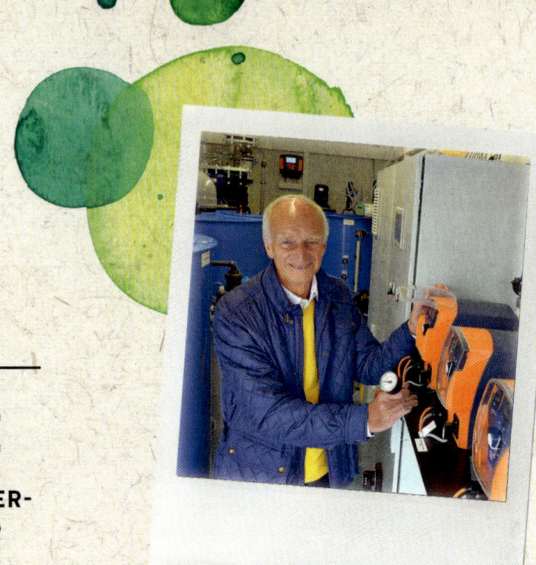

INTERVIEW MIT

HEINZ E. IHNE

QUANTENPHYSIKALISCHER WASSERFORSCHER UND UNTERNEHMER

Was kennzeichnet ein gutes Mineralwasser?

Getränkehersteller machen damit Werbung, dass ihr Wasser einen hohen Mineraliengehalt hat. Das Problem ist, dass die Mineralien in diesen Mengen für den Organismus gar nicht verfügbar sind. Es besteht deshalb die Gefahr, dass sie sich in Geweben und Gelenken ablagern, insbesondere wenn ich über Jahre das gleiche mineralreiche Wasser trinke. Ein Wasser mit niedrigerem Mineraliengehalt ist daher vorzuziehen.

Was macht beim Leitungswasser eine gute Qualität aus?

Die Leitungswasserqualität ist je nach Region sehr unterschiedlich, auch innerhalb von Deutschland und Europa. Es gibt Wasserversorger, die das Wasser aus Talsperren und Quellen und zum Teil auch aus Grundwasser zusammenmischen. Das Wasser in den Talsperren ist zum größten Teil Regenwasser und hat daher einen sehr niedrigen Leitwert (Mineralsalzgehalt). Bei uns im Siegerland haben wir einen Leitwert von 160–180 Mikrosiemens. Wenn man in Düsseldorf das Leitungswasser trinkt, sieht die Sache ganz anders aus. Die Wasserversorger dort gewinnen ein Uferfiltratwasser, das teils aus dem Rhein und teils aus dem Grundwasser stammt, und dieses besitzt einen sehr hohen Leitwert, in vielen Regionen über 1 000 Mikrosiemens. Wie beim Mineralwasser, so gilt auch hier: Je niedriger der Leitwert beziehungsweise der Mineraliengehalt, umso gesünder ist das Wasser. Warum ist das so? Weil Wasser mit einem niedrigen Leitwert unter anderem das Potenzial hat, abgelagerte Stoffe aus unserem Körper aufzunehmen und auszuleiten. Das eigentliche Problem für den Verbraucher liegt aber noch woanders. Manche Wasserwerke machen das Wasser dadurch klar, dass sie ihm Aluminiumchlorid und Polymere zufügen. Wenn ich ein solches Trinkwasser in meinen Smoothie gebe, dann haue ich das ganze nahrungsenergetische System damit auseinander. Diese Tatsache ist anhand von Studien nachweisbar.

Und wie sieht es mit dem direkt von der Quelle gezapften Wasser aus?

Einzelne Quellen in der Natur haben verschieden starke und unterschiedlich zusammengesetzte Mineralien, die sich positiv bei bestimmten Krankheiten auswirken können. Dies ist der Grund, warum man bestimmte Quellen zu Heilquellen ernennt. Aber die Heilkraft eines Wassers definiert sich nicht nur über Mineraliengehalt und -zusammensetzung, sondern auch über wertvolle elektromagnetische, wirbel- und lichttechnische Informationen. Es handelt sich dann zum Teil um sogenannte Lichtwässer oder Strukturkristallwässer mit hohem Energiegehalt und mit eventuell kolloidalen (superfein verteilten) Mineralien. Solche Wässer sind in der Regel zellgängig, deshalb bezeichne ich sie als Zellwasser.

Warum hat das sogenannte Zellwasser die beste Qualität?

Es ist deshalb so wertvoll, weil es zum einen die im Körper abgelagerten, belastenden Stoffe sofort aufnimmt und ableitet. Aber vor allem erspart es dem Körper und den Zellen Arbeit: Die Zellen müssen nicht ihr Wasser selbst aufbereiten, sondern es ist größtenteils schon unmittelbar zellgängig und setzt dadurch sofort Lebenskräfte frei, das merkt man beim Trinken ganz unmittelbar. Wir haben ja Milliarden Zellen in uns. Jede einzelne Zellgruppe hat eine bestimmte Funktion im Körper und diese braucht ihr ganz spezielles Wasser. Im Gehirn brauchen wir ein anderes Wasser als in den Drüsen oder an der DNA. Je belasteter das Wasser ist, das wir trinken, umso mehr Arbeit hat die Zelle, umso mehr Lebensenergie geht verloren. Es gibt inzwischen Wasseraufbereitungsanlagen, die diese Doppelfunktion, nämlich zellgängiges und stoffableitendes Wasser zur Verfügung zu stellen, erfüllen können. Ein solches Verfahren ist bei uns im Hause entwickelt worden. Wir haben es »Aqua Biolight« genannt.

Was ist das Besondere am Aqua Biolight?

Unsere Entwicklung basiert darauf, dass wir elektromagnetische Informationen von biologischen Systemen quantenphysikalisch erforscht haben. Es gelang uns, diese Daten auf einem Chip zu speichern. Das, was wir da gespeichert haben, nennen wir Assingsche Welle. Sie ist benannt nach ihrem Erfinder Horst Assing, der aus den kosmischen Gesetzmäßigkeiten der Evolution und aus den Frequenzen der Bioresonanz einen numerischen Zahlencode entwickelt, der ganzheitliche Informationen an das Wasser abgibt. Bioresonanz sind die in der Einheit Hertz gemessenen gesunden harmonischen Schwingungen der menschlichen und tierischen Organe sowie die organischen Wachstumsfrequenzen von Pflanzen. Diese elektromagnetischen Informationen sind auf einem Chip gespeichert und dokumentiert. Sie werden – wie bei jedem Computer – als Lichtsignale auf eine Lampe, auf einen Photonenstrahler übertragen, der sie dann weiter ans Wasser abgibt. Ein solcher Photonenstrahler ist aus der Natur entlehnt: Er besteht aus einem Wendeldraht, der analog der DNA-Doppelhelix geformt ist. Es ist ja wissenschaftlich bewiesen, dass die DNA in Wechselwirkung mit dem Wasser steht. Die Metall-Legierungen des Wendeldrahtes sind in Resonanz mit den sieben Spektralfarben, die mit unseren sieben Energiezentren (Chakras) korrespondieren. Außerdem befinden sich in dieser Lampe Edelgase, wie sie in der Ionosphäre vorhanden sind (der Hochatmosphäre des Planeten, die reich ist an Ionen und freien Elektronen). So viel zur naturentlehnten Hardware. Aber was jetzt passiert, ist das Besondere. Wir geben die zuvor beschriebenen gebündelten Informationen ins Wasser, die dort in einer Harmonie von Körper-, Geist- und Seelenkräften wirken. Deswegen sprechen wir beim Produkt aus unserem System von lebendigem Wasser oder Lichtwasser. Viele Hersteller entwickeln Wasseraufbereitungstechniken. Leider sind diese fast immer nur auf der körperlichen Ebene tätig. Das lässt sich im Vergleich zur Aqua Biolight kinesiologisch testen. Biolight-Wasser ist in vollständiger Harmonie mit Körper, Geist und Seele. Du merkst das auch, wenn du das Wasser trinkst, denn du wirst ruhiger und entspannter. Unser Lichtwasser schmeckt nicht nur sehr gut, sondern wirkt auch positiv auf die Psyche und Physis des Menschen. Mit modernsten

Photonen- und Frequenzgeräten auf Bioresonanzbasis wurde dieser umfassende Beweis per OBERON- oder RAYONEX-Analytik bereits erbracht.

Wie wirkt ein solches Lichtwasser?

Es kommt zu Strukturveränderungen der wassermolekularen Verbindungen: Wir erhalten ein kristallines Wasser mit hexagonaler Molekülstruktur. Dieses ist nicht nur zellgängig, sondern hat eine bestimmte Absorptionsfähigkeit in Bezug auf die Giftstoffe, die sich im Körper befinden. Zudem hat es ein hohes Zeta-Potenzial. Was heißt das? Das sogenannte Zeta-Potenzial verändert mithilfe von Licht elektrolytisch die negativen Stoffe – das können zum Beispiel auch Aluminiumchlorid oder Polymere sein, die das Wasserwerk ins Wasser gibt. Außer Mineralsalzen, Chlor, Nitraten und so weiter befinden sich ja viele Stoffe im Wasser, die das Zeta-Potenzial beeinflussen. Unsere Biolight-Technik verändert das Zeta-Potenzial elektromagnetisch so stark, dass die negativen Stoffe ausgesondert werden. Außerdem macht dieses Lichtwasser noch etwas anderes. Es sorgt dafür, dass eine andere, eine gesunde biologische Atmosphäre ins Wasser kommt. Was heißt das? Wenn ein Mensch in seinen Organen, in Geist und Seele gesund ist, also diese in den richtigen beziehungsweise gesunden Frequenzen schwingen, dann ist er nicht angreifbar von schädlichen Bakterien, von Viren oder von anderen Dingen.

Ist es auch hygienisch einwandfrei?

Es ist sogar von herausragender Reinheit. Im Aqua Biolight werden die krankheitsauslösenden anaeroben Keime in ihrer Aktivität destabilisiert und vermehren sich nicht, weil sie sich in einem Milieu von gesunden Frequenzen nicht mehr wohlfühlen. Sie sind nur in sauerstoffarmem Wasser aktiv, in dem sich nichts bewegt, wie bei einem Menschen, der nur herumsitzt. Wo keine Energie und keine Bewegung – also kein Sauerstoff – ist, können anaerobe Keime sich ausbilden und aktiv werden. Wer sich körperlich bewegt, sowohl mit Händen und Füßen als auch mit dem Hirn, ist deshalb vor vielen Krankheiten bestens geschützt. Umso mehr, wenn er sich darüber hinaus noch gesund ernährt und Lichtwasser trinkt.

Was geschieht eigentlich beim Mixen mit dem Wasser?

Hier muss ich ein wenig ausholen und über Kolloide sprechen. Sie sind das wichtigste Verbindungsglied zwischen der anorganischen und der organischen, also der unbelebten und der belebten Welt. Es ist erwiesen, dass kolloidale Stoffteilchen biologisch verfügbar sind, wenn sie einen Durchmesser zwischen 0,2 und 10 Mikrometer haben. Das ist meines Erachtens beim Smoothie-Mixgut der Fall und deswegen habt ihr ja Hochleistungsmixer entwickelt, wenn auch in erster Linie, um die Zellulosewände der Pflanzenzellen aufzubrechen.. Entscheidend sind die Substanzen, die einen Durchmesser von 0,2 bis 10 Mikrometer haben oder sogar kleiner als 0,2 Mikrometer sind, denn sie erhöhen das Zeta-Potenzial des Kolloids.

Was bedeutet das Zeta-Potenzial für die Smoothie-Zutaten im Mixer?

Die elektrische Ladung der Kolloide bewirkt eine niedrigere Oberflächenspannung. Je niedriger die ist, umso höher ist das Zeta-Potenzial. Kochen zerstört das Zeta-Potenzial. Der grüne Smoothie verfügt über viele Kolloide, die für eine niedrige Oberflächenspannung und damit für eine hohe biologische Verfügbarkeit sorgen. Wenn man jetzt die frischen Zutaten mit ihrem hohen Zeta-Potenzial und der niedrigen kolloidalen Oberflächenspannung in einem energetisch hoch schwingenden Lichtwasser mixt, sinkt die Oberflächenspannung noch stärker, wodurch sich das Zeta-Potenzial weiter erhöht. Energetisiertes Wasser potenziert die Energie im Smoothie, die Inhaltsstoffe sind sofort biologisch verfügbar für die Körperzellen. Sobald man Leitungswasser nimmt, zerstört das eventuell dort vorhandene Aluminiumchlorid den ganzen wunderbaren Prozess.

Also Hände weg vom Leitungswasser als Zutat zum grünen Smoothie?

An dieser Stelle sollte man differenzieren. Es wäre erst einmal wichtig, vom heimischen Wasserwerk eine Analyse – auch über Zusatzstoffe – zu bekommen. Viele Mitarbeiter dort sind ja gar nicht über das hier diskutierte Thema informiert. Sie fügen dem Trinkwasser unter Umständen Polymere sowie Aluminiumchlorid zu und freuen sich, viel Licht in Form von Biophotonen enthalten. Das geht aber nur, wenn sie biologisch und im Freiland angebaut wurden beziehungsweise an wenig schadstoffbelasteten Stellen wild wachsen. Das setze ich voraus. Drittens, alles baldigst im Rohzustand verzehren. Sobald etwas auf 50 oder mehr Grad erhitzt wird, steigt wieder die Oberflächenspannung und das Zeta-Potenzial verringert sich. Energetisch gesehen ist das ein negativer

---

ENERGETISIERTES WASSER POTENZIERT DIE ENERGIEZUFUHR IM SMOOTHIE, DIE INHALTSSTOFFE SIND SOFORT BIOLOGISCH VERFÜGBAR UND KOMMEN AUCH IN DER KÖRPERZELLE AN.

---

dass sie so ein schönes klares Wasser haben. Und schon hast du das Gegenteil von dem, was du als überzeugter Smoothie-Anhänger eigentlich erreichen willst.

Geben die Wasserwerke es an, wenn sie Aluminiumchlorid verwenden?

Die geben das an, selbstverständlich, für sie ist es ja positiv. In Berlin und im Norden Deutschlands etwa können Huminstoffe aus torfigen Böden im Wasser sein, die es trüb machen. Die will man ja weghaben, damit der Kunde ein klares Wasser bekommt. Übrigens sind die Wasserwerke auch verpflichtet, die Analyse der Inhaltsstoffe dem Verbraucher zur Verfügung zu stellen.

Wie lässt sich die Qualität des Wassers und des grünen Smoothies am besten erhalten?

Ganz einfach: Erstens, Obst und Gemüse möglichst frisch kaufen. Zweitens, die Zutaten sollten

Vorgang. Wenn du den Smoothie über Nacht im Kühlschrank aufbewahrst, hast du genau das gleiche Problem. Durch das Aufbewahren im Kühlschrank bei 4 bis 8 Grad steigt die Oberflächenspannung, die das Zeta-Potenzial verringert. Dies geschieht selbst, wenn du den Smoothie einfach lange in der Küche stehen lässt, bei ganz normalen 20 Grad oder so. Wenn man normales Wasser dazu benutzt, entstehen dann außerdem schnell Mikroben, die ebenfalls das Zeta-Potenzial und das gesamte biologische System mit den kolloidalen Nährstoffen zerstören. Also nicht erhitzen, wann immer möglich nicht über Nacht im Kühlschrank aufbewahren und nur ausnahmsweise länger stehen lassen.

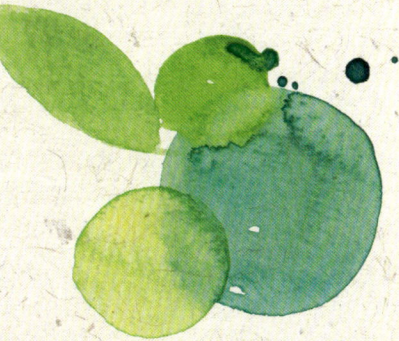

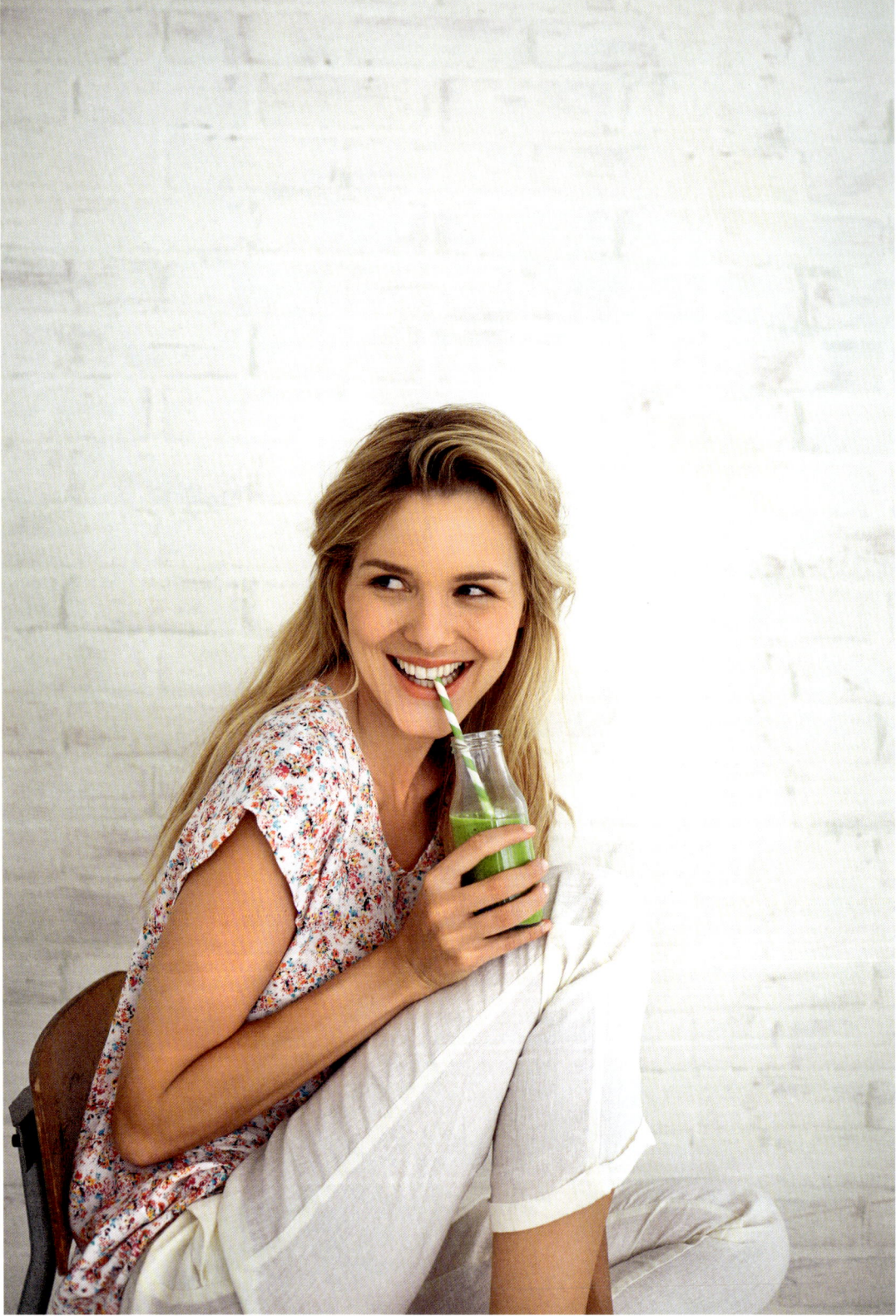

3

KÖRPER, GEIST UND SEELE GANZHEITLICH STÄRKEN

Der grüne Smoothie ist Energie im Glas, die uns allgemein stärkt und nicht belastet. Gleichzeitig lassen sich seine vielfältigen Wirkungen gezielt unterstützen – durch tolle Rezepte mit bewusst ausgewählten Zutaten sowie zusätzliche Übungen zum Rundumwohlfühlen.

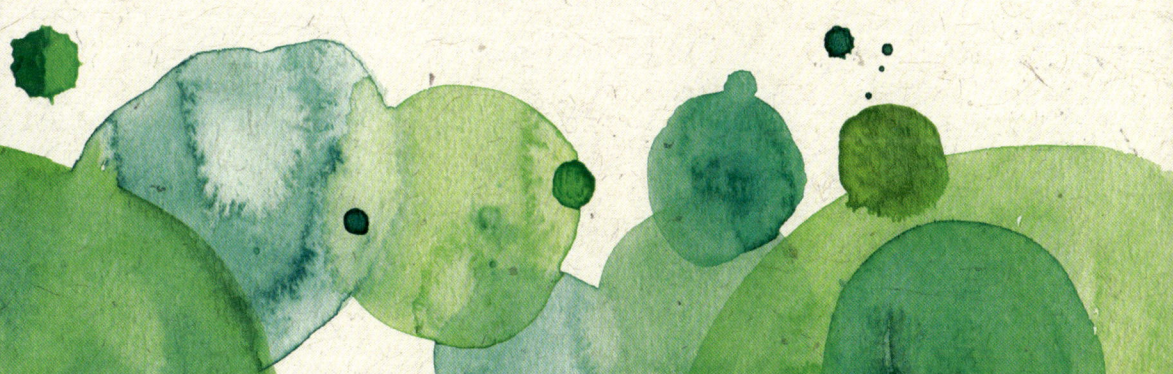

GREEN EMPOWERMENT

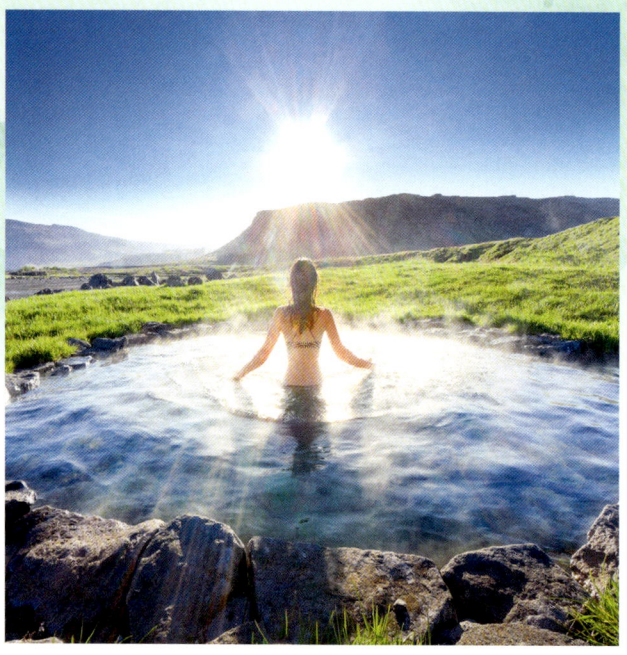

Der grüne Smoothie ist wie alle Naturprodukte ein ganzheitlich wirkendes Lebensmittel. Man kann zwar durch die Zugabe bestimmter Kräuter und Extrazutaten gezielt Schwerpunkte setzen, aber es ist nicht Sinn der Sache, den Vitalstofftrunk nur zu trinken, weil man beispielsweise das Abnehmen unterstützen will. Denn was geschieht, wenn das Zielgewicht erreicht ist? Soll man nun den grünen Smoothie wieder absetzen? Nein, gerade jetzt heißt es weitertrinken und die Essgewohnheit so umstellen, dass das neue Körpergefühl erhalten bleibt und sich das allgemeine Wohlbefinden noch weiter steigern kann. Denn Gesundheit ist ein Prozess, der nach oben offen ist. Gesundheit ist ein freies und glückliches Lebensgefühl, das Sie dazu befähigt, Ihre eigenen Lebensziele zu definieren und zu erreichen.

WAS IST GESUNDHEIT?

Gesundheit ist nicht die (negative) Abwesenheit von Krankheit, sondern der (positive) dynamische Zustand, in dem Körper, Geist und Seele von ungehinderter Lebensenergie durchflutet sind und vollständig am Leben teilnehmen.

GANZHEITLICHE GE-SUNDHEITSVORSORGE

Im Ratgeber »Grüne Smoothies« (siehe Buchtipp Seite 152) habe ich zusammen mit dem Wiener Arzt Dr. med. Christian Guth verschiedene Anwendungsbereiche vorgestellt, für die sich der grüne Power-Drink besonders gut gezielt einsetzen lässt. Jedoch möchte ich einen Schritt weiter gehen und Sie daran erinnern, dass grüne Nahrung immer ganzheitlich wirkt, auf die Gesamtheit von Körper, Geist und Seele. Wir sind es gewohnt, Mangelzustände und Beschwerden isoliert zu betrachten und bestimmten Organen und Körperbereichen »zuzuschreiben«. Wir behandeln dann lokal mit allopathischen (schulmedizinischen) Mitteln, so wie ein Straßenreiniger mit gezielten Handgriffen den Müll von der Straße entfernt. Solange der Müll begrenzt bleibt, schafft es der Arbeiter, die Straße sauber zu halten. Ab einer gewissen Menge und wenn ständig neuer Unrat nachkommt, gelingt das jedoch nicht mehr. Die Stadtverwaltung kann dann zehn Straßenreiniger einstellen oder hundert, um die Straße und die Gehsteige sauber zu bekommen. Sie kann aber auch präventiv agieren und dafür sorgen, dass gar kein Müll herumliegt, beispielsweise durch das Aufstellen von Mülleimern auf dem Gehsteig und Recyclingbehältern in den Supermärkten.

Der grüne Smoothie ist ein Mittel, um aktiv, auf einfache und lustbetonte Weise dafür zu sorgen, dass so wenig Müll wie möglich erzeugt wird. Und zwar sowohl beim Heranwachsen der Zutaten als auch bei der Herstellung im Mixer sowie schließlich bei der Verstoffwechselung des grünen Zaubertranks im Körper!

Grundpfeiler der Gesundheit?

Auf welchem Fundament beruht denn nun unsere Gesundheit, was ist notwendig für unser tägliches Wohlbefinden? Es sind die folgenden Dinge, für die jeder von uns selbst sorgen kann:

- Vitalstoffreiche Ernährung mit einem hohen Rohkostanteil – der mit grünen Smoothies leicht und genussvoll erreicht werden kann.
- Ein funktionierendes Immunsystem durch einen harmonischen Tagesrhythmus, guten Schlaf, die Balance zwischen Anspannung und Entspannung, Warm-kalt-Reize …
- Optimaler Stoffwechsel (umfassende Verwertung der Nahrung und effektive Entsorgung von Überflüssigem)
- Gestärktes Herz-Kreislauf-System und gesunde Muskeln durch genug Bewegung
- Glück und Lebensfreude, Harmonie zwischen Anforderungen und freier Zeit
- Sinnhaftigkeit des Lebens mit positiven Lebenszielen und privatem Erfolg
- Saubere Umgebung
- Kooperation, Toleranz und Mitgefühl als gelebte soziale Richtlinien

Der grüne Smoothie leistet einen wichtigen Beitrag zu allen diesen Bereichen. Ich nenne diesen Prozess der ganzheitlichen Klärung und Energetisierung »Green Empowerment«.

ACTION: BEQUEMLICHKEIT ADE

Steigern Sie Ihr tägliches Bewegungspensum, indem Sie weitestgehend auf automatische Hilfsmittel verzichten:

→ Nehmen Sie die Treppe statt dem Fahrstuhl.
→ Fahren Sie mit dem Fahrrad statt mit dem Auto.
→ Benutzen Sie (in der Küche, in Werkstatt und Garten) mechanische Geräte statt elektrische.

Bewegung regt übrigens das Lymphsystem an, das eine wichtige Rolle bei der Entgiftung des Körpers spielt.

Schauen Sie hinter die Fassade!

Green Empowerment setzt in der Tiefe an und gibt uns das, was uns wirklich nährt. In unserer Konsumkultur funktionieren wir oftmals so, dass wir zufrieden sind, wenn die Oberfläche möglichst makellos erscheint, wenn in unserem Leben von außen betrachtet »alles okay« ist.

Es erzeugt jedoch einen großen unterschwelligen Stress, wenn wir immer darauf achten, nicht aus der Reihe zu tanzen, die gesellschaftlichen Erwartungen zu erfüllen, »ganz normal« zu sein. Lebt man dagegen bewusst aus der Tiefe des eigenen Empfindens heraus, dann nährt man sein Innenleben und gestaltet es schön – und dadurch wirkt auch die Oberfläche attraktiv und einladend.

Der grüne Smoothie ist ein Lebensmittel, das in der Tiefe auf den ganzen Menschen wirkt und daher auch das Potenzial hat, unser gutes soziales Zusammenleben ganzheitlich zu beeinflussen (siehe auch Seite 12, 17 und 133).

Wahrhaften Genuss erleben

Echter Genuss stellt sich dann ein, wenn die Angst davor, sich mit Hingabe voll und ganz einer Sache zu widmen, durch Tun überwunden wird. Diese Angst ist wie ein Feuerreifen, durch den man springen muss – wenn man sich ein Herz fasst, den Zweifel beiseitelegt und sich ganz auf den Sprung konzentriert, wird alles gut gehen. Wahrer Genuss bedeutet Hingabe und er überwindet alles, was ihn beschränken will.

Wenn wir genießen und dabei den Flow erleben, sind wir nicht mehr getrennt von der Welt, sondern wir fühlen mit allen Sinnen, vorbehaltlos. Der grüne Smoothie schärft unsere Sinne und lädt uns ein zum wahren Genuss, wenn wir es zulassen. Für Gesundheit, Wohlbefinden und Ausgeglichenheit sind solche Genussmomente äußerst wichtig – sei es der Smoothie, das Radeln durch den Herbstwald, ein gutes Gespräch, Kreativsein, soziales Engagement oder einfach Nichtstun und Träumen ... Oftmals gönnen wir uns solche Momente leider nicht, weil wir ja funktionieren und effektiv sein müssen. Nehmen Sie die Einladung des grünen Smoothies an!

Das grüne ABC für Gesundheit, Vitalität und Lebensfreude

Zum Green Empowerment unseres Organismus als Ganzes gehören:

- eine optimale Entsorgung: Lösen und Abtransportieren von im Körper abgelagerten Schadstoffen (siehe ab Seite 64).
- eine optimale Versorgung: Vitalstoffe und Biophotonen für die Zelle, Stärkung des Immunsystems und der Gehirnfunktionen sowie gesunder Knochen- und Muskelaufbau und anderes mehr (siehe ab Seite 72).
- eine optimale Funktionsweise: Idealgewicht, gutes Aussehen, Verjüngung und Regeneration, Freiheit von Allergien, ein ausgeglichener Energiehaushalt ... (siehe ab Seite 84).

Unter »optimal« verstehe ich die beste Lösung für jeden Einzelnen in Anbetracht seiner persönlichen Geschichte, seiner Talente und Kompetenzen sowie seiner Bereitschaft, Verhalten und Umstände eigenverantwortlich zum Guten zu verändern.

INFO ZU DEN REZEPTEN

Die nun nach und nach folgenden Rezepte sind mengenmäßig so ausgelegt, dass sie einen 1,5-Liter-Mixbehälter etwa zu drei Vierteln füllen, also im Schnitt ca. 1,2 Liter grünen Smoothie ergeben. Die Zutaten sind jahreszeitlich aufeinander abgestimmt. Ich habe darauf geachtet, dass sie nicht zu »exotisch« sind, sondern eher leicht verfügbar und über einen längeren Zeitraum im Jahr erhältlich. Abwandeln ist selbstverständlich erlaubt! Die Bezeichnung »Mix« bezieht sich auf abgepackte Ware im Bioladen.

DIE GENUSS-MEDITATION

Sind Sie in der Lage, so richtig und wirklich zu genießen? Wenn Sie diese Genuss-Meditation täglich machen, wird Ihr Lebensgefühl zu einer berauschenden Symphonie!

Um wirklich genießen zu können, brauchen Sie Achtsamkeit für jeden Moment. Seien Sie präsent und nehmen Sie in der kommenden Stunde alles so wahr, als würden Sie es zum ersten Mal wahrnehmen. Tun Sie alles so, als würden Sie es zum ersten Mal tun: Sie sind ab sofort das erste Mal in diesem Körper auf diesem Planeten.

Fühlen Sie alles, was Sie in diesem Moment mit Ihren Sinnen wahrnehmen. Es fühlt sich komisch an, überhaupt so intensiv zu fühlen, nicht wahr? Ziehen Sie Ihre Aufmerksamkeit nicht zurück. Es muss sich nicht alles gut anfühlen. Um wahrhaft genießen zu können, dürfen Sie auch Bewertungen hinter sich lassen. Spüren Sie auch Ihren inneren Widerstand dagegen, sich vollkommen einzulassen, die Kontrolle aufzugeben. Nehmen Sie auch diesen Widerstand einfach fühlend wahr, ohne ihn zu bewerten.

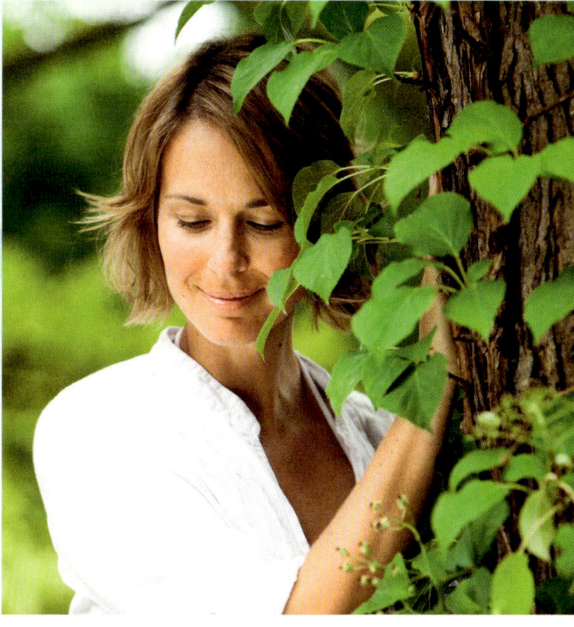

Auf Kuschelkurs mit der Natur: Spüren Sie mit allen Sinnen!

Lassen Sie sich nicht vom Tanz des Sonnenlichts auf der Oberfläche blenden, der Sie locken möchte. Schauen Sie bis zum Grund des Ozeans Ihrer Wahrnehmungen.

Anschließend lassen Sie auch das intensive Fühlen wieder los, kommen zurück in den Alltag. Was hat sich verändert? Je öfter Sie diese Meditation machen, umso mehr wird die Wahrnehmung jedes Moments in Ihnen nachklingen.

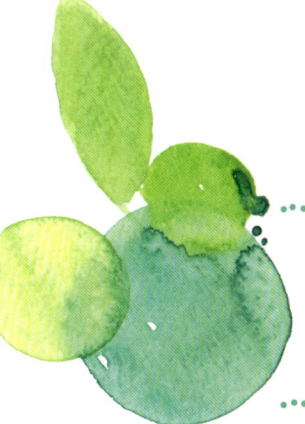

Das Motto lautet: Wenn das Leben dir Saures gibt und Bitteres, mixe das in einen süßen grünen Smoothie hinein!

OPTIMALE ENTSORGUNG

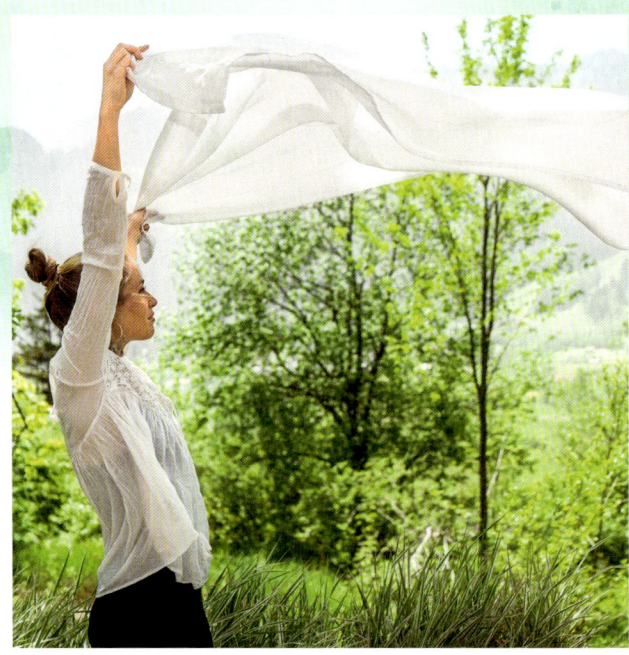

Der aus dem Englischen entlehnte Begriff »Detox« (Entgiften) ist in Mode gekommen und macht aus der bewussten Ausleitung von Schadstoffen eine angesagte Sache. Immer mehr Menschen begreifen heute die Notwendigkeit, ihren Körper von Giftstoffen und Ablagerungen zu befreien – auch um ihn aufnahmefähig zu machen für Vitalstoffe. Denn was nützen die besten, hochwertigsten Nahrungsmittel, wenn ihre kostbaren Inhaltsstoffe nur zum Teil in den Zellen ankommen?

Entgiften steigert die Aufnahmebereitschaft des Körpers. Denn indem Gifte ausgeschieden werden, wird buchstäblich Platz geschaffen für die Substanzen, die unser System braucht, um gesund zu funktionieren. Gleichzeitig fühlen wir uns auch viel leichter und freier, wenn wir die abgelagerten Schadstoffe aus unseren Gelenken, Blutgefäßen und Fettgeweben abtransportiert haben. Ein solcher Abtransport ist jedoch nur möglich, wenn der Organismus über eine geeignete Ernährung ausreichend Stoffe erhält, die das Gift an sich binden und den abgelagerten Müll so in den Stoffkreislauf zurückbringen, dass er schließlich ausgeschieden werden kann.

Nach einer umfassenden Entgiftung (die Monate bis Jahre dauern kann) gilt es dann dafür zu sorgen, dass sich nicht wieder neue stoffwechselfremde Produkte im Körper einlagern können.

GANZHEITLICH ENTGIFTEN

Dies sind die stärksten pflanzlichen Helfer für eine optimale Entsorgung. Sie passen bestens in den grünen Smoothie! Je aromatischer sie sind, desto mehr Wirkstoffe bringen sie mit und desto langsamer sollten Sie die Menge steigern (siehe Seite 21): Ackerschachtelhalm, Bärlauch, Birkenblätter, Borretsch, Brennnessel, Chlorella, Distel, Gänseblümchen, Gundermann, Goldrute, Johanniskraut, Klette, Kresse, Knoblauchrauke, Koriander, Lindenblätter, Löwenzahn, Mangold, Petersilie, Pfefferminze, Rucola, Salatgurke, Sauerampfer, Schafgarbe, Taubnessel, Vogelmiere, Wegerich, Wegwarte, Wermut, Wiesenschaumkraut, Wilde Möhre. Viele dieser Pflanzen enthalten auch Bitterstoffe. Die Leber, unser wichtigstes Entgiftungsorgan, braucht diese dringend (siehe Seite 17).

Auch immateriellen »Müll« loslassen

Entgiftung sollte immer ganzheitlich geschehen. Zum erfolgreichen Detox gehört auch, negative Gefühle und Gedankenmuster loszulassen. Legen Sie sich mal lang ausgestreckt auf das Sofa, die Gartenliege oder die grüne Wiese, atmen Sie tief und langsam ein und aus. Stellen Sie sich vor, jede Ihrer Körperzellen sei hell erleuchtet. Dunkle Schadstoffe machen Ihnen keine Angst mehr!

Ohne reichlich Wasser geht nichts!

Optimale Entsorgung ist nur mit lebendigem Wasser möglich, weil nur ein solches Wasser aufgrund seiner immensen Oberfläche überhaupt in der Lage ist, die gelösten Schadstoffe auch abzutransportieren (siehe ab Seite 50). Dieses Wasser trägt entscheidend dazu bei, die Schwingungsfrequenz der Körperzelle (die ja, wie im Fall der Lunge, bis zu 90 Prozent aus Wasser besteht) so zu erhöhen, dass die Frequenz der Schadstoffe »vernichtet« wird und diese dadurch keine schädliche Energie mehr entfalten können.

Wir sollten immer daran denken, dass die grundlegende Kommunikation im Organismus über Lichtimpulse in den Nervenbahnen läuft. Wir sind elektrische Wesen und leben buchstäblich von Energie, nicht von irgendwelchen Substanzen. Vitamine, Mineralien, Fettsäuren und Proteine dienen lediglich als Katalysatoren, als Bausteine. Ohne das Gehirn als Ingenieur, die Lichtimpulse als Bauarbeiter gäbe es weder Gewebe noch Muskeln und Organe. Wir sind also auf einer tieferen Ebene Lichtwesen. Lebendiges Wasser kann Licht besonders gut speichern und weiterleiten.

Ballaststoffe als Kehrbesen im Darm

Auch nachdem sie fein im Mixer püriert sind, liefern die grünen Blätter noch eine Fülle von Ballaststoffen, um all das im Darm zu binden, was der Körper wieder loswerden oder gar nicht erst aufnehmen will. Die Ballaststoffe wirken dabei sowohl rein mechanisch, indem sie buchstäblich die Darmzotten auskehren, als auch wie ein Schwamm, der körperfremde Stoffe aufnimmt, an sich bindet und ins Freie befördert.

Jetzt wird gemixt!

Auf der folgenden Doppelseite finden Sie die wirkungsvollsten Rezepte für eine optimale Rundum-Entsorgung. Sie unterstützen damit optimal die tägliche Schadstoffausleitung.

GRÜNE HEILESSENZ

Die Green-Detox-Expertin Andrea Nossem schlägt vor, den grünen Smoothie auch mal durch ein feines Sieb zu geben und so von Ballaststoffen zu befreien. Dann sind Chlorophyll und Vitalstoffe (besonders für Menschen mit Verdauungsproblemen) noch leichter aufnehmbar. Auf Seite 67 sind zwei Rezepte von ihr.

Detox de luxe

CREMAMARA

Für ca. 1,2 Liter: 1 gelbe Grapefruit | Fruchtfleisch von ¼ Avocado | 100 g Babyspinat | 2 Stängel Pfefferminze | 12 Gänseblümchen | 500 ml Wasser

1 Die Grapefruit schälen (auch die weißen Schalenteile entfernen) und grob in Stücke schneiden. In den Mixbehälter geben.
2 Das Avocadofruchtfleisch dazugeben.
3 Den Babyspinat ebenfalls hineingeben. (Nur waschen, wenn er sandig ist.)
4 Die Pfefferminze samt den Stängeln in kleine Stücke schneiden und zusammen mit den Gänseblümchen dazugeben.
5 Den mit Früchten und Pflanzengrün gefüllten Mixbehälter mit Wasser auffüllen bis zur Hälfte der Inhaltsanzeige.
6 Nun den Deckel auf den Behälter setzen und den Mixer auf der niedrigsten Stufe einschalten. Sobald die Messer nach wenigen Sekunden den Inhalt erfasst haben, bis zur höchsten Stufe weiterschalten. Früchte und Pflanzengrün auf höchster Stufe 30 bis 45 Sekunden pürieren, bis der Mixinhalt so fein ist, wie es Ihr Gerät schafft. Achten Sie darauf, dass sich der Smoothie nicht durch zu langes Mixen zu stark erwärmt.

Tipp: Die Wassermenge ist variabel und hängt davon ab, bei welcher Konsistenz Sie Ihren Smoothie am liebsten trinken. Den Mixerinhalt bis zur Hälfte mit Wasser aufzufüllen soll nur ein ungefährer Anhaltspunkt sein.

Tipp: Wenn Sie eine grüne Kaltschale oder einen grünen Pudding zum Löffeln herstellen wollen, brauchen Sie nur wenig oder gar kein Wasser hinzuzufügen. Arbeiten Sie in diesem Fall während des Mixvorgangs mit dem mitgelieferten Stopfer, damit das Mixen nicht zu lange dauert und sich der Inhalt nicht zu sehr erwärmt.

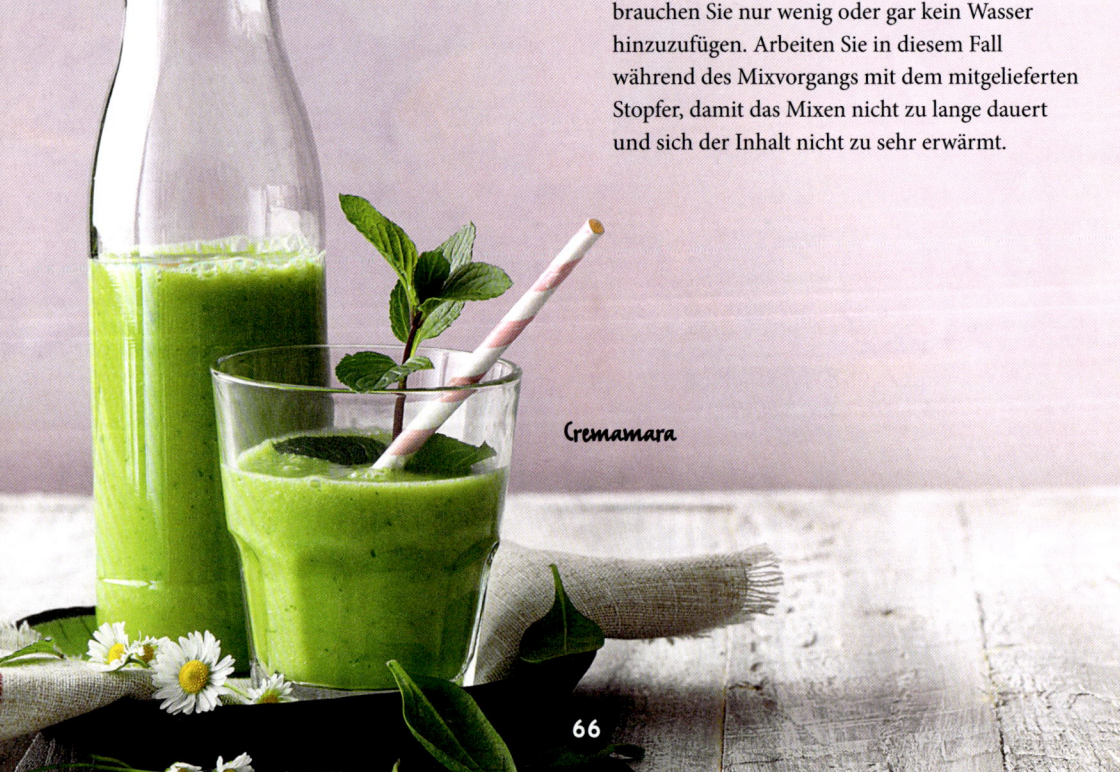

Cremamara

Stärkt die Nieren

AB DIE POST

Für ca. 1,2 Liter: 2 süße Äpfel | ½ kleine Avocado | 100 g Postelein | 4 Brennnesselspitzen (ca. 15 cm lang) | 500 ml Wasser

Entgiftet kraftvoll

GRENADINESSE

Für ca. 1,2 Liter: 1 süßer Apfel | ½ Granatapfel (mit weißem Fruchtfleisch) | 1 Handvoll Birkenblätter | 4 Stängel Taubnessel | 2 EL Rosinen | 1 TL Zimt | 500 ml Wasser

Ananasenzyme für die Verdauung

HELL & KLAR

Für ca. 1,2 Liter: ½ Ananas | ½ Kopf Eichblattsalat | 8 Blätter vom Sauerampfer | 1 EL Chiasamen | 500 ml Wasser

Fruchtig süß

ANDREAS KLASSIKER

Für ca. 1,2 Liter: 2 Äpfel | 100 g Spinat | 1 Scheibe Bio-Zitrone (mit Schale) | 2 Datteln (ohne Kern) | 500 ml Wasser
Wichtig: Geben Sie Spinat aufgrund der enthaltenen Oxalsäure nicht täglich in Ihren Smoothie!

Anregend & klärend

ANDREAS HEIL-ESSENZ

Für ca. 1,2 Liter: 25 g Löwenzahn | 25 g Spitzwegerich | 1 Scheibe Bio-Zitrone (mit Schale) | 380 ml Wasser
Tipp: Wenn Sie den Smoothie durchsieben und diese Heilessenz zweimal am Tag trinken, wirkt er wie ein »Spülmittel« für den Organismus.

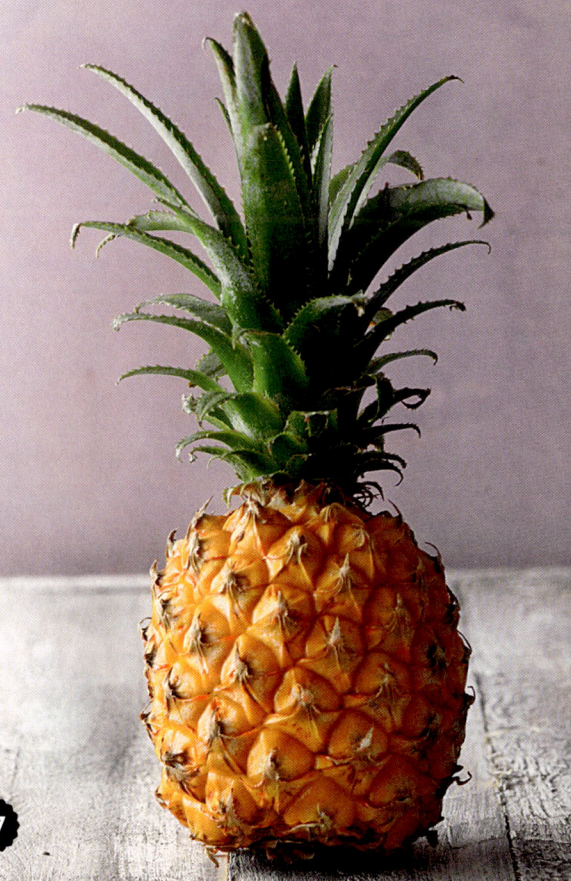

YOGA: SPÜREN PUR

Die positiven gesundheitlichen Wirkungen des grünen Smoothies können Sie mit Übungen aus dem Yoga verstärken.

Was ist Yoga?

Yoga ist eine jahrtausendealte philosophische Tradition aus Indien. Das Wort Yoga leitet sich aus dem Sanskrit-Wort Yui ab, was so viel bedeutet wie Vereinigung. Wer Yoga praktiziert, vereint Körper und Seele, kultiviert seine Lebensenergie auf der Basis der Einheit allen Seins.

Es gibt im Yoga verschiedene körperliche und mentale Übungswege. Für dieses Buch hat Iris Baasch, Yogalehrerin und ganzheitliche Ernährungsberaterin aus Berlin, einige der wirkungsvollsten und trotzdem einfach zu lernenden Körperübungen (Asanas) aus dem reichen Schatz des Yoga zusammengestellt.

GRÜNE SMOOTHIES UND YOGA: PERFEKTES DUO

Yoga zu üben verhilft uns zu mehr Achtsamkeit für uns selbst und unsere Umgebung. Diese Achtsamkeit verbessert auch unser Gespür für die richtige Ernährung: Wir wählen wieder intuitiv die beste Nahrung für unseren Körper aus, so, wie es uns seit Urzeiten entspricht. Grüne Smoothies fördern ihrerseits körperliche Leichtigkeit, geistige Klarheit und emotionale Ausgeglichenheit. So entsteht ein Synergieeffekt zwischen Yoga und Smoothie: Wir schwingen uns zu neuen Höhen auf. Der Körper verlangt nach Bewegung und einem bewussteren Umgang mit der universellen Lebensenergie. Der Kreis schließt sich.

Die Asanas machen den Körper biegsam, geschmeidig und widerstandsfähig, sodass die universelle Lebensenergie (Prana oder Qi), die den Kosmos und alle Lebewesen durchströmt, ungehindert fließen und alle Organe und Nerven erreichen kann.

Ganzheitliche Wirkungen

Yoga wirkt auf Körper, Geist und Seele gleichermaßen und verbindet sie miteinander.
- Der Körper wird entkrampft, wir gewinnen an Fitness und einer schönen, aufrecht-entspannten Körperhaltung.
- Die Atmung wird tiefer und gleichmäßiger. Sie versorgt uns daher besser mit Lebensenergie und hilft unserem Geist, hellwach, fokussiert und klar zu werden.
- Das Immunsystem wird gekräftigt und die Verdauung wird angeregt.
- Der Geist entspannt sich und kommt zur Ruhe, wir gewinnen an Klarheit, Konzentrationsfähigkeit und Achtsamkeit.
- Auf der seelischen Ebene schenkt Yoga uns innere Ruhe, mentale Stärke, mehr Selbstvertrauen und Urvertrauen. Konkrete und diffuse Ängste weichen emotionaler Ausgeglichenheit.

Wie praktiziert man Yoga?

Der Einstieg ist ganz einfach. Beachten Sie dabei Folgendes:
- Üben Sie in einem gut gelüfteten, angenehm temperierten Raum.
- Üben Sie barfuß und in bequemer, aber nicht »schlabbernder« Kleidung.
- Sie benötigen eine Yogamatte oder üben auf einem Teppich.
- Essen Sie vor dem Üben zwei Stunden lang nichts. Trinken Sie Ihren grünen Smoothie spätestens eine halbe Stunde vor dem Üben. So ist der Körper nicht mit Verdauen beschäftigt, sondern aufnahmebereit für neue Impulse.
- Nach dem Üben ist der ideale Zeitpunkt für einen grünen Smoothie.

FÖRDERT DIE ENTGIFTUNG
DREHSITZ – MARICHIASANA

Die Übung hat einen »auswringenden« Effekt. Mithilfe der tiefen Atmung werden die inneren Bauchorgane massiert. Dies wirkt reinigend und entgiftend. Trinken Sie nach dem Üben viel lebendiges Wasser. Achtung: Diese Übung nicht in der Schwangerschaft machen!

1 Im Sitzen strecken Sie die Beine lang nach vorn aus. Ziehen Sie die Zehen zu sich ran.
2 Nun winkeln Sie das rechte Bein an und stellen den rechten Fuß auf Höhe des linken Knies auf. Mit den Händen umfassen Sie das rechte Schienbein und richten so die Wirbelsäule noch mehr auf.
3 Mit dem Einatmen strecken Sie den rechten Arm lang nach oben, mit dem Ausatmen setzen Sie die Fingerspitzen der rechten Hand hinter dem Gesäß ab. Achten Sie darauf, dass das Becken immer gerade nach vorn ausgerichtet und der Rücken aufrecht bleibt, die Drehung kommt aus dem Oberkörper.
4 Ziehen Sie den aufrechten Oberkörper mit dem linken Arm eng zum Bein. Mit jedem Einatmen schaffen Sie mehr Länge im Rücken, indem Sie das Brustbein heben, die Schultern zurück ziehen.
5 Mit jedem Ausatmen drehen Sie den Oberkörper ein Stückchen weiter nach rechts. Verweilen Sie 15 tiefe Atemzüge. Dann kommen Sie zurück zur Mitte und wechseln die Seite.

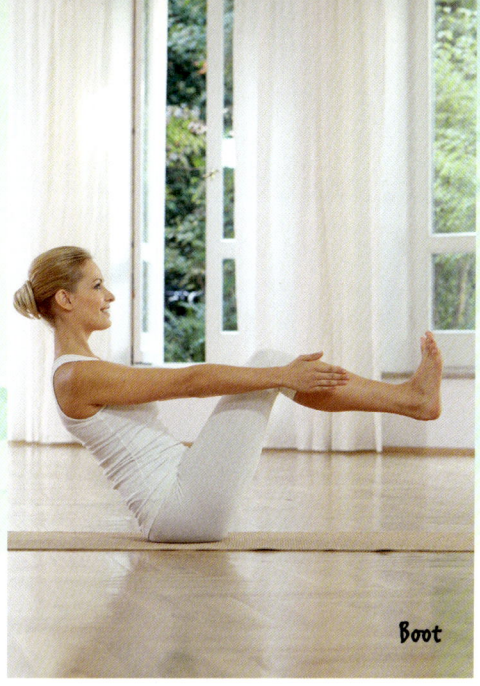
Boot

STÄRKT DIE KÖRPERMITTE
BOOT – NAVASANA

Diese Übung stärkt die Körpermitte und macht den Bauch schön flach.

1 Setzen Sie sich auf den Boden und stellen Sie die Füße hüftbreit auf. Umgreifen Sie Ihre Schienbeine und ziehen Sie den Oberkörper zu den Beinen ran. Richten Sie die Wirbelsäule gut auf.
2 Fassen Sie nun von außen in die Kniekehlen. Verlagern Sie das Gewicht leicht nach hinten, bis die Füße vom Boden abheben. Achten Sie darauf, dass der Rücken ganz lang bleibt.
3 Wenn möglich lösen Sie die Hände und strecken Sie die Arme lang nach vorn aus. Schaffen Sie mit jedem Einatmen noch mehr Länge im Rücken und ziehen Sie mit jedem Ausatmen den Bauchnabel Richtung Wirbelsäule. Bleiben Sie in dieser Position für 5 tiefe Atemzüge.
4 Dann stellen Sie die Füße wieder am Boden ab. Umarmen Sie die Beine und legen Sie die Stirn auf die Knie. Spüren Sie für ein paar Augenblicke nach. Wiederholen Sie die Übung noch 2- bis 3-mal.

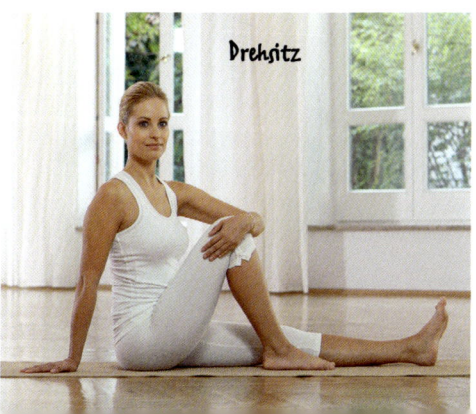
Drehsitz

EIN ERFAHRUNGSBERICHT

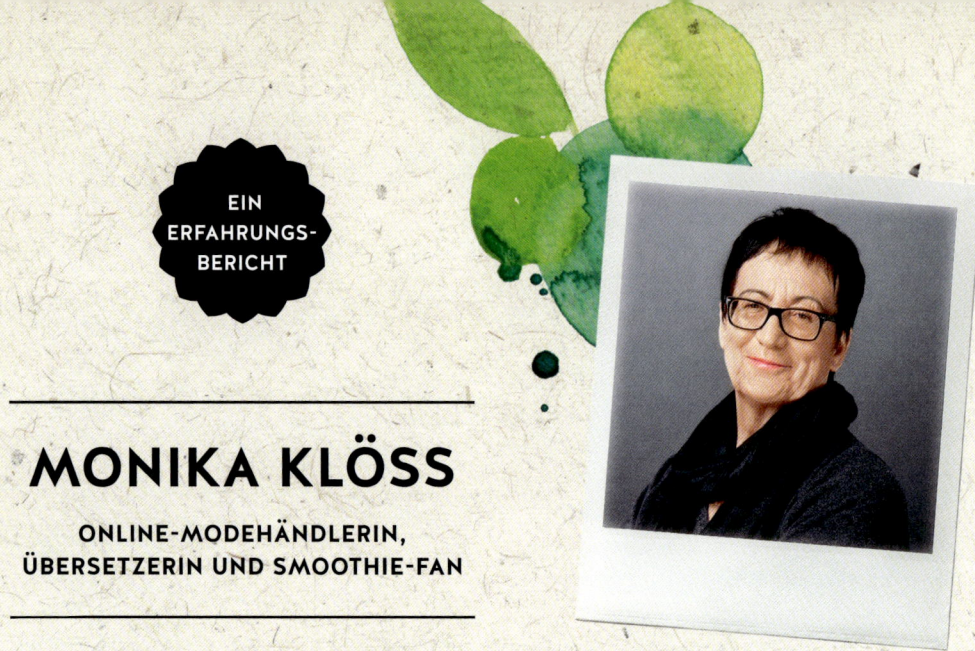

MONIKA KLÖSS

ONLINE-MODEHÄNDLERIN, ÜBERSETZERIN UND SMOOTHIE-FAN

Ich möchte hier mal berichten, wie ich mit den grünen Smoothies in vier Monaten 13,7 Kilo Gewicht loswurde und es schaffte, von Kleidergröße 42 auf 40 umzusteigen. Und nebenbei wurde ich noch einen störenden Begleiter los.

Ein lästiger Husten und die erfreulichen Spätfolgen

Alles begann mit dem Entschluss, endlich etwas wirklich Wirkungsvolles gegen einen sehr hartnäckigen Husten zu tun, der mich bereits seit über einem Vierteljahr quälte. Mir war klar geworden, dass ich mit den Mittelchen aus der Apotheke auf keinen grünen Zweig kommen würde, und ich nahm mir vor, nachhaltig etwas für mein Immunsystem zu tun.

Ich bin immer schnell entschlossen und so kaufte ich mir einen Entsafter, um mehr Vitamine zu mir zu nehmen. Der Saft aus diversem Obst schmeckte sehr lecker, aber es gab einen Nachteil: Nach jedem Auspressen blieb unheimlich viel Trester im Sieb zurück. Das fand ich schade, denn in der »Trockenmasse« stecken ja viele gesunde Ballaststoffe und in den Schalen viele Aromastoffe. Es tat mir richtig im Herzen weh, all das wegzuwerfen. Nun ja, wenn man sich gesund ernähren will, sollte man das Obst komplett essen. Zu diesem Zeitpunkt hatte ich noch nichts von grünen Smoothies gehört oder gelesen. Ich stöberte im Internet und bin auf Burkhards Buch »Grüne Smoothies. Die gesunde Mini-Mahlzeit aus dem Mixer« gestoßen. Ich war total begeistert und hielt das Buch schon am nächsten Tag in meinen Händen. Mein Frühstück ersetzte ich nun durch diese fruchtig-grünen Mini-Mahlzeiten, indem ich mir täglich einen halben Liter grünen Smoothie zubereitete. Ich startete ganz simpel mit Banane, Apfel und Blattspinat. Nach und nach probierte ich nahezu alle Rezepte aus dem Buch aus. Banane, Apfel und Ingwer sind nach anderthalb Jahren noch immer in meinem Frühstückssmoothie, das Grünzeug variiert.

Hoppla, wo sind denn die Pfunde?

Mir schmeckte der grüne Smoothie wirklich sehr gut. Zu diesem Zeitpunkt wollte ich kein Gewicht reduzieren und ich war in Anbetracht meines Alters von 61 Jahren mit der Konfektionsgröße 42 ganz zufrieden. Trotz der durch meine Selbstständigkeit knapp bemessenen Zeit ging ich dreimal die Woche walken oder schwimmen, täglich machte ich meine Kniebeugen. Gleichzeitig nahm ich an einem Jahres-Coaching teil und ich sollte mir zu diesem Anlass ein kraftvolles Ziel stecken. In meinem Job und in meiner Ehe gab es nichts zu verändern, so bin ich nach langem Hin und Her zu dem Entschluss gekommen, 10 Kilo an Gewicht zu reduzieren und das zu meinem Powerziel zu machen. Ich bereitete mir mit voller Begeisterung meine täglichen Smoothies zu. Wenn sich eine Frage ergab, durchsuchte ich das Internet plaudern. Die grüne Kraftnahrung hat dann auch bewirkt, dass ich insgesamt viel mehr rohes Gemüse aß – weil ich einfach Lust darauf hatte und sofort spürte, wie belebend es wirkt. Seit über einem Jahr lebe ich inzwischen sogar vegan. Ich hatte urplötzlich gar keinen Platz mehr für Fleisch oder Wurst, Milchprodukte und Eier. Gemüse wurde durch den grünen Smoothie zu meiner kulinarischen Leidenschaft.

EIGENTLICH HATTE ICH KAUM ETWAS AN MIR AUSZUSETZEN – UMSO ÜBERRASCHTER WAR ICH, WIE SEHR ICH MICH NOCH STEIGERN KONNTE!

oder ich schrieb Burkhard kurz an, der mich bei meinem Abnehmen unterstützte. Ich habe mich auch einigen Gruppen im Web angeschlossen, die sich mit grünen Smoothies befassten. Nach relativ kurzer Zeit stieß ich auf Superfoods, mit denen ich meine Smoothies aufpeppte.

Mit meinen leckeren Smoothies habe ich nach und nach auch meine Selbstheilungskräfte aktiviert. Ich bin körperlich fit, emotional ausgeglichen und geistig klar. Lästige Beschwerden wie mein Dauerhusten behelligen mich nicht mehr.

Neue Leidenschaft in der Küche

Ich gestehe, dass Lebensmittel einzukaufen und Essen zuzubereiten für mich früher ätzend war, es war eine immer gleiche, lästige Pflicht, die erledigt werden musste, wie beispielsweise Wäschewaschen oder Bügeln – nur war sie für mich noch weniger verlockend. Aber seit ich mich mit den grünen Smoothies befasse, liebe ich es, auf den Biobauernmarkt zu gehen, die besten, frischesten Zutaten auszugucken und immer ein wenig zu

Ein neues Körpergefühl

Grüne Smoothies ersetzten bald komplett mein gewohntes Frühstück und ich merkte, wie meine Pfunde zu purzeln anfingen. Jetzt konnte es mir nicht schnell genug gehen. Ich schrieb Burkhard eine Mail, um ihn zu fragen, wie ich meine Gewichtsreduktion noch forcieren konnte. Er antwortete, ich solle vor dem Mittagessen einen weiteren Smoothie trinken, quasi als Vorspeisensalat: Nach den vielen Vitalstoffen brauche ich nicht mehr so viel auf meinem Teller, zudem regt der Smoothie den Stoffwechsel ordentlich an.

Das Ganze funktionierte fantastisch und ich habe so in vier Monaten 13,7 kg abgenommen. Fremde Menschen begannen mich auf der Straße anzusprechen, weil ich neuerdings so viel Wohlbefinden ausstrahlte und meine Figur einfach klasse geworden war – und das mit 61 Jahren! So etwas tut natürlich gut und ich erzähle heute jedem, der mich anspricht, wie das mit den Smoothies funktioniert, passende Rezepte gebe ich dann meistens auch gleich noch preis.

OPTIMALE VERSORGUNG

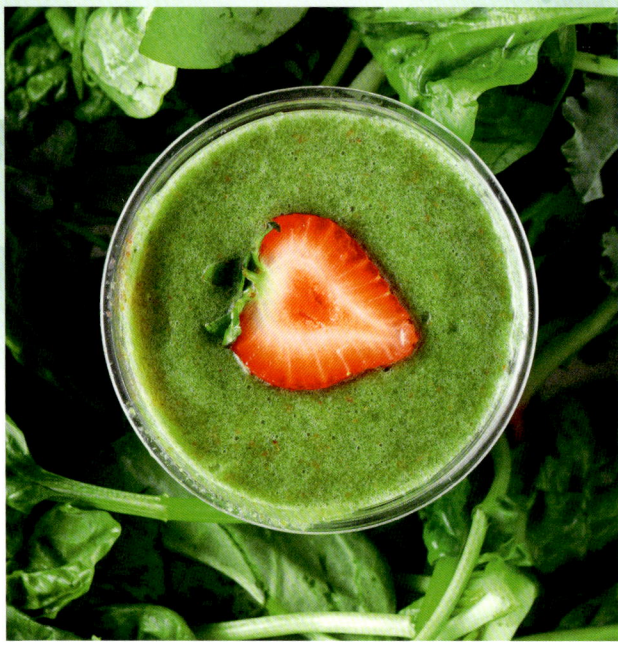

Wenn wir uns, wie im vorigen Abschnitt beschrieben, auf körperlicher, emotionaler und geistiger Ebene von Überflüssigem und Schädlichem befreit haben, sind wir in der Lage, all das Gute und Besondere aufzunehmen, das uns die Natur jeden Tag frisch anbietet. Mit lebendiger, naturbelassener Nahrung hat der Körper von Natur aus keine Probleme, denn nur an diese Ernährungsweise ist er wirklich evolutionär über die Jahrhunderttausende angepasst. Gesundheitliche Probleme – auch Allergien gegen natürliche Lebensmittel – entstehen erst dann, wenn wir dem Körper über Jahrzehnte hin künstliche, also erhitzte und industriell gefertigte Lebensmittel zuführen. Die Rezeptoren an unseren Zellwänden erkennen die veränderte Molekularstruktur nicht und fangen an zu improvisieren, denn schließlich müssen sie mit dem künstlichen Nahrungsbrei ja fertigwerden. Es ist erstaunlich, wie anpassungsfähig der Organismus in dieser Hinsicht ist, nur stößt irgendwann jede Anpassungsfähigkeit an ihre Grenzen. Gesundheitliche Beschwerden, ein Leistungseinbruch und oft auch eine depressive Grundstimmung machen sich breit. Da dies alle Menschen in unserem Umfeld gleichermaßen zu betreffen scheint und weil jeder gern über die Belastungen des Alltags jammert, denken wir, das sei ganz normal und nicht zu ändern.

VERÄNDERUNG TUT GUT

Am Anfang der optimalen Versorgung unseres Körpers steht die Erkenntnis, dass unsere Probleme hausgemacht sind und nur von jedem Einzelnen selbst gelöst werden können. Dafür ist es von entscheidender Bedeutung, zu wissen, was uns wirklich nährt – nämlich ausschließlich lebendige, naturbelassene Produkte. Sie sollten diese Erkenntnis für sich nutzen! Haben Sie keine Sorge, gleich zum hundertprozentigen Rohköstler werden zu müssen. Dies ist nicht nötig.

Der grüne Smoothie garantiert einen »weichen« Weg, auf dem Sie einfach Schritt für Schritt weniger das Verlangen nach ungesunder Kost haben. Je höher der Rohkostanteil Ihrer täglichen Ernährung wird, desto mehr werden Sie feststellen, wie gut es Ihnen geht und wie wohl Sie sich fühlen. Eine optimale Versorgung hat nichts mit Zwang zu tun, aber alles damit, dass wir unserer angeborenen, genetisch bestimmten Körperintelligenz die Chance einräumen, für uns die ganzheitlich beste Wahl zu treffen.

Der Veränderungsprozess findet dabei auf drei verschiedenen Ebenen statt: auf der Zellebene, der Steuerungsebene und der Strukturebene.

Zellebene

Die Zellen sind zuständig für Energiebereitstellung, Erneuerung, Reparaturprozesse und vieles mehr. Ein gesunder Zellstoffwechsel ist wichtig für die Vitalität und beugt vorzeitigen Alterungsprozessen und Krebserkrankungen vor.

Die sekundären Pflanzenstoffe im Smoothie (siehe Seite 17) schützen und versorgen unsere Zellen. Die Rezepte auf Seite 74 und 75 sind die reinste Zellnahrung.

Steuerungsebene

Das vom Gehirn gesteuerte Immunsystem spielt eine Schlüsselrolle, wenn es darum geht, den Körper optimal mit Vitalstoffen und Biophotonen zu versorgen. Es ist das Immunsystem, das Freund oder Feind unter den aufgenommenen Stoffen erkennt und uns dabei hilft, das Schädliche und Giftige gleich an der Eingangstür, bevor es die Darmwände passiert, abzuweisen und sofort wieder auszuscheiden. Ein geschwächtes Immunsystem – etwa durch permanente Überforderung und ein generell zu hohes Lebenstempo – führt dazu, dass wir gar nicht mehr wissen, was uns wirklich guttut: Was gibt uns Energie, was nimmt sie uns? Zum Glück berichten alle Grüne-Smoothies-Trinker davon, dass die pürierte Rohkost-Mahlzeit ihnen Kraft gibt und sie leistungsfähiger und gesünder macht.

Der grüne Smoothie hätte sich in den letzten Jahren natürlich auch nicht so enorm ausgebreitet, wenn er nicht einen deutlich spürbaren positiven Unterschied in der täglichen Ernährung machen würde. Der grüne Durchbruch ist also geschafft. Wir wissen wieder, wo es langgeht! Unsere Gehirnfunktion läuft wieder auf Hochtouren und steuert perfekt das unermesslich filigrane Zusammenspiel, das unser Leben darstellt. Die Rezepte auf Seite 76 und 77 stabilisieren das Immunsystem und helfen dabei, ihm seine wichtige Steuerungsfunktion zurückzugeben.

Strukturebene

Damit wir rundum mit allem optimal versorgt sind, müssen auch unsere Knochen und unsere Muskeln die Vitalstoffe bekommen, die sie brauchen, um unserem Körper physische Substanz zu verleihen. Wir tun gut daran, dafür zu sorgen, dass es unserem Bewegungsapparat an nichts mangelt, um im vorgesehenen Einklang mit der natürlichen Umwelt zu leben. Nur so können wir uns in unserem Körper vollständig wohlfühlen und unsere Lebensaufgaben meistern. So lange wir leben – und dieser Zeitraum wird immer länger –, können wir gesund und kraftvoll sein. Die Rezepte auf Seite 78 und 79 stärken unsere formgebenden Körperstrukturen.

KÖRPER, GEIST UND SEELE GANZHEITLICH STÄRKEN

Auf die Zelle, fertig, los!

BABI-O

Für ca. 1,2 Liter: 1 Banane | 1 Birne | 1 Orange | 2 Handvoll Giersch | 1 EL Chiasamen | ⅓ Salatgurke | 500 ml Wasser

Zellenergie pur

CULTURE CLASH

Für ca. 1,2 Liter: 1 Apfel | ½ Granatapfel (Fruchtfleisch mit Kernen) | 100 g Spinat | 6 Haselnussblätter | 6 Weinblätter | 1 EL Leinsamen | 2 EL Sultaninen | 500 ml Wasser
Als Dekoration: Ein Pärchen Haselnüsse frisch vom Strauch.

Weckt die Zellkraftwerke

WÜRZE DES LEBENS

Für ca. 1,2 Liter: 2 vollreife Tomaten | 1 EL rohes Sauerkraut | 4 Oliven (eingelegt) | 25 g Alfalfasprossen | 50 g Feldsalat | 350 ml Wasser

Neuer Schwung

SOMBRERO

Für ca. 1,2 Liter: 2 Paprika | ½ Avocado | ½ Salatgurke | 100 g Romanasalat | 4 Stängel Petersilie | 1 Prise Kristallsalz | 500 ml Wasser

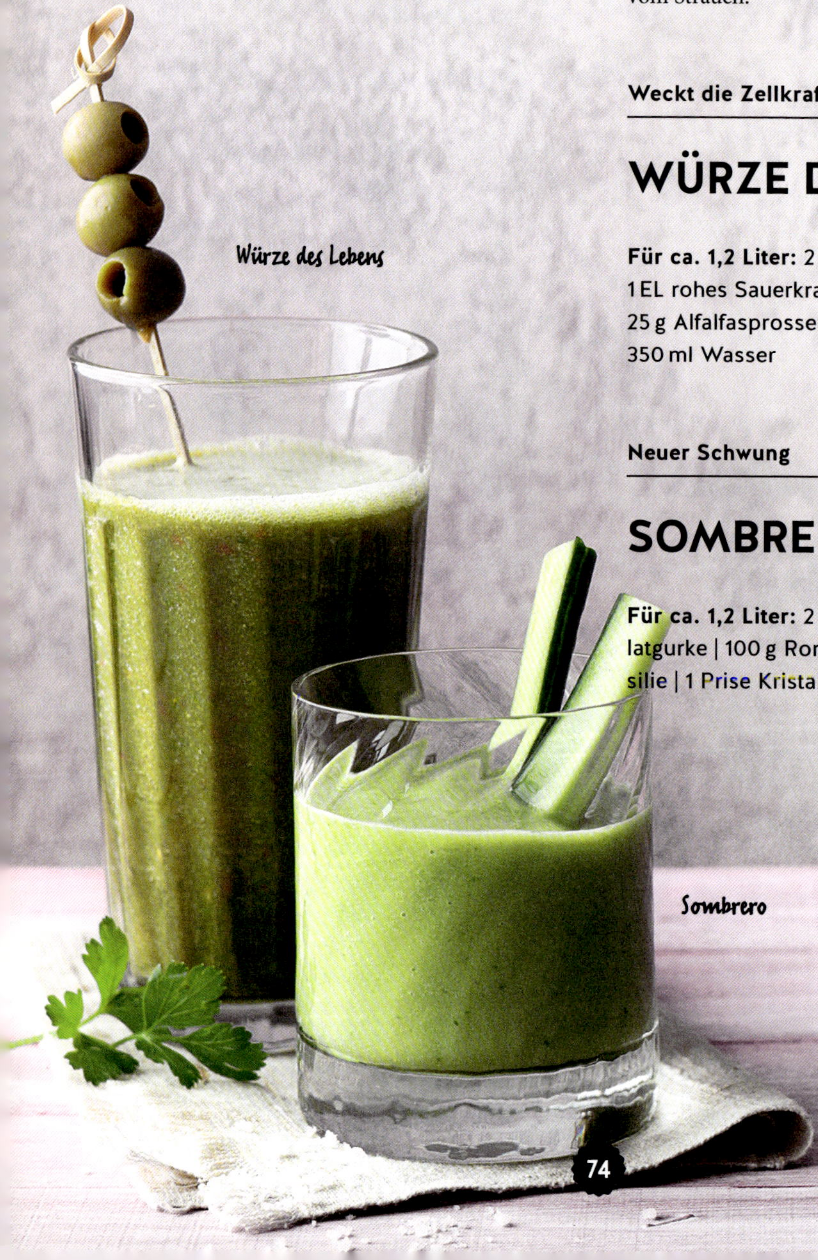

Würze des Lebens

Sombrero

Superfood für die Zellen

GOJITO

Für ca. 1,2 Liter: 2 süße Äpfel | 100 g Asia-Salat-Mix | 15 g Rotalge (eingeweicht) | 2 EL Gojibeeren (eingeweicht) | 1 EL Chiasamen (eingeweicht) | 1 cm frische Ingwerwurzel | 1 Prise Löwenzahnpulver | 500 ml Wasser

Süßer Zellschutz

EARLY BIRD

Für ca. 1,2 Liter: 1 Banane | 125 g Heidelbeeren | 100 g Vogelmiere | 1 Prise Echte Vanille | 500 ml Wasser

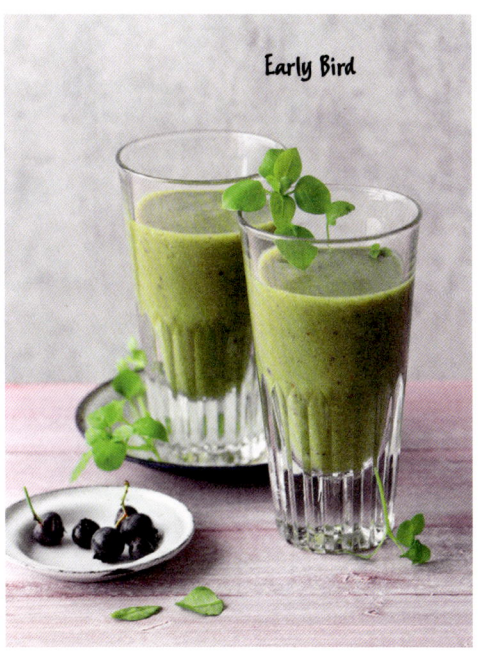

Gibt neue Energie

ROTER TEPPICH

Für ca. 1,2 Liter: 125 g Erdbeeren (mit Blättern) | 4 Datteln | ½ Radicchio | 2 Chicoréestauden | 4 Kohlrabiblätter | 1 EL geschälte Hanfsamen | 500 ml Wasser
Als Dekoration: Ein Spießchen mit kleinen Erdbeeren übers Glas legen.

Heizt die Zellöfen an

ERBSENZÄHLER

Für ca. 1,2 Liter: 2 Kakifrüchte | 4 Blätter Mangold | 50 g Radieschenblätter | 1 Handvoll Zuckererbsen | ¼ Bio-Zitrone | 500 ml Wasser
Wichtig: Die dicken Anteile der Mangoldstiele nicht mitverwenden.

Super-Kombi für die Zellen

SURPRISE

Für ca. 1,2 Liter: 150 g Wassermelone (mit Kernen, ohne Schale) | 2 Stängel Basilikum | 4 Stängel Minze | 1 EL Kakao | 350 ml Wasser

Für den Zellstoffwechsel

GREEN COCO

Für ca. 1,2 Liter: 2 Orangen | 4 Blatt Wirsing | 1 cm frische Ingwerwurzel | 1 EL Kokosöl | 1 EL roher Agavendicksaft | 500 ml Wasser

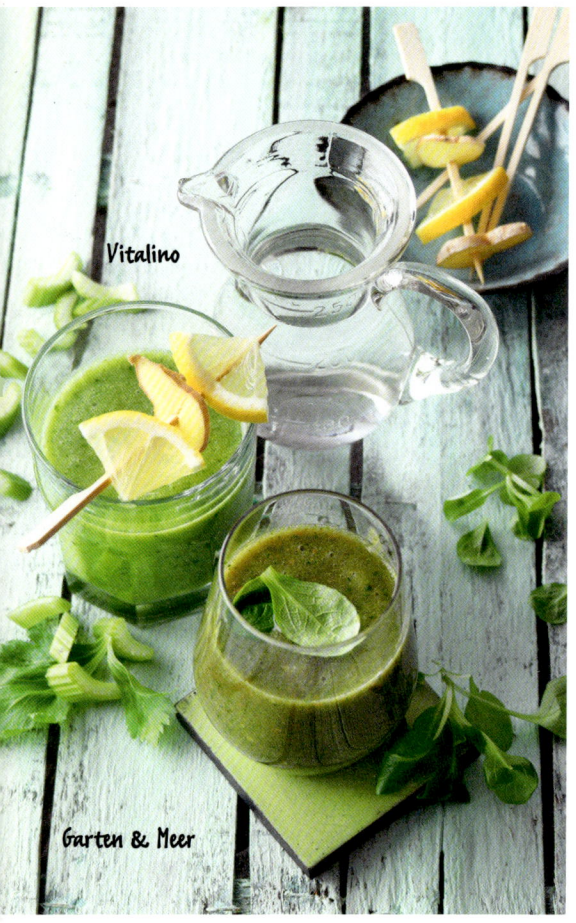

Anregend

FROSCHKÖNIG

Für ca. 1,2 Liter: 2 reife Birnen | 100 g Eichblattsalat | 50 g Brunnenkresse | 1 TL Matcha-Grüntee-Pulver | 500 ml Wasser
Als Dekoration: Eine goldgelbe Kapuzinerkresseblüte an den Glasrand stecken.

Regt die Schilddrüse an

GARTEN & MEER

Für ca. 1,2 Liter: 2 Äpfel | 1 Birne | 50 g Feldsalat | 4 Blätter Grünkohl | 12 g Wakame-Alge (eingeweicht) | 500 ml Wasser

Wärmend und stärkend

MUCHACHA

Für ca. 1,2 Liter: 2 Tomaten | 2 rote Paprika | 100 g Rote-Bete-Blätter | ½ Avocado (mit halbem Kern) | 1 Prise Kristallsalz | 1 Prise Cayennepfeffer | 500 ml Wasser

Für gesunde Zellen

VITALINO

Für ca. 1,2 Liter: ¼ Honigmelone (mit Kernen, ohne Schale) | 1 reife Birne | 1 Banane | 1 Salatgurke | 2 tiefgrüne Selleriestangen mit viel Grün | 1 dicke Scheibe Zitrone (mit Schale) | 1 Scheibe Ingwer | nur 200 ml Wasser, da Melone sehr wasserreich ist

Vitalstoffverteiler

PHYSALISA

Für ca. 1,2 Liter: 50 g Physalis | 4 Tomatillos (ohne Fruchthüllen) | 1 Orange | 10 Birkenblätter | 1 Handvoll Giersch | 2 EL Buchweizensprossen | 500 ml Wasser

KÖRPER, GEIST UND SEELE GANZHEITLICH STÄRKEN

Zellschutz pur

GLÜCKSKLEE

Für ca. 1,2 Liter: 80 g Heidelbeeren | 1 Banane | 4 Datteln (ohne Kern) | 2 Handvoll Klee | 6 Spitzwegerichblätter | 4 Löwenzahnblätter | 1 EL Kakao | 500 ml Wasser
Als Dekoration: Ein vierblättriges Kleeblatt oder eine Löwenzahnblüte.

Fördert den Zellstoffwechsel

HOME & AWAY

Für ca. 1,2 Liter: 2 Mangos | ½ Spitzkohl | 10 Buchenblätter | 2 EL Cashewkerne (eingeweicht) | 500 ml Wasser

Für ein langes Leben

WEINLESE

Für ca. 1,2 Liter: 100 g Weintrauben | 10 Weinblätter | 2 EL Chiasamen | 1 Prise Stevia | 500 ml Wasser

Vertreibt Stress

SONNE IM GLAS

Für ca. 1,2 Liter: 2 Pfirsiche | 2 Maracuja (mit Schale und Kernen) | 100 g Kopfsalat | 8 Blatt Borretsch | ⅓ Salatgurke | 1 EL Leinsamen (eingeweicht) | 500 ml Wasser

Vitalstoffe von A bis Z

FRECHE FRÜCHTCHEN

Für ca. 1,2 Liter: 4 frische Feigen | 100 g Portulak | 1 EL Gojibeeren | Saft von ½ Zitrone | 500 ml Wasser

Stärkt das Immunsystem

KERMIT

Für 1,2 Liter: 2 Scheiben Ananas (geschält) | 1 Orange | 100 g Spinat | 2 Stängel Petersilie | 2 Stängel Koriander | Grün von 2 Möhren | 2 EL Sonnenblumensprossen | 500 ml Wasser

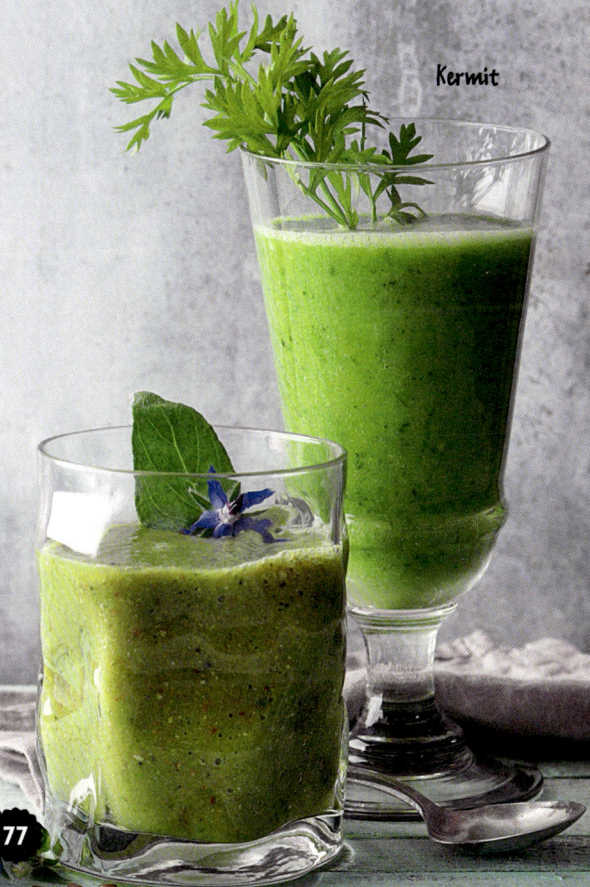

Kermit

Sonne im Glas

KÖRPER, GEIST UND SEELE GANZHEITLICH STÄRKEN

Ein »Vitalstoffkonzentrat«!

KRAFTPAKET

Für ca. 1,2 Liter: 125 g Himbeeren | 100 g Bataviasalat | 2 Spitzen vom Weißen Gänsefuß (ca. 15 cm) | 2 EL Buchweizensprossen | 1 EL roher Agavendicksaft | 500 ml Wasser

Mineralstoffe für die Knochen

ANNA BANANA

Für ca. 1,2 Liter: ½ Ananas | 1 Banane | 4 getrocknete Feigen (eingeweicht) | frische Blätter von 1 Bund Radieschen | Blätter von 1 Rettich | 1 EL Flohsamen | 500 ml Wasser

Anregend mediterran

SPICY MELON

Für ca. 1,2 Liter: 150 g Melone (mit Kernen, ohne Schale) | 100 g Eichblattsalat | 4 Rosmarinblätter | 4 Salbeiblätter | 4 Oreganoblätter | 2 EL Chiasamen (eingeweicht) | 500 ml Wasser

Mit viel Kalium und Kalzium

AMORE BIO

Für ca. 1,2 Liter: 8 süße Aprikosen (entsteint) | 50 g Kopfsalat | 4 mittelgroße Zucchiniblätter | ¼ Zitrone | 1 EL Mandelkerne (eingeweicht) | 500 ml Wasser
Tipp: Schmeckt auch gut mit Zucchiniblüten, wenn Sie welche bekommen.

Magnesium für entspannte Muskeln

FINOCCHIO

Für ca. 1,2 Liter: 4 Tomaten | 1 Fenchelknolle | 1 Knoblauchzehe | 100 g Salatmix | 1 EL Braunhirse | 1 Prise Kristallsalz | 1 Prise Cayennepfeffer | 300 ml Wasser
Tipp: Ergibt mit der angegebenen Wassermenge eine etwas dickflüssigere Konsistenz zum Löffeln.

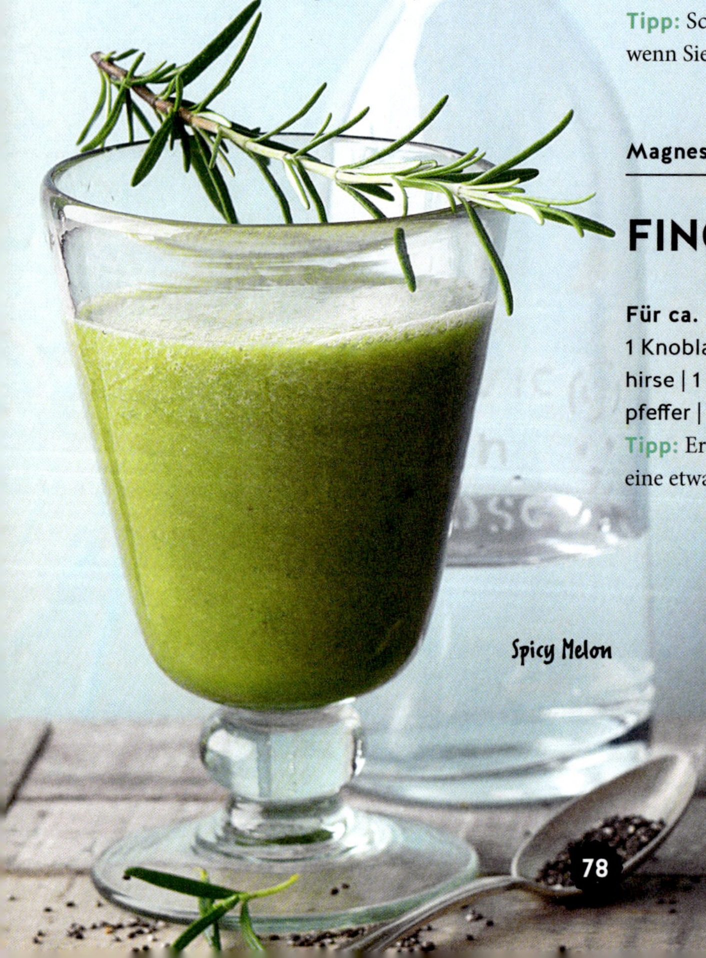

Spicy Melon

Gegen Frühjahrsmüdigkeit

FRÜHLINGSFIT

Für ca. 1,2 Liter: Fruchtfleisch von ½ Avocado | 4 Stangen Staudensellerie | 50 g Spinat | 6 Halme Schnittlauch | 2 Frühlingszwiebeln (mit Grün) | 300 ml Wasser
Tipp: Ergibt eine etwas dickflüssigere Konsistenz zum Löffeln.

Fitmacher im Herbst

MONT VENTOUX

Für ca. 1,2 Liter: 150 g Pflaumen (entsteint) | 1 Handvoll Franzosenkraut | 1 Handvoll Wilde Möhre | 2 EL Maulbeeren | 1 Prise Zimt | 500 ml Wasser

Enzyme für den Stoffwechsel

GRÜNER RADLER

Für ca. 1,2 Liter: 2 Scheiben Ananas | 2 kleine Äpfel | 50 g Feldsalat | 1 Handvoll Sauerkraut | 1 Prise Kümmel | 500 ml Wasser

Füllt Energie nach

TIGER IM TANK

Für ca. 1,2 Liter:
½ reife Banane (mit Schale!) | 1 Apfel | 1 Birne | ½ Chinakohl | 8 Löwenzahnblätter | 2 EL Gojibeeren | 500 ml Wasser

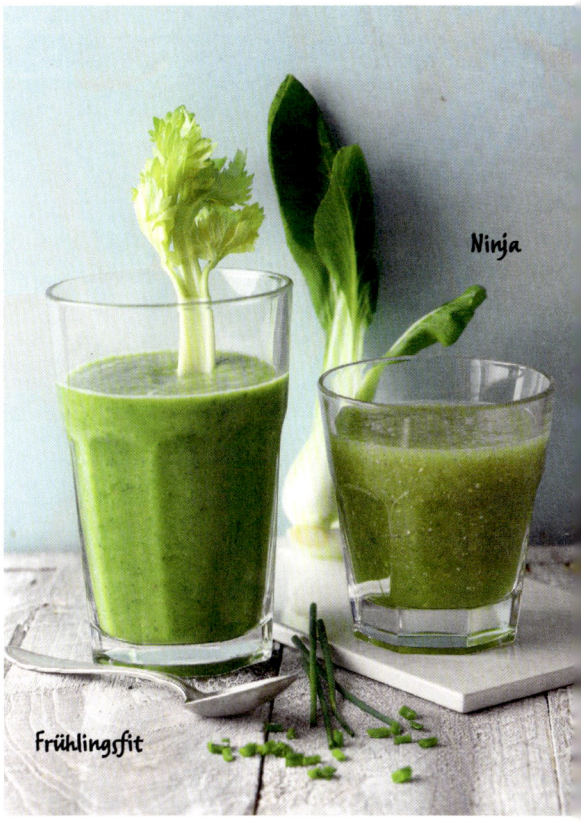

Ninja

Frühlingsfit

Perfekt nach dem Training

NINJA

Für ca. 1,2 Liter: ½ Papaya (geschält, ohne Kerne) | 4 Blätter Pak Choi | 6 Rote-Bete-Blätter | 1 EL Chiasamen (eingeweicht) | 1 EL Rosinen (eingeweicht) | 1 EL rohes Kokosöl | 500 ml Wasser

KÖRPER, GEIST UND SEELE GANZHEITLICH STÄRKEN

KRÄFTIGT DEN GANZEN KÖRPER

HERABSCHAUENDER HUND – ADHO MUKHA SVANASANA

Dies ist das Multitalent unter den Yogaübungen: Der gesamte Körper, alle Muskeln, Knochen, Sehnen und Gelenke werden dabei gekräftigt, das Bindegewebe wird massiert und gedehnt.
1 Ausgangsposition ist der Vierfüßlerstand. Ihre Hände sind senkrecht unter den Schultern. Fächern Sie Ihre Finger weit auf, die Mittelfinger zeigen gerade nach vorn. Stellen Sie nun einen Fuß nach dem anderen nach hinten auf und kommen Sie so in die Liegestütz-Position.
2 Finden Sie eine gute Grundspannung in Ihrem Körper, indem Sie über die Fersen weit nach hinten ziehen. Gleichzeitig ziehen Sie den Bauchnabel Richtung Wirbelsäule.

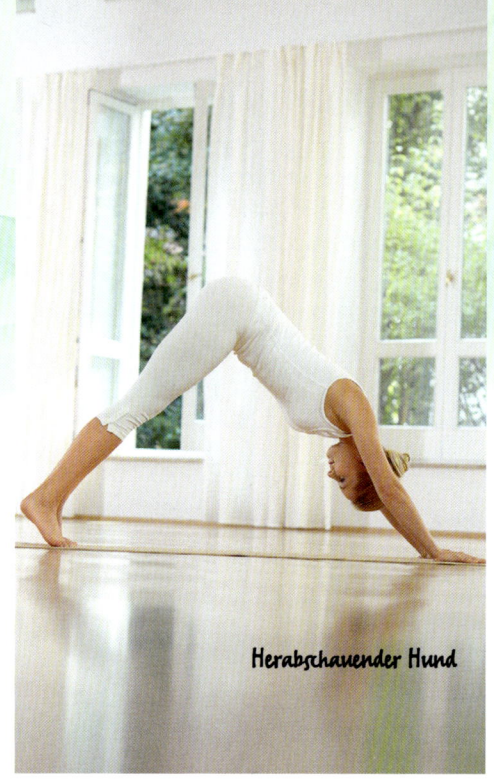

Herabschauender Hund

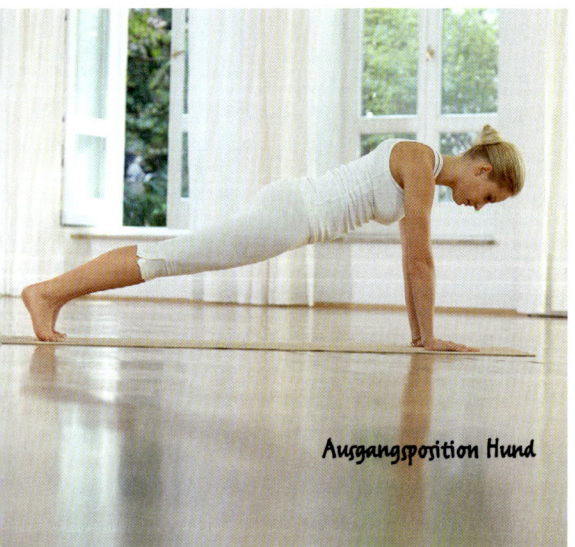

Ausgangsposition Hund

3 Schieben Sie sich von hier mit der Kraft Ihrer Arme weit zurück. Achtung: Behalten Sie den Abstand von Händen und Füßen genau so bei. Verändern Sie nichts.
4 Schieben Sie nun den Oberkörper weit zurück. Die Sitzknochen streben Richtung Himmel, die Fersen ziehen Richtung Boden. Lassen Sie dabei den Kopf entspannt nach unten hängen, ziehen Sie Ihre Schulterblätter zueinander und den Bauchnabel Richtung Wirbelsäule. Halten Sie die Position 5 bis 10 tiefe Atemzüge lang.
5 Zum Ende bringen Sie die Knie zum Boden und schieben Ihren Po in Richtung Ihrer Fersen, sodass Sie gleich in die Kindhaltung kommen (siehe nächste Übung).

ENTSPANNUNG UND GEBORGENHEIT
KINDHALTUNG – BALASANA

Diese Übung entlastet Rücken und Schultern. Sie entspannt und schenkt Geborgenheit. Ihre Einfachheit ist ihr Geheimnis!

1 Ausgangsposition ist der Fersensitz: Nehmen Sie die Knie hüftbreit auseinander, die großen Zehen berühren sich. Nun senken Sie den Oberkörper Richtung Boden und legen die Stirn am Boden auf.
2 Der Oberkörper ist nach vorn zum Boden abgelegt, die Stirn liegt auf dem Boden auf.

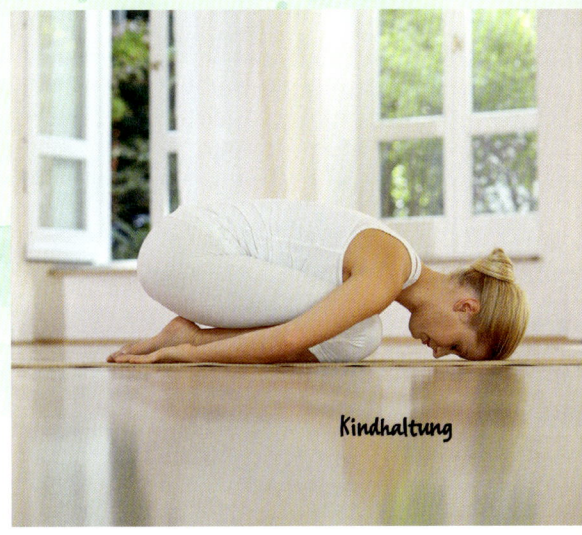

Kindhaltung

3 Die Arme legen Sie nun entlang dem Körper nach hinten ab, die Handinnenflächen zeigen dabei nach oben. Ihre Schultern sinken ganz entspannt nach unten.
4 Bleiben Sie in dieser Haltung für 10 tiefe Atemzüge. Mit jedem Einatmen nehmen Sie dabei neue Energie auf und mit jedem Ausatmen lassen Sie alles Alte und Verbrauchte über die Stirn in den Boden abfließen.

DIE PLATZ-FÜR-NEUES-MEDITATION

Legen Sie sich lang ausgestreckt aufs Sofa, auf die Liege im Garten oder direkt auf die grüne Wiese und atmen Sie tief und langsam ein und aus. Stellen Sie sich vor, dass ein frischer Wind Ihre Körperzellen durchweht, ebenso Ihr Gehirn, Ihre Muskeln und Knochen. Alles organisiert sich neu und kommt in Ordnung, und so schaffen Sie Platz für frische Vitalstoffe und neue Kräfte.

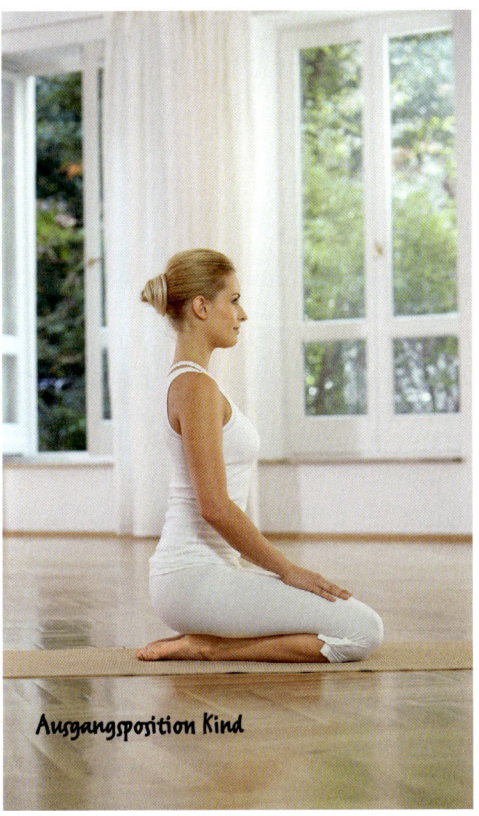

Ausgangsposition Kind

EIN ERFAHRUNGS-BERICHT

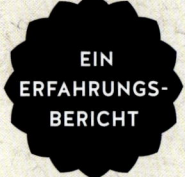

CLAUDIA LOOSE
BANKKAUFFRAU UND ROHKOSTFAN

Mein langer Weg zur Gesundheit

Als Kind wurde ich schon viel mit Antibiotika behandelt, da ich dauernd Nasennebenhöhlenentzündungen hatte. In der Pubertät kamen dann Migräneanfälle dazu. Früh erhielt ich viele Amalgam-Zahnfüllungen. In der Kindheit habe ich gerne Süßigkeiten gegessen, aber trotzdem auch schon viele frische Salate, die es bei uns zu Hause fast täglich gab. Gemüse hab ich lieber als Fisch oder Fleisch gegessen. Es gab bei uns natürlich Brot mit Käse und Wurst, auch Milchprodukte kamen regelmäßig auf den Tisch. Ich glaubte damals ja, ich ernähre mich gesund. Wir hatten einen Garten mit Erdbeeren.

Zunehmende Beschwerden, sinkende Lebensqualität

Mit 15 oder 16 konnte ich keine Erdbeeren mehr pflücken, weil ich extremen Juckreiz an den Händen und Armen bekam. Später konnte ich auch die Früchte nicht mehr essen. Zudem hatte ich eine starke Sonnenallergie, die ich durch Kalziumtabletten regulieren konnte. Die Sonnenallergie verschwand im Laufe der Jahre.
In der Pubertät kam eine Schilddrüsenüberfunktion hinzu, die eine tägliche Zufuhr von Schilddrüsenhormonen zur Folge hatte. Zudem bildeten sich später Zysten in der Schilddrüse, diese vergrößerte sich stark und drückte mir auf Luft- und Speiseröhre. Die Schilddrüse wurde operativ entfernt, als ich 26 war. Als Nachsorge wurde mir geraten, Kontrollen mit radioaktiven Substanzen vornehmen zu lassen. Allerdings habe ich das nur einmal gemacht, weil ich die Medikamente schlecht vertragen habe und damals schon mein Misstrauen in die Schulmedizin anfing.
Mit Mitte zwanzig bekam ich von einem Tag auf den anderen plötzlich im Frühling Heuschnupfen. Die Frühblüher Birke, Hasel und Erle bestimmten fortan meine Lebensqualität. Als Folge konnte ich auch keine rohen Haselnüsse mehr essen, in der Pollenzeit verschwanden auch frische Äpfel, Karotten und anderes aufgrund von Kreuzreaktionen vom Speiseplan. Eine Desensibilisierung brachte teilweise Linderung, aber ohne Tabletten und Tropfen ging es in der Pollenzeit nicht. Manchmal kam ich gar nicht mehr aus dem Haus, weil die Medikamente schläfrig machten und ich mich draußen nicht aufhalten konnte. Kaffeekonsum war angesagt, oft eine Kanne oder mehr am Tag. Dann konnte ich keine Ananas und Kiwi mehr roh essen. Ich war immer schnell erschöpft und müde, kam morgens nur schlecht aus dem Bett und brauchte meine Zeit, um in die Gänge zu

kommen. Nasennebenhöhlen- und Kieferhöhlenvereiterungen hatte ich regelmäßig, war sehr oft erkältet, fühlte mich schlapp.

Es kommt noch schlimmer

Mein Blick auf mein Leben hat sich abrupt verändert, als mein jüngster Bruder 1997 einen schweren Autounfall hatte und erblindete. Ich war 33. Ein Jahr später wurde bei mir eine Kuhmilch- und Amalgamunverträglichkeit festgestellt. Damals für mich ein Schock. Was konnte ich jetzt noch essen? Die Zähne wurden saniert von einer tollen Zahnärztin, die ganzheitlich praktizierte. Schlimm war aber der Verzicht auf Kuhmilch. Da mir Kaffee ohne Milch nicht schmeckte, hatte ich den Entzug von Kuhmilch und Kaffee zu verkraften. Allergietests bei Hautärzten brachten kein Ergebnis zutage. Ich fühlte mich elend und die Schulmediziner konnten nicht zur Heilung betragen.

Die Wende: grüne Smoothies

Der Verzicht auf Kuhmilch fiel mir weiterhin schwer. So lange, bis ich ein Buch fand von Norman Walker mit dem Titel »Macht Kuhmilch krank?«. Danach brauchte ich überhaupt keine Kuhmilch mehr in meinem Leben. Ich fing darüber hinaus ganz allgemein an, Nahrung kritischer zu betrachten und mich vollwertiger zu ernähren. Weißmehlprodukte kippte ich aus meinem Speiseplan und ersetzte sie durch Vollkornprodukte vom Biobäcker. Schweine- und Rindfleisch ließ ich auch meistens weg. Zucker benutzte ich fast nicht mehr. Es ging mir besser, aber richtig gesund fühlte ich mich trotzdem nicht.

Wie ich Ostern 2011 an die grünen Smoothies gekommen bin, kann ich nicht mehr sagen. Ich hatte einen Mixer gekauft und dachte mir, das probiere ich mal aus. Sah sehr grün aus, war aber richtig lecker. Seitdem ist der grüne Smoothie auf meinem Speiseplan. Ich merkte schnell, dass ich mich besser fühlte. Ich wurde zwar belächelt, wenn ich im Büro meine grün leuchtende Flasche auspackte, aber das war mir egal. Ich fühlte mich leistungsfähiger und nicht mehr so schlapp.

Im Frühjahr 2012 merkte ich erst nach einer Bemerkung von Kollegen, dass draußen Birkenpollen flogen, ich aber keinerlei Beschwerden hatte. Hoppla, dachte ich, was ist denn jetzt los!

Der Heuschnupfen kam nicht zurück. Ich kann wieder rohe Haselnüsse essen, auch Ananas und Kiwis. Ich gebe wilde Erdbeerblätter und Haselnussblätter in meinen Smoothie – sie schmecken lecker und erzeugen keine allergische Reaktion. Darüber hinaus hat meine Magensäure inzwischen einen niedrigen pH-Wert (festgestellt bei einer Leberreinigung).

Meine Erfahrung der letzten drei Jahre: Je natürlicher die Nahrung (bio und Rohkost), desto besser fühle ich mich. Bis heute freue ich mich darüber, dass ich grüne Smoothies kennengelernt habe, und genieße inzwischen auch die Vielfalt der Wildkräuter.

> **MIT DEM GRÜNEN SMOOTHIE KAM FÜR MICH DIE LEBENSQUALITÄT ZURÜCK. HEUTE KANN ICH AUS DEM VOLLEN SCHÖPFEN UND GENIESSE DIE NATÜRLICHE NAHRUNG.**

OPTIMALE FUNKTIONSWEISE

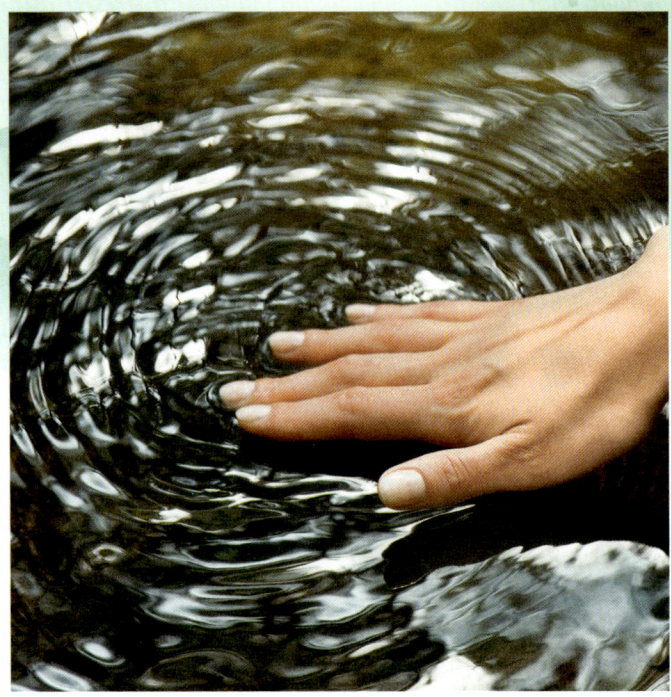

Wenn die unsichtbaren Prozesse in der Tiefe des Organismus reibungslos ablaufen und wenn die zuvor beschriebenen Bereiche der optimalen Entsorgung und Versorgung so funktionieren, wie es von der Natur vorgesehen ist, dann steht auch einem spürbaren optimalen Betrieb an der Oberfläche nichts mehr entgegen.

So wie Heilung immer von innen nach außen verläuft, ist auch das wirkliche Genährtsein ein Vorgang, der sich aus dem Innersten der Zelle bis nach außen auf die Haut erstreckt. Was in der Tiefe nicht stimmt, kann auf Dauer auch nicht an der Oberfläche kaschiert werden. Umgekehrt strahlt Gesundheit bis in die kleinste Zelle nach außen aus. Unsichtbares wird sichtbar.

Jetzt kann es um das Abnehmen und das gute Aussehen gehen, um Anti-Aging und generelle Verjüngung der Körperfunktionen sowie um die Fähigkeit des Körpers, mit natürlichen Fremdstoffen und künstlichen Schadstoffen umzugehen. Die Top 10 der einfachsten 3-Zutaten-Rezepte für alle Lebenslagen ab Seite 86 sind das Tüpfelchen auf dem i, denn wer seinen Körper durch grüne Smoothies und einen hohen Rohkostanteil optimal entsorgt und versorgt, der sorgt auch dafür, dass von außen gesehen alles wie geschmiert läuft.

AUFRICHTUNG UND ERDUNG
BERGHALTUNG – TADASANA

Diese Übung hilft Ihnen aufrecht und gut geerdet im Leben zu stehen.

1 Im hüftbreiten, aufrechten Stand pressen Sie die Fußsohlen fest in den Boden. So erden Sie sich, als würden Sie Wurzeln schlagen.

2 Bringen Sie Ihren Körper in eine gute, kraftvolle Spannung. Ihr Steißbein zeigt nach unten, den Unterbauch ziehen Sie leicht ran.

3 Die Rippen heben Sie weg von der Taille, die Schulterblätter ziehen Sie zueinander, der Scheitel strebt nach oben zum Himmel.

4 Nehmen Sie die Hände vor der Brust zusammen, die Daumen berühren leicht das Brustbein. Schließen Sie die Augen. Mit jedem Einatmen richten Sie sich noch mehr auf, mit jedem Ausatmen ziehen Sie den Bauchnabel zur Wirbelsäule ran und spüren die Erdung ihrer Füße.

5 Sie stehen mit beiden Beinen fest im Leben und streben zugleich wach und klar nach Höherem.

6 Bleiben Sie 10 Atemzüge so stehen.

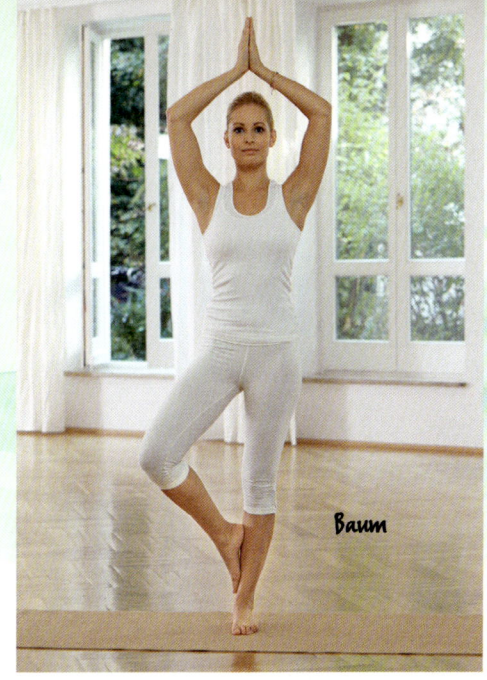

Baum

GLEICHGEWICHT UND KONZENTRATION
BAUM – VRIKSHASANA

Diese Übung stärkt die Willenskraft und die Beinmuskeln, beruhigt den Geist, fördert das Gleichgewicht und die Konzentration.

1 Ihre Ausgangsposition ist die Berghaltung.

2 Verlagern Sie das Gewicht auf den linken Fuß und fokussieren Sie entspannt einen Punkt auf Augenhöhe oder am Boden.

3 Setzen Sie nun den rechten Fuß innen an der linken Wade ab. Die Hüften bleiben dabei gerade nach vorn ausgerichtet. Das Knie zeigt so gut es geht nach rechts.

4 Nehmen Sie die Hände vor dem Herzen zusammen und von dort führen Sie die Arme nach oben über den Kopf. Versuchen Sie ganz aufrecht zu stehen und die Balance zu finden. Bleiben Sie für 5 tiefe Atemzüge in der Baumhaltung.

5 Senken Sie die Arme und stellen Sie den Fuß wieder am Boden ab. Dann schütteln Sie die Beine kurz aus und spüren nach. Wechseln Sie die Seite.

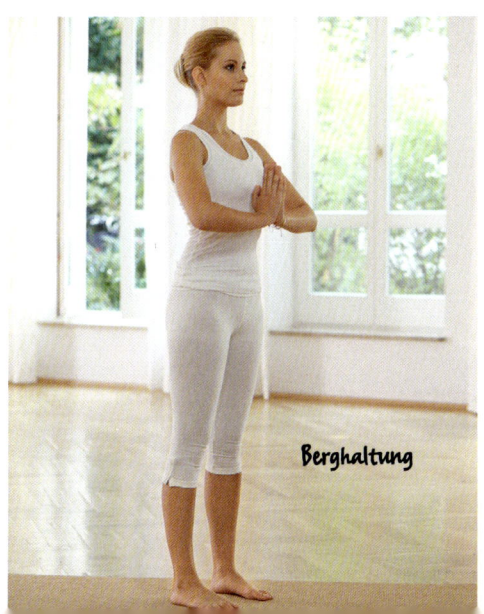

Berghaltung

Hormone und Libido

LIEBESAPFEL

Für ca. 1,2 Liter: 1 Granatapfel (mit der weißen Haut) | 1 Handvoll Heckenrosenblätter | 1 EL Macapulver | 500 ml Wasser
Als Dekoration: eine kleine (Wild-)Rosenblüte mit Stängel an den Glasrand stecken.

Für eine »Aprikosenhaut«

GOOD LOOKS

Für ca. 1,2 Liter: 8 Aprikosen | ½ Avocado | 1 Handvoll Sauerampfer | 500 ml Wasser

Für sportliche Leistung

AFFENZAHN

Für ca. 1,2 Liter: 2 Bananen | 100 g Grünkohl | ½ Zitrone | 500 ml Wasser

Abnehmen und Entgiften

FATBURNER

Für ca. 1,2 Liter: ½ Ananas | 100 g Feldsalat | 4 Brennnesselspitzen | 500 ml Wasser
Tipp: Fassen Sie die Brennnesselspitze beim Pflücken immer von unten her an, dann brennt es nicht. Verwenden Sie die besonders heilkräftigen Samen mit, falls vorhanden!

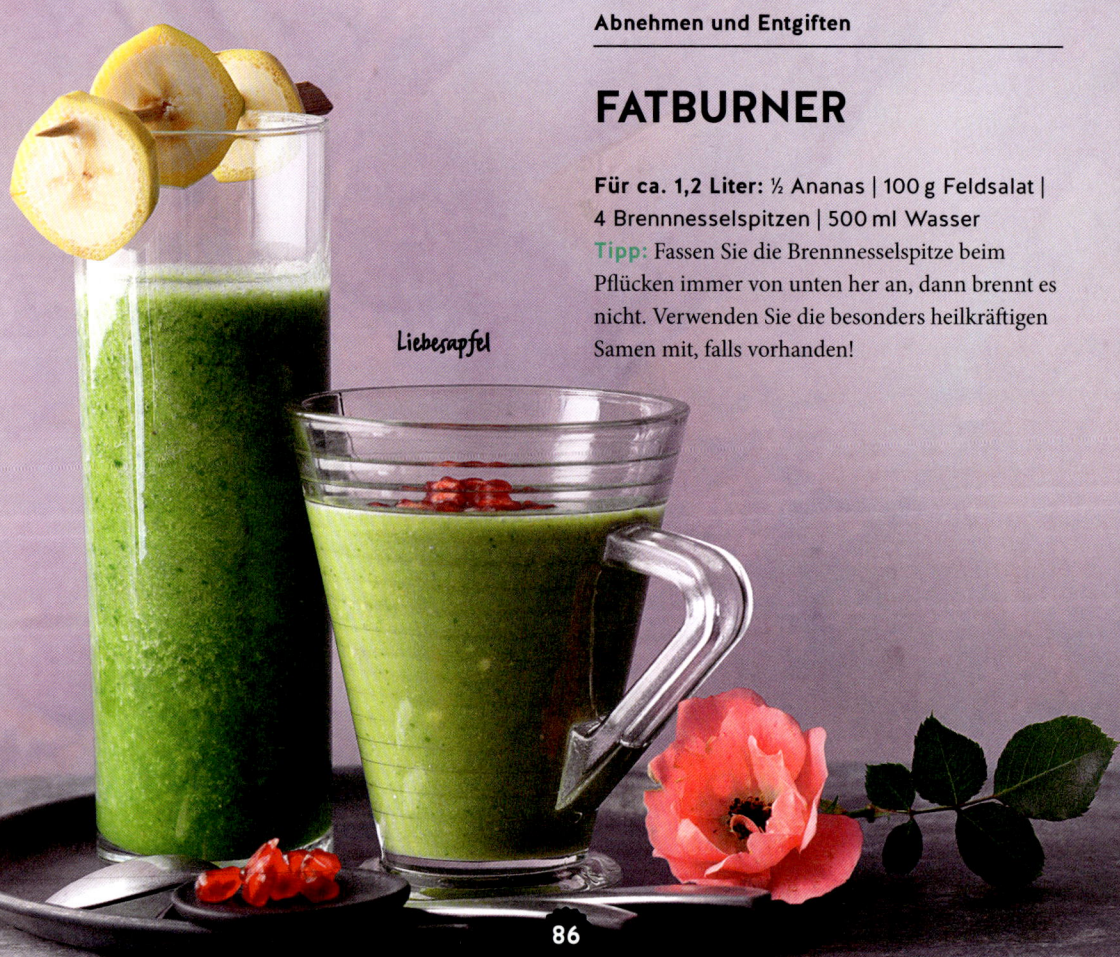

Innere Ruhe und Entspannung

JUST RELAX

Für ca. 1,2 Liter: 125 g Himbeeren | 100 g Johanniskraut (mit Blüten) | 4 Datteln (ohne Kern) | 500 ml Wasser

Schutz vor Allergien

GRÜNE WIESE

Für ca. 1,2 Liter: 125 g grüne Weintrauben mit Kernen | 50 g Weizengras | 3 EL Alfalfasprossen | 350 ml Wasser

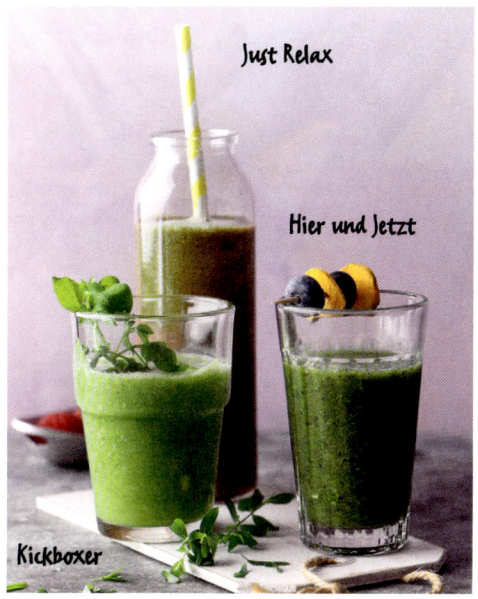

Starke Muskeln und Knochen

VOLLE KRAFT VORAUS

Für ca. 1,2 Liter: 2 Äpfel | 3 Blätter Mangold (ohne die dicken Teile vom Stiel) | 2 EL Chiasamen (eingeweicht) | 500 ml Wasser

Für die geistige Klarheit

GRÜNES BRAINFOOD

Für ca. 1,2 Liter: 150 g Melone | 100 g Spinat | 1 TL Matcha-Grüntee-Pulver | 350 ml Wasser

Fitness und Reaktionsschnelle

KICKBOXER

Für ca. 1,2 Liter: 2 Orangen | 100 g Vogelmiere | 1 cm Ingwerwurzel (ungeschält) | 350 ml Wasser

Wachheit und Tatendrang

HIER UND JETZT

Für ca. 1,2 Liter: 125 g Heidelbeeren | 4 Stangen Staudensellerie | ½ frischer Kurkuma | 500 ml Wasser
Als Dekoration: Spießchen mit je zwei Kurkumascheiben und zwei Heidelbeeren.

INTERVIEW MIT

JUTTA KÖNIG
MUSIKERIN UND ROHKÖSTLERIN

Du bist seit acht Jahren Rohköstlerin. Wieso?

Weil es mir einfach schmeckt, mich so zu ernähren. Mir hat der Kochgeruch noch nie gefallen. Ich kann mich erinnern, wie ich einmal abends nach dem Sport nach Hause kam und fast aus den Latschen gekippt wäre: Muttern kochte zum ersten und zum letzten Mal (zumindest, solange ich noch bei der Familie wohnte) Eisbein. Es stank fürchterlich, die ganze Familie hatte sich verzogen. Die Wegwischerei der Fettspritzer an Herd, Kacheln und Dunstabzug nach dem Kochen macht mir ebenfalls absolut keinen Spaß.
Seit ich ausschließlich Rohkost esse, sind außerdem die Zipperlein weg und ich konnte endlich mit dem Rauchen aufhören. Ich fühle mich seitdem wunderbar fit, habe eine schöne Haut und eine gute Figur. Alkohol trinke ich auch nicht mehr und ich vermisse ihn nicht.

Trinkst du auch grüne Smoothies?

Ja klar, fast jeden Tag, mit viel Wildkräutern und Baum- und Strauchblättern. Ich wohne ja im schönen Allgäu in unmittelbarer Nähe des Bodensees und da brauche ich nur vor die Tür zu gehen. Ansonsten mixe ich auch im Winter viel Grünes, am liebsten alle Kohlarten, Petersilie und Kresse.

Wie ernährst du dich unterwegs?

Wenn ich einige Stunden weg bin, Auftritt in der Nähe, Probe mit anderen Musikern oder Dinge erledigen oder wenn ich an den Bodensee fahre zum Schwimmen, habe ich einen grünen Smoothie oder Wasser dabei, das ich frisch aus einer Quelle in der Nähe abfülle. Immer dabei sind auch Äpfel oder Bananen, ein paar leckere, selbst gedörrte Cracker, im Sommer eine halbe Melone und ein Beutel mit grünen Blättern.
Wenn ich den ganzen Tag außer Haus bin, nehme ich mir ein leckeres Mahl aus klein geschnibbelten Früchten mit, über die ich gerne eine sättigende Nusssahne gieße. Sie besteht aus über Nacht eingeweichten Mandeln, Datteln, Sesamsaat und Sonnenblumenkernen, die ich am Morgen püriere und über die ich beim Essen zusätzlich Rohkakao streue. Wenn ich einige Tage unterwegs bin, habe ich die halbe Küche mit. Dann ist die Küchenbox voll mit Geräten und Gedörrtem und Frischkost. Außer ich faste, dann habe ich nur Wasser mit.

Wie wirkt sich deine Ernährung auf deine Lebenseinstellung aus?

Da hat sich viel verändert … ich bin ruhiger geworden, nachsichtig, tolerant, die Texte meiner Lieder haben sich verändert, auch die Art, wie ich singe. Manche Lieder, die ich vor einigen Jahren komponiert habe, mag ich nicht mehr spielen, sie entsprechen einfach nicht mehr meinem Verständnis, meinem Gefühl. Zudem habe ich die Gitarre auf Kammerton A 432 Hertz gestimmt, ich fühle mich in dieser Schwingung sehr wohl, das Singen ist sehr angenehm. Auch lasse ich mehr meine spirituelle Seite zu, ich bin sensibler geworden, auch sensibler, was Gerüche angeht.

dass meinen Gesprächspartnern schon bewusst ist, dass sie sich schlecht ernähren, aber »es schmeckt doch so gut«. Zudem gehen die Menschen immer wieder davon aus, dass ich Diät lebe, mich kasteie, an einem Salatblatt oder an einer Selleriestange knabbere oder nur langweiligen Salat esse.
Bei den Rohkost-Veranstaltungen, die ich durchführe, werden mir interessierte Fragen gestellt.

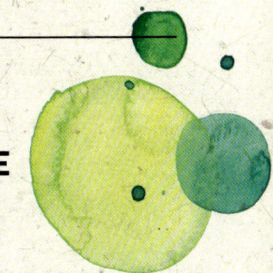

WIR SOLLTEN ALLES, WAS WIR TUN – ALSO NICHT NUR ESSEN – MIT FREUDE TUN UND UNSER LEBEN GENIESSEN.

Das ist manchmal auch unangenehm, von Parfum etwa wird mir richtig schlecht, es schmerzt körperlich, der Hals schwillt zu. Mit Naturparfum habe ich kein Problem.
Die zunehmende Sensibilität hat auch dazu geführt, dass ich kohlensäurehaltige Getränke meide. Die haben mir schon vor der Rohkostzeit nicht zugesagt, jetzt ist es extrem. Wenn ich in einem Restaurant Wasser bestelle, sage ich: »Bitte ein ganz stilles Wasser, laut genug bin ich selber.« Sonst kommt oft das Wasser oder die Apfelschorle aus Versehen mit Kohlensäure daher. Oft merke ich das im Eifer des Gesprächs erst, wenn ich das Getränk heruntergeschluckt habe. Mir wird schlecht und schwindelig, aber zum Glück ist der Spuk nach ein paar Minuten wieder vorbei.

Was empfiehlst du Menschen, die gesünder, glücklicher leben wollen?

Na ja, ich empfehle nichts, niemandem. Meine Zeit des Missionierens ist lange vorbei. Es macht auch keinen Spaß, dauernd auf die rohköstliche Ernährung angesprochen zu werden, ich mag nicht mehr erklären. Ich höre oft bei Gesprächen,

Mittlerweile verfüge ich über einen großen Erfahrungsschatz, den ich bei solchen Gelegenheiten gerne weitergebe. Was die Teilnehmer dann mit den Informationen anfangen, dürfen sie selber entscheiden. Ich habe festgestellt, dass die Bereitschaft, etwas bei der Ernährung zu verändern, immer größer wird. Alle möchten ihre Beschwerden loswerden und insgesamt fitter sein. Die Menschen sind ja nicht blind. Ich lebe einfach nur vor.
Oh doch, ja, eine Empfehlung habe ich zum Schluss doch noch: Niemand sollte sich selbst bestrafen, wenn er beim Essen »gesündigt« und seine guten Vorsätze nicht »durchgezogen« hat. Solange es wirklich geschmeckt hat und man sich dabei wohlfühlt, ist alles gut. Ich habe festgestellt, dass Essen für mich immer unwichtiger wird. Ich nehme immer weniger mit, wenn ich unterwegs bin, und betreibe nicht mehr diesen Aufwand wie früher, was sehr befreiend ist.

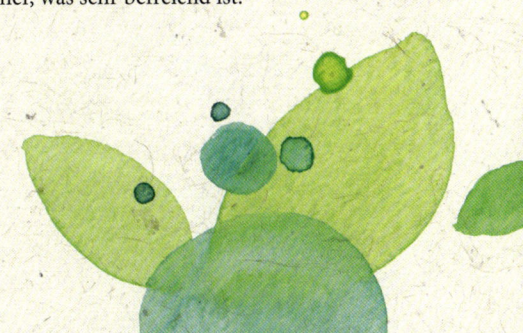

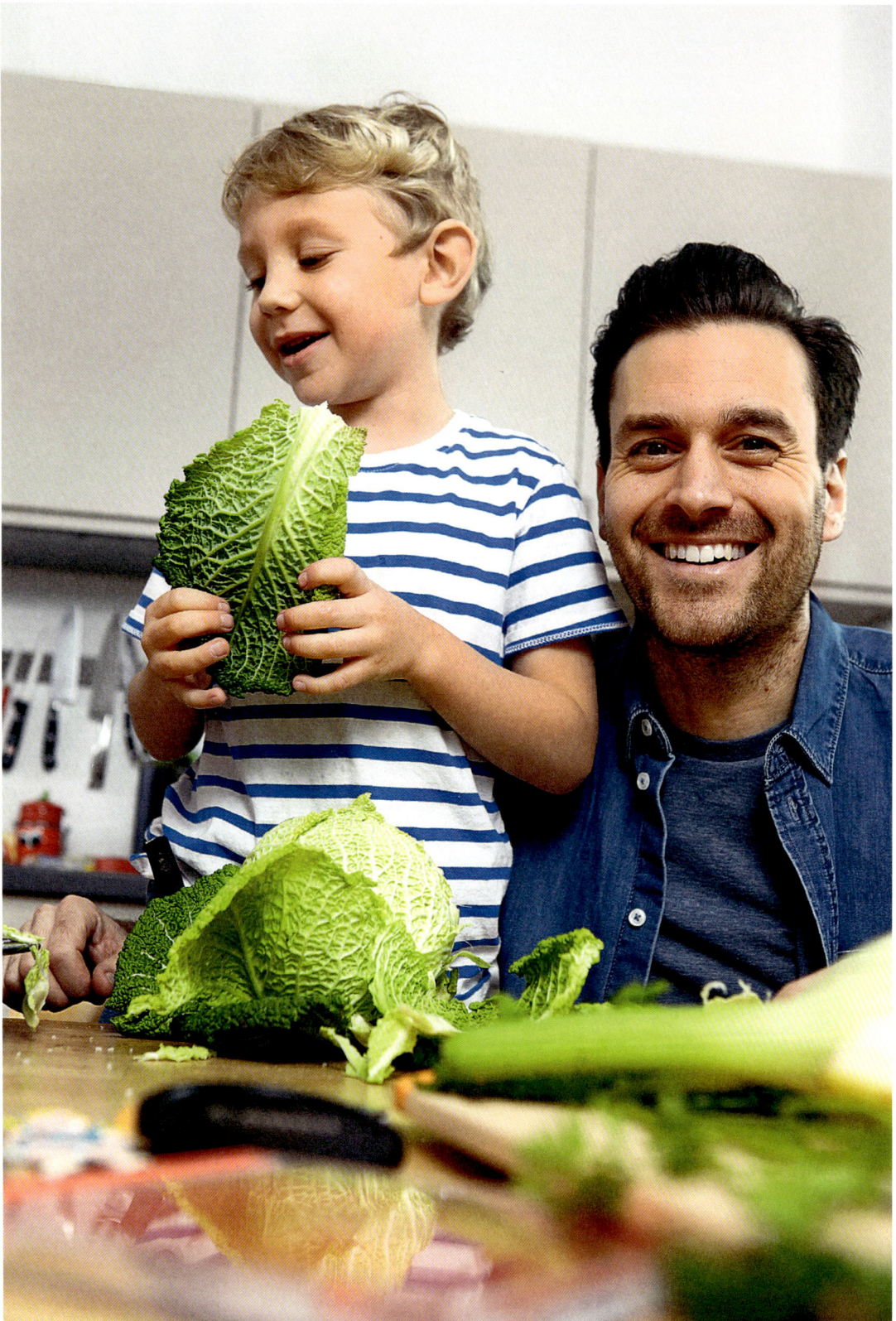

4

DER GRÜNE-SMOOTHIE-LEBENSSTIL

Grüne Smoothies erobern den Alltag. Viele Lebensbereiche warten nur darauf, dass ein frischer grüner Wind sie durchweht. Gehen Sie mit leckeren Smoothies und mehr Bewegung beschwingt durch alle Lebenslagen!

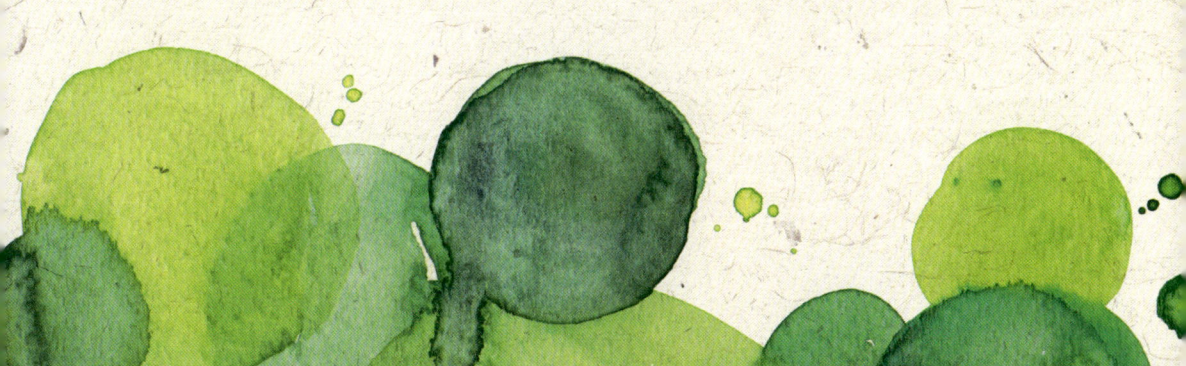

IDEAL FÜR UNTERWEGS

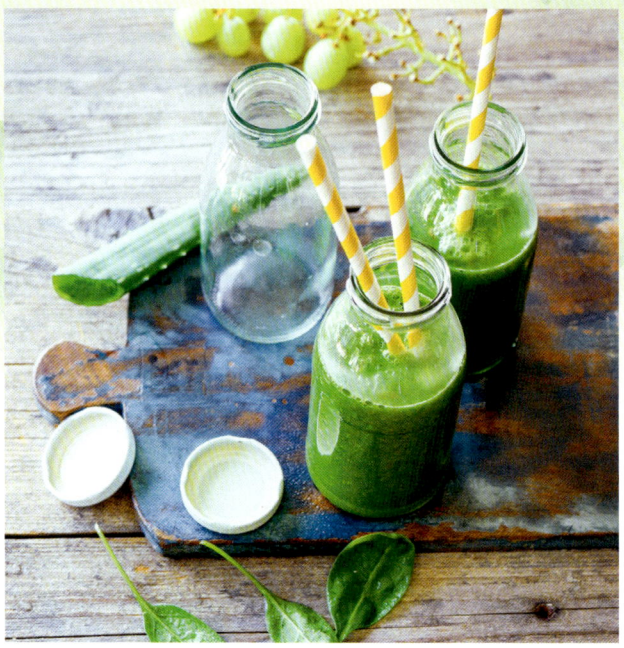

Was essen Sie unterwegs? Fischbrötchen? Currywurst? Falafelsandwich? Dabei eignet sich der grüne Smoothie ideal für unterwegs! Er kann wunderbar in einer Flasche oder einem Glas transportiert werden, im Sommer gekühlt im Thermobehälter. Bei langen Autofahrten ersetzt er den Kaffee und hält stundenlang wach und fit. Der Smoothie ist auch die grüngesunde Alternative für zu viele Zigaretten oder Naschereien am Steuer. Bei den Rezepten in diesem Abschnitt habe ich besonderes Augenmerk darauf gelegt, dass die Zutaten sättigen und gleichzeitig Energie geben. So wird Ihr grüner Smoothie zur idealen mobilen Zwischenmahlzeit und Hungerbremse.

INFO ZU DEN REZEPTEN

Auch in diesem Kapitel sind alle Rezepte so ausgelegt, dass sie einen 1,5-Liter-Mixbehälter zu drei Vierteln füllen, also in der Regel rund 1,2 Liter grünen Smoothie ergeben. Die Zutaten sind jeweils jahreszeitlich aufeinander abgestimmt, leicht verfügbar und über einen längeren Zeitraum im Jahr erhältlich. Abwandeln ist aber selbstverständlich erlaubt!

ERSTE TOPFIT-HOCH-4-ÜBUNG

Die Übungen in diesem Kapitel basieren auf dem Konzept »Topfit hoch 4« von Personal Coach Thomas Reinholz. Sie helfen Ihnen bei der aktiven Sorge für sich selbst. Wenn Sie dafür sorgen, dass Körper, Geist und Seele immer gut genährt sind, ruhen Sie in sich. Sie sind frei und machen Ihr Glück nicht an anderen fest.

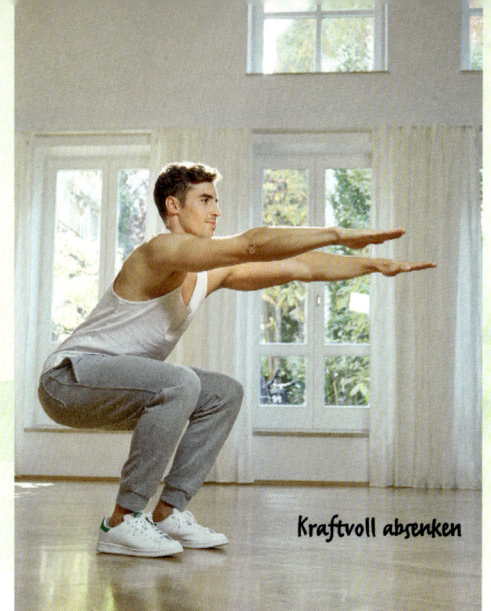

Kraftvoll absenken

KÖRPER UND SEELE IM EINKLANG
KNIEBEUGEN SPEZIAL

Hierdurch wird der Stoffwechsel hochgefahren und der gesamte Körper besser durchblutet. Der Po und die unteren Rückenmuskeln werden deutlich gestärkt. Sie gewinnen nicht nur an Muskelkraft, sondern auch an mentaler Stärke, nehmen Körper, Geist und Seele als Einheit wahr.

1 Sie stehen aufrecht und verwurzeln sich in Ihrer Vorstellung fest im Boden.

2 Während Sie langsam nach unten in die Kniebeuge gehen und wieder hinauf in die Beinstreckung, spüren Sie intensiv in Ihre Beinmuskeln hinein. Nehmen Sie wahr, wie stark Ihre Muskeln sind und wie viel Spaß Sie an der kraftvollen Bewegung haben, sodass diese immer leichter wird.

3 Machen Sie 20 bis 50 klassische Kniebeugen. Danach bleiben Sie noch ein paar Atemzüge lang stehen und spüren mit geschlossenen Augen in Ihre Muskeln hinein.

VON INNEN HERAUS
LÄCHELN

Humor ist eine freie innere Haltung, die die Seele dauerhaft schmunzeln lässt. Wussten Sie schon, dass das Lächeln auch eine grundlegende Körperübung ist, die Sie täglich ausüben sollten? Die Gesichtsmuskeln wollen schließlich auch trainiert werden. Laufen Sie oft mit einem äußeren, aber immer mit einem inneren Lächeln durch die Welt. Das entspannt Ihr gesamtes Körpersystem und ist die beste Gesundheitsvorsorge. Der grüne Smoothie schmeckt in diesem Zustand übrigens noch besser.

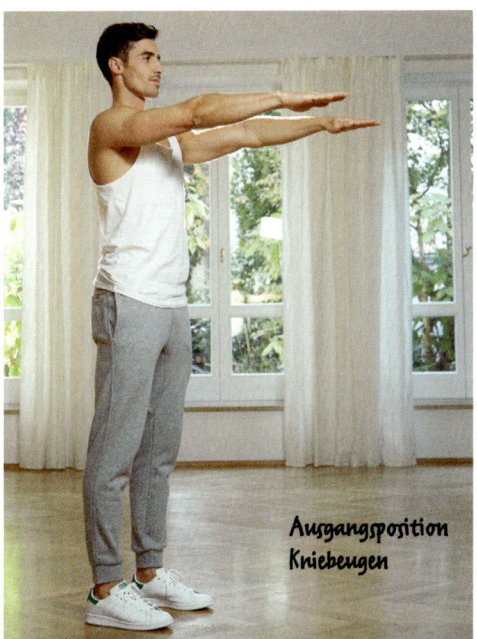

Ausgangsposition Kniebeugen

DER GRÜNE-SMOOTHIE-LEBENSSTIL

Sättigt und regt an

QUER DURCHS LAND

Für ca. 1,2 Liter: 1 reife Banane (mit Schale) | ½ Grapefruit (ohne Schale, aber mit der weißen Haut ums Fruchtfleisch) | 2 Datteln (ohne Kern) | 100 g Feldsalat | 10 Lindenblätter | 1 EL Sonnenblumenkerne | 1 TL Guaranapulver | 500 ml Wasser

Hält lange vor

AUF DEM SPRUNG

Für ca. 1,2 Liter: ½ Apfel | ½ Orange | ½ Banane | ½ Avocado | ½ Salatgurke | ½ Kopfsalat | ½ TL Zimt | 500 ml Wasser

Hält den Energielevel hoch

STREUOBSTWIESE

Für ca. 1,2 Liter: 1 Apfel | 1 Birne | 6 Zwetschgen (entsteint) | 5 Löwenzahnblätter | 10 Sauerampferblätter | 10 Spitzwegerichblätter | 20 Gänseblümchen | 500 ml Wasser
Dekoration: Stecken Sie zwei, drei Gänseblümchenblüten an den Glasrand.

Für einen geordneten Stoffwechsel

REISELUST

Für ca. 1,2 Liter: 2 Scheiben Ananas (geschält) | 5 Zweigspitzen der Heckenrose | Spitze einer Kratzdistel (mit Blüte) | 1 cm Ingwer (ungeschält) | 1 EL Chiasamen | 500 ml Wasser

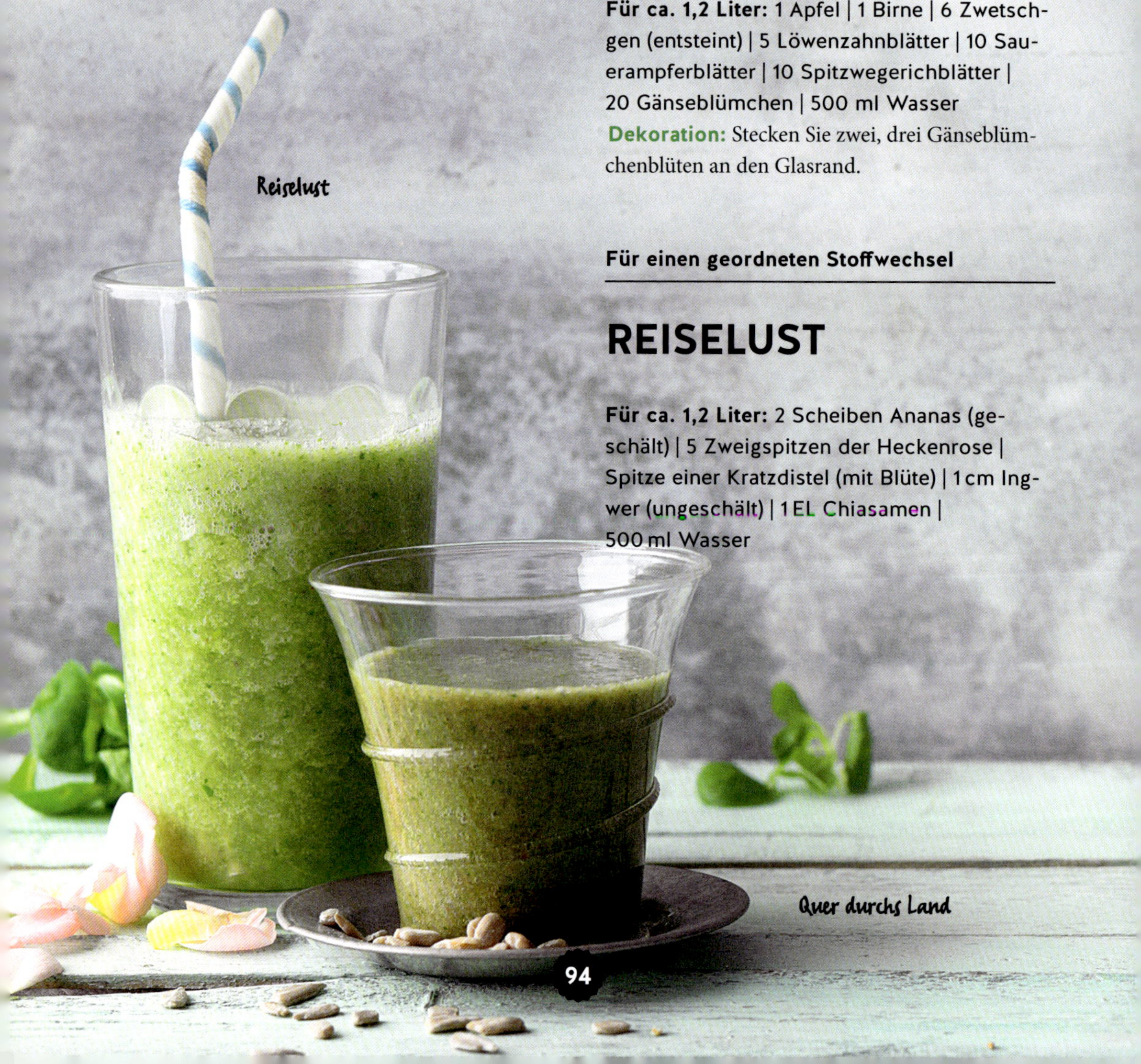

Reiselust

Quer durchs Land

Mit Hallo-wach-Effekt

GREEN SUNRISE

Für ca. 1,2 Liter: 1 Grapefruit (ohne Schale, aber mit der weißen Haut ums Fruchtfleisch) | 2 EL Sultaninen | ½ Bund Petersilie | 4 Kohlrabiblätter | 2 cm Ingwerwurzel | 2 EL Macapulver | 500 ml Wasser
Tipp: Im Bioladen bekommen Sie oft noch Grapefruits, bei denen die wertvollen Bitterstoffe nicht weggezüchtet wurden.

Macht intensiv wach

WEITER, IMMER WEITER

Für ca. 1,2 Liter: 2 Mangos (mit Schale, ohne Kern) | 4 Blatt Mangold | 2 Stängel Petersilie | 1 EL Pekannüsse (eingeweicht) | 1 EL Matcha-Grüntee-Pulver | 500 ml Wasser
Wichtig: Nicht nach 17 Uhr trinken, wenn Sie vor Mitternacht einschlafen wollen.

Reiselust statt -frust

FÜNF KONTINENTE

Für ca. 1,2 Liter: 1 Orange | 2 Maracuja | 50 g Physalis | 1 Kopf Romanasalat | 1 EL Baobab-Pulver | 2 Stängel Basilikum | 300 ml Wasser
Tipp: Physalis können Sie auch im Garten anpflanzen und sich erst an den leuchtend orangefarbenen Fruchthüllen, dann an den feinen Früchten freuen.

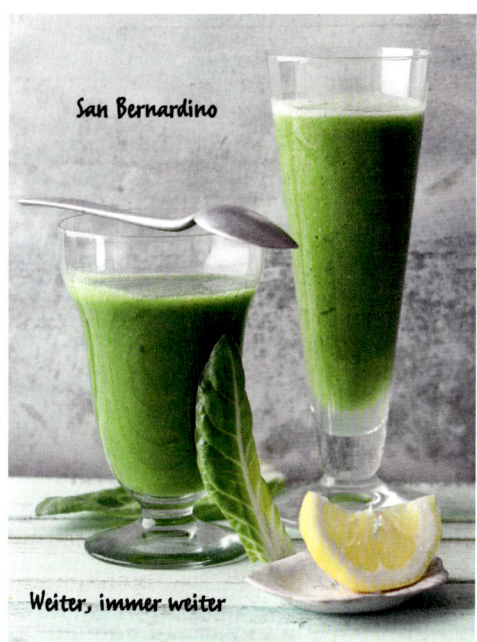

Zähmt das Reisefieber

SAN BERNARDINO

Für ca. 1,2 Liter: 2 reife Birnen | 1 kleine Zucchini | 50 g Sprossenmix | 1 TL Vanillepulver | Saft von ½ Zitrone | 500 ml Wasser

Frisch und fit ankommen

ANTIOXIA

Für ca. 1,2 Liter: 2 Zitronen | 80 g Vogelmiere | 4 Stängel Taubnessel | 1 EL Moringapulver | 2 EL Yaconsirup | 350 ml Wasser

MEHR ENERGIE UND FREUDE AM ARBEITSPLATZ

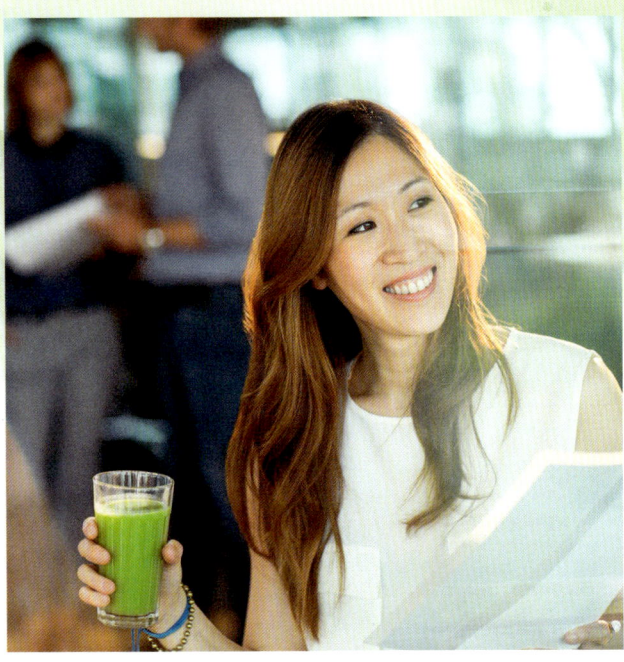

Die Rezepte auf den beiden nächsten Seiten halten uns während der Arbeitszeit fit und eignen sich besonders an hektischen Tagen, wenn keine Zeit für eine längere Essenspause ist.

Der grüne Zaubertrank hebt das Energieniveau so stark an, dass es tagsüber nicht mehr zu einem Leistungstief kommt. Besonders wenn man stundenlang konzentriert geistig arbeiten muss, empfiehlt es sich, in den Pausen grüne Smoothies zu trinken und rohköstliche Snacks zu sich nehmen. Auf diese Weise vermeidet man es, mittags die Konzentrationsfähigkeit durch schwere Kochkost und das »Verdauungskoma danach« zu stören, aus dem man nur mithilfe von stimulierendem Tee oder Kaffee wieder halbwegs herauskommt. Warm essen sollte man besser am Abend, wenn der Körper nach getaner Arbeit sowieso in den Entspannungsmodus übergeht.

Ein nahrhafter grüner Smoothie, eine kleine Runde an der frischen Luft – eine solche echte Pause schenkt Ihnen die nötige Energie für die zweite Tageshälfte. Sie sparen damit also Zeit, weil weniger Arbeit liegen bleibt.

Ich würde mich in diesem Sinne freuen, wenn grüne Smoothies Einzug in die Betriebskantinen halten würden. In kleineren Betrieben beziehungsweise Abteilungen kann vielleicht sogar ein Mixer in der Teeküche installiert werden.

DER GRÜNE-SMOOTHIE-LEBENSSTIL

ZWEITE TOPFIT-HOCH-4-ÜBUNG

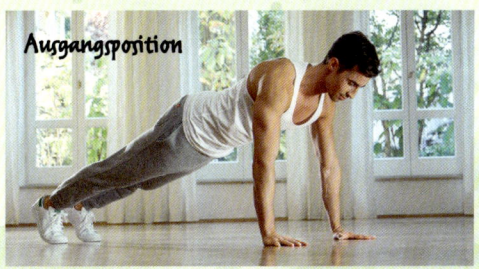

Ausgangsposition

Werden unsere Muskeln gut durchwärmt, haben wir sofort bessere Laune und viel mehr Elan, die täglichen Aufgaben zu stemmen.

SICH SELBST TRAGEN
LIEGESTÜTZE PLUS

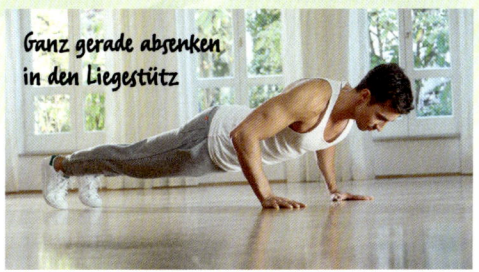

Ganz gerade absenken in den Liegestütz

Diese klassische Übung regt Kreislauf und Stoffwechsel an, stärkt die Brust- und Trizepsmuskeln und den vorderen Anteil der Muskeln im Schulterbereich.

1 Gehen Sie in die Liegestützposition. Ihr Gewicht ruht dabei auf den Händen und den Zehen. Ihr Rücken und Ihre Beine sind gerade, die Hände sind schulterbreit geöffnet.
2 Nun senken Sie Ihren Körper langsam gerade wie ein Brett bis kurz über dem Boden. Spüren Sie in Ihre Brustmuskeln und Ihre Armmuskeln hinein. Nehmen Sie wahr, wie stark Ihre Muskeln sind und wie viel Spaß sie an der Übung haben.
3 Stemmen Sie sich anschließend ebenso gerade wieder hoch. Fühlen Sie eine Kraft wie die von Superman in sich, die Sie nach oben drückt.
4 Beginnen Sie mit 3 bis 10 Wiederholungen und steigern Sie sich nach und nach auf 50.

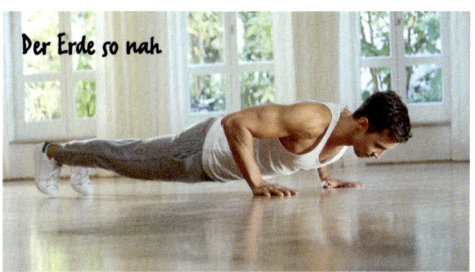

Der Erde so nah

Tipp: Wenn Sie die Hände etwas weiter aufstellen, trainieren Sie mehr die Brustmuskeln, stellen Sie sie enger zusammen, fordern Sie mehr die Trizepse. Variieren Sie!
Tipp: Sie können die Übung alternativ auch stehend und dynamisch durchführen, indem Sie die Arme an eine Wand stützen. Super fürs Büro!

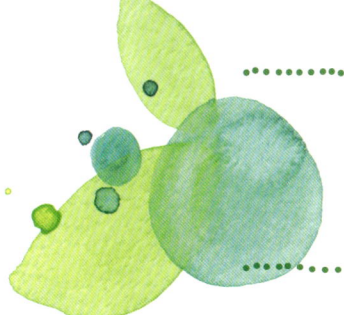

Wie können wir hoffen, geliebt zu werden, wenn wir selbst nicht lieben? Nur der Liebende ist liebenswert.

Zum Energieauftanken

BLAUPAUSE

Für ca. 1,2 Liter: 125 g Heidelbeeren | 1 Banane | 100 g Feldsalat | 2 Stangen Staudensellerie | 500 ml Wasser

Bringt Feuer in den Alltag

TASCHENKANTINE

Für ca. 1 Liter: ½ Papaya (mit Kernen) | 1 Bund Petersilie | ½ Chilischote | 500 ml Wasser

Kräftig anregend

SMOOFFEE

Für ca. 1,2 Liter: 2 Bananen | 2 Kiwi (mit Schale) | 100 g Postelein | 2 Stängel Basilikum | 2 getrocknete Feigen (eingeweicht) | 1 EL Guaranapulver | 1 EL Kakaopulver | 500 ml Wasser

Für Überblick und Erfolg

CHEFSACHE

Für ca. 1,2 Liter: 1 kleine Papaya (mit Schale, ohne Kerne) | 1 Mango (mit Schale, ohne Kern) | 2 Feigen | ½ Kopf Spitzkohl | 1 EL Leinsamen | 500 ml Wasser
Tipp: Noch zu harte Mangos reifen in der Obstschale sehr gut nach.

Für Tatkraft und Ideen

MITARBEITER DES MONATS

Für ca. 1,2 Liter: 1 Granatapfel, geschält | ½ Kopf Lollo Rosso | 4 Blätter Radicchio | 1 EL Birkenzucker (Xylit) | 500 ml Wasser

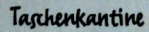

Taschenkantine

Blaupause

Hilft aus dem kleinen Tief

GEISTESBLITZ

Für ca. 1,2 Liter: ½ Ananas (geschält) | 4 Datteln (ohne Kern) | 100 g Spinat | 2 cm Ingwer (ungeschält) | 500 ml Wasser
Wichtig: Rohen Spinat sollten Sie wegen der enthaltenen Oxalsäure nur ein- bis zweimal wöchentlich zu sich nehmen.

Vitalstoffkick zwischendurch

ALFATIER

Für ca. 1,2 Liter: 1 Babyananas (geschält) | 2 Pfirsiche (entsteint) | 3 Brennnesselspitzen | 10 Lindenblätter | 2 EL Alfalfasprossen | 400 ml Wasser

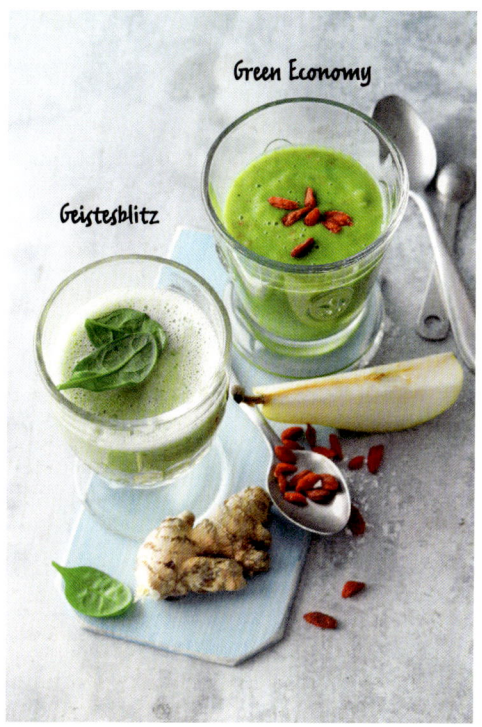

Für mehr Konzentration

REKORDZEIT

Für ca. 1,2 Liter: 4 Schwarzkohlblätter | 4 EL schwarzer Sesam | 1 EL Kakaopulver | 1 EL Yaconsirup | 500 ml Wasser
Tipp: Yaconsirup wird aus einer südamerikanischen Knolle gewonnen. Er ist zahnfreundlich und liefert zahlreiche Vitalstoffe. Diabetiker vertragen ihn gut und er hilft, die Darmflora zu regenerieren.

Fokus für das Wesentliche

GREEN ECONOMY

Für ca. 1,2 Liter: 2 Äpfel | 1 Birne | ½ Eichblattsalat | 2 EL Chiasamen (eingeweicht) | 1 Handvoll Gojibeeren | 500 ml Wasser

Füllt Energiereserven nach

ZWEITE LUFT

Für ca. 1,2 Liter: 1 Avocado | 100 g grüne Weintrauben | 1 kleiner Kopfsalat | 1 EL Gerstengraspulver | 1 EL Macapulver | 500 ml Wasser

EIN ERFAHRUNGS-BERICHT

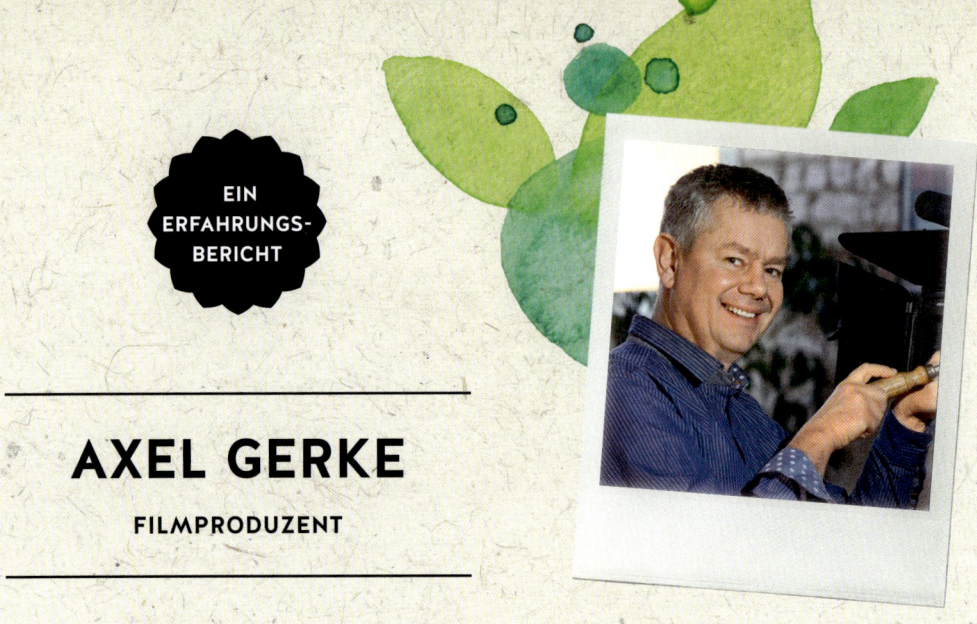

AXEL GERKE
FILMPRODUZENT

Hungrig »on the road«

Film- und Fernsehproduktionen sind in der Regel sehr aufwendig und erfordern eine Menge Präzision. Die Budgets sind hoch und der Zeitplan ist stets straff gefasst. Wenn nach langen Runden das Drehbuch alle Aussagen enthält, die Drehorte festgelegt wurden, können das Kamerateam und die Schauspieler gebucht werden und der Dreh kann endlich beginnen. Jetzt müssen alle zur richtigen Zeit an der richtigen Position sein, Wind und Wetter rücken an zweite Stelle und wenn dann alles Hand in Hand geht, schafft man ein Produkt, in das der Zuschauer wie in eine neue Welt eintaucht und welches gleichzeitig Kunden und Investoren zufriedenstellt.

Große Filmteams kommen deswegen immer mit einem eigenen Cateringservice ans Set. Er besteht aus einem Lkw, der wie eine Großküche ausgestattet ist, in dem man selbst raffinierte Gerichte »on the road« herstellen kann, damit die vielen hungrigen Mäuler auch gestopft werden. Kleinere Filmproduktionen wie meine eigene, die zudem als Dienstleister im Industriebereich arbeitet, haben diese Möglichkeiten nicht. Wir produzieren Industrie- und Werbefilme und unser Dreh vor Ort beim Kunden bedeutet für diesen oft zusätzliche Arbeit zum bestehenden Produktionsprozess. So müssen wir uns nach diesen Umständen richten, wodurch unsere Pausen oft ausfallen oder zu kurz sind, um in Ruhe etwas Gescheites zu essen.

Grüne Smoothies sind genau das Nahrungsmittel, das ich gesucht habe

Um an solchen Tagen, die teilweise 16 oder 18 Stunden lang sind, dennoch konzentriert und mit voller Kraft arbeiten zu können, war ich lange auf der Suche nach einer geeigneten Nahrung. Sie sollte schnell zubereitet und dabei gesund und nahrhaft sein. Was ich brauchte, war Höchstleistung auf den Punkt, und so kam ich auf den grünen Smoothie. Anfangs habe ich meine gute alte Küchenmaschine genutzt und begonnen, mich an das Mixen heranzutasten. Viel Obst, süß und wenig grün, heute sieht es umgekehrt aus. Ich war von Anfang an vom grünen Smoothie überzeugt und es war klar: Das ist das Nahrungsmittel, auf das ich jahrelang gewartet hatte!

Alte Gewohnheiten

Dennoch verlief die Anfangszeit anders als gedacht. Gegen elf Uhr vormittags machte ich mir meinen grünen Smoothie. Doch kaum begann ich mit dem Trinken, bekam ich einen unbändigen Heißhunger und nur eine große, direkt anschließend verzehrte feste Mahlzeit konnte ihn stillen. Ich war ausgezehrt durch den jahrelangen Alltagsstress und die vielen unregelmäßigen Mahlzeiten mit viel Fastfood, oft noch spät in der Nacht. So seltsam es klingen mag und trotz einiger Kilos zu viel auf den Rippen: Mein Körper war tatsächlich unterernährt. Allmählich begann ich zu verstehen, was der Ausspruch »Verhungern an vollen Töpfen« bedeuten könnte.

Auch der rasche Umstieg auf einen Hochleistungsmixer und zusätzliche fetthaltige Getränke konnten den Heißhunger nicht verhindern. Es

male Versorgung. Meine Leistungsfähigkeit ist mit ihm noch einmal deutlich gestiegen und eine krankheitsbedingte Ausfallrate gleich null.

Jeden Tag nach Lust und Laune »smoothen«

Alle Zutaten in meinen Smoothies sind biodynamisch, nie aus konventionellem Anbau. Neben den frischen grünen Blättern habe ich auch immer getrocknete Blätter vorrätig: Brennnessel oder Löwenzahn aus dem Kräuterladen. So komme ich nicht in Not, wenn es mal mit dem Einkaufen

---

ICH KENNE KEIN ANDERES LEBENSMITTEL, DAS MIR DIESES GEFÜHL DER GANZHEITLICHEN GENÄHRTHEIT GIBT UND MICH SO GUT VOR ÜBERLASTUNG SCHÜTZT WIE DER GRÜNE SMOOTHIE.

---

dauerte etwa ein halbes Jahr, bis er dann von allein aufhörte. Heute weiß ich, durch den grünen Smoothie bekam mein Körper eine Mahlzeit, die er versteht. Eine, die er vollständig verwerten kann. Und natürlich wollte er davon mehr! Er brauchte aber Zeit, um sein Glück überhaupt fassen zu können.

Auf all meinen Wegen ...

Das ist nun etwa vier Jahre her. Heute ist der Power-Mixer fester Bestandteil im Büro und wird dort nahezu täglich genutzt. Zudem ist er auf allen Reisen dabei und läuft auch morgens früh im Hotel, um die Ration für das Frühstück und den Tag zu produzieren. Gerade in den anstrengenden Zeiten, bei permanentem Stress und an Arbeitstagen, die bis in die Nacht gehen, verhindert der grüne Smoothie das Ausbrennen des Körpers und liefert mir die benötigten Nährstoffe für eine opti-

nicht klappt. Frisch zu sammeln ist natürlich das Allerbeste, aber das gelingt mir im Alltag leider nur sehr selten. Dafür nutze ich, je nach Lust und Laune, viele weitere Zutaten. Matcha oder Guarana, um wach zu werden, Mandeln oder Hanfsamen als Fette, Zeolith und Spirulina-Algen zum Entgiften. Ich spüre kurz in mich rein und wähle dann aus den bereitstehenden Vorratsgläsern aus, was mein Körper an diesem Tag möchte. Allein durch den regelmäßigen Genuss von grünen Smoothies bin ich nach und nach Fan einer rohköstlichen Ernährung geworden. Mehr und mehr halten Früchte und rohes Gemüse, rohköstliche Torten und Rohkostbrote mit Aufstrich Einzug in mein Leben. Nach einigen Tagen auswärts und den Abendessen mit Kunden in Restaurants komme ich jetzt nach Hause und die Rückkehr in meine neue Ernährungsweise gelingt mir ohne Probleme und mit einer großen Freude.

LEICHTER LERNEN

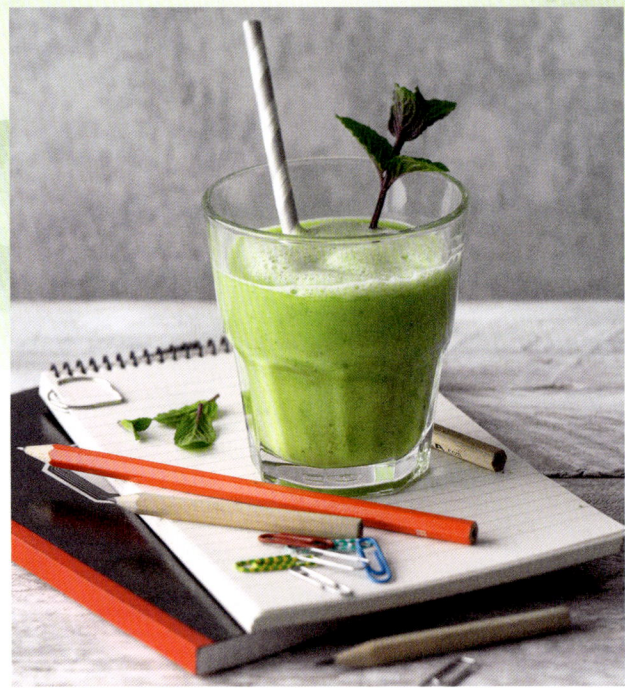

Der grüne Smoothie schmiert die Gehirnwindungen und sorgt für ein waches Leseauge. Er ist uns eine wertvolle Hilfe beim Lernen, weil er das Gehirn optimal mit Vitalstoffen versorgt. Deswegen sollte er überall zur Verfügung stehen, wo gelernt wird. In Kita und Schule wird bereits häufig gemeinsam gesät und geerntet – warum nicht auch gemixt und getrunken!
In der Mensa und in Kantinen würde der grüne Smoothie den Speiseplan enorm bereichern und die Kopfarbeiter mit frischer Energie versorgen. Übrigens können Sie Ihren Nachwuchs schon sehr früh, gleich zur Beikosteinführung, mit milden grünen Smoothies und rohköstlichen Breien füttern. So ersparen Sie sich auch die durchwachten Nächte, die Eltern oft erleben, wenn ihr kleines Kind aufgrund von ungewohnter gekochter Nahrung Verdauungsprobleme bekommt. Ich spreche da aus eigener Erfahrung. Gleich von Anfang an, bevor noch die ersten Zähnchen kommen, kann Ihr Kind schon an den grünen Geschmack gewöhnt werden. Später in der Schule hat es dann mit dem coolen grünen Zaubertrank seinen Vitalstoffnachschub immer dabei, statt sich von Wurstbrot oder Schokoriegel die Energie fürs Lernen rauben zu lassen.

DRITTE TOPFIT-HOCH-4-ÜBUNG

Die Kräftigung der tiefen Rückenmuskulatur ist besonders wichtig für alle, die viel am Schreibtisch büffeln und tüfteln.

INNERLICH UND ÄUSSERLICH
AUFRICHTEN BEIM RUDERN

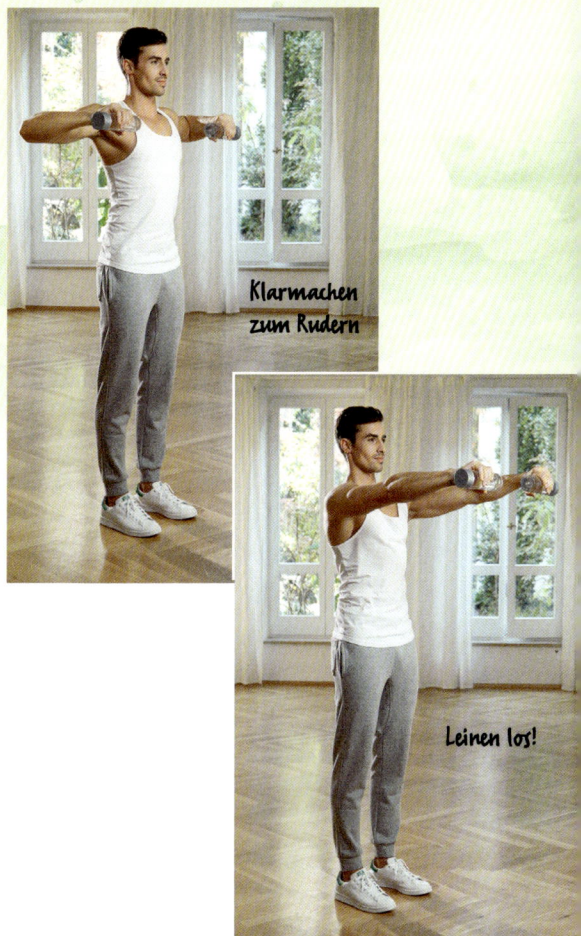

Klarmachen zum Rudern

Leinen los!

Die Übung stärkt den Stoffwechsel und schenkt eine aufrechte Haltung. Sie macht auch auf stressbedingte Fehlhaltungen aufmerksam.

1 Im stabilen, hüftbreiten Stand machen Sie mit beiden Armen eine langsame Ruderbewegung, entweder mit einer kleinen Wasserflasche oder Hantel in jeder Hand.

2 Ziehen Sie die Schulterblätter kontrolliert mit Kraft nach hinten beziehungsweise zueinander. Auch die Bewegung zurück in die Ausgangsposition ist kontrolliert und kraftvoll.

3 Machen Sie anfangs 10 langsame Ruderbewegungen und steigern Sie sich von Mal zu Mal weiter, bis auf 50.

4 Zum Abschluss stehen Sie noch für ein paar Atemzüge still und spüren mit geschlossenen Augen in Ihre Muskeln hinein. Spüren Sie die Wärme, die von ihnen ausgeht, das wohlige Gefühl im Körper und die innere wie äußere Aufrichtung.

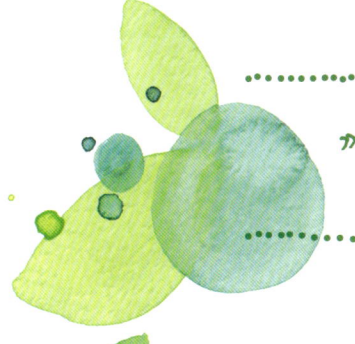

»Entweder man meistert sein Leben lächelnd oder gar nicht«, sagt ein chinesisches Sprichwort.

DER GRÜNE-SMOOTHIE-LEBENSSTIL

Gutes Gedächtnis ohne Schummeln

SPICKZETTEL

Für ca. 1,2 Liter: 2 Äpfel | 4 Datteln (ohne Kern) | 4 Blatt Mangold (ohne die dicken Stiele) | 1 Handvoll Vogelmiere | 100 g Kresse | 1 Prise Cayennepfeffer | 500 ml Wasser

Schärft Sinne und Verstand

SCHLAUFUCHS

Für ca. 1,2 Liter: 150 g Kirschen (ohne Stein, frisch oder TK) | 125 g Feldsalat | 2 EL Buchweizensprossen | 4 Rosmarinblättchen | 500 ml Wasser

Brainfood für den Unitag

STUDENTENFUTTER

Für ca. 1,2 Liter: 8 Aprikosen (entsteint) | 2 frische Feigen | 2 Handvoll junger Giersch | 500 ml Wasser
Tipp: Der Smoothie eignet sich wunderbar als Frühstück vor der Prüfung, denn er versorgt das Gehirn lang anhaltend mit »Treibstoff«.

Neue Energie für müde Denker

KNACK DIE NUSS

Für ca. 1,2 Liter: 1 Banane | 4 Kiwis (geschält) | 100 g Postelein | 4 Blätter Mangold | 2 EL Erdnüsse natur (eingeweicht) | 500 ml Wasser

Gegen die Lustlosigkeit

HAUSAUFGABEN-HELFER

Für ca. 1,2 Liter: 2 Orangen | ½ Avocado | ½ Lollo rosso | 4 Löwenzahnblätter | 8 Spitzwegerichblätter | 500 ml Wasser

Studentenfutter

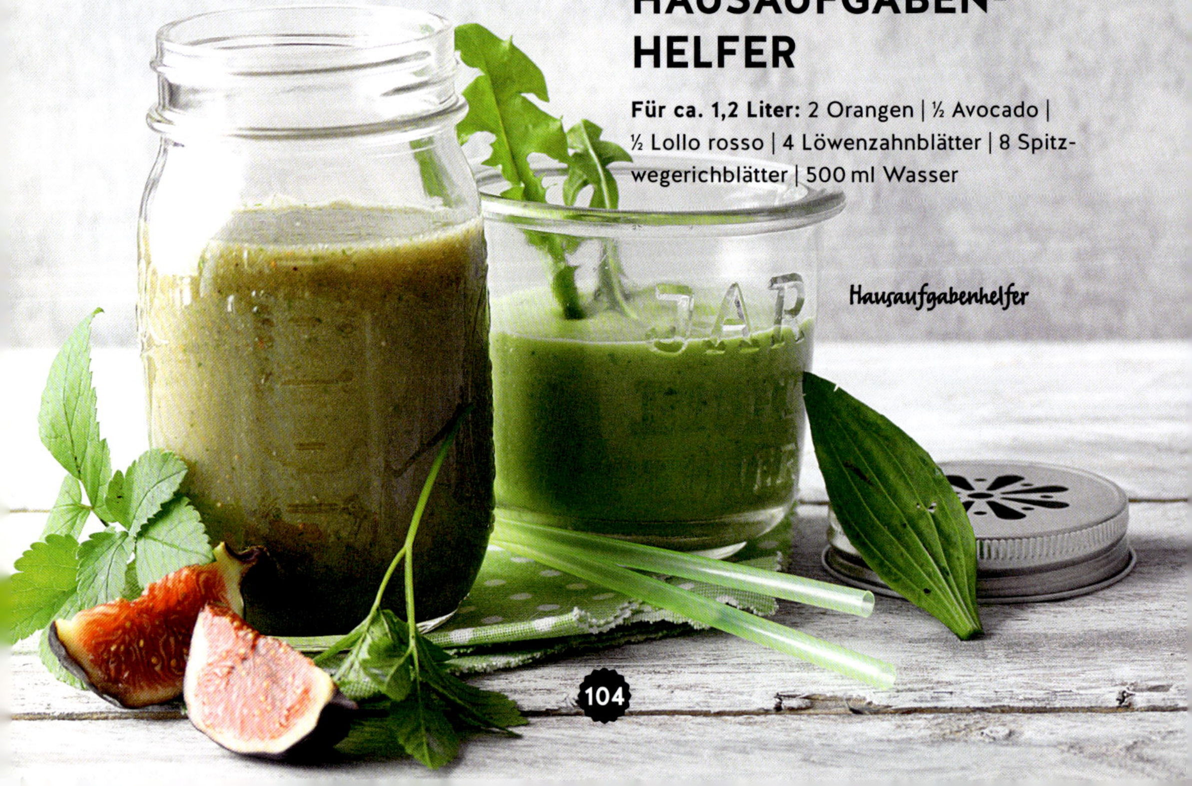

Hausaufgabenhelfer

Fürs geistige Durchhaltevermögen

FLOWERLEBNIS

Für ca. 1,2 Liter: 2 Paprika (mit Kernen) | 2 Tomaten | ½ Salatgurke | 100 g Rote-Bete-Blätter | 50 g Sprossenmix | 1 Zitronenscheibe (mit Schale) | 1 Prise Kristallsalz | 500 ml Wasser
Tipp: In Gläsern mit Siebaufsatz können Sie Ihre Sprossen stets frisch auf der Fensterbank ziehen, etwa Alfalfa, Bohnen, Senfsaat, Radieschensamen, Sonnenblumenkerne …

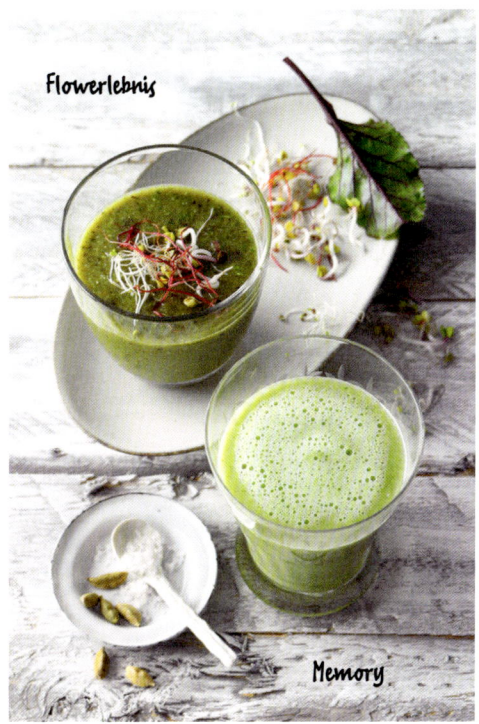

Für kreatives Mitdenken

SONNENKLAR

Für ca. 1,2 Liter: 2 Kakis | 2 Guaven | 125 g Asia-Salatmix | 5 cm Aloe vera (Blattinneres) | 1 EL Spirulina-Alge | 500 ml Wasser
Dekoration: Von den Kaki unten eine Scheibe samt dem Stielansatz abschneiden uund als Deckel aufs Glas setzen.

Bringt Würze ins Lernen

HIGH FIVE

Für ca. 1,2 Liter: 2 Tomaten | 2 rote Paprika | 1 kleine Salatgurke | 1 kleiner Chinakohl (mit Strunk) | 1 Knoblauchzehe | 2 Stängel Basilikum | 1 Prise Kristallsalz | 1 Prise Cayennepfeffer | 250 ml Wasser
Tipp: Mit der angegebenen Menge Wasser ergibt der Mix eine sämige Suppe, die sich gut zum Löffeln in der Pause eignet.

Damit Sie nichts vergessen

MEMORY

Für ca. 1,2 Liter: 1 Avocado | 1 Zitrone | 1 EL Chlorella-Algenpulver | 1 Prise Kardamom | 1 Prise Kristallsalz | 500 ml Wasser

Nährt und erfrischt

PAUSENBROT

Für ca. 1,2 Liter: 2 Äpfel | 2 Mandarinen | ½ Bataviasalat | 2 Salbeiblätter | 2 EL Hanfsamen | 500 ml Wasser

EIN ERFAHRUNGSBERICHT

REGINE WETZIG

UNTERNEHMERIN I. R., KINDERBUCHAUTORIN

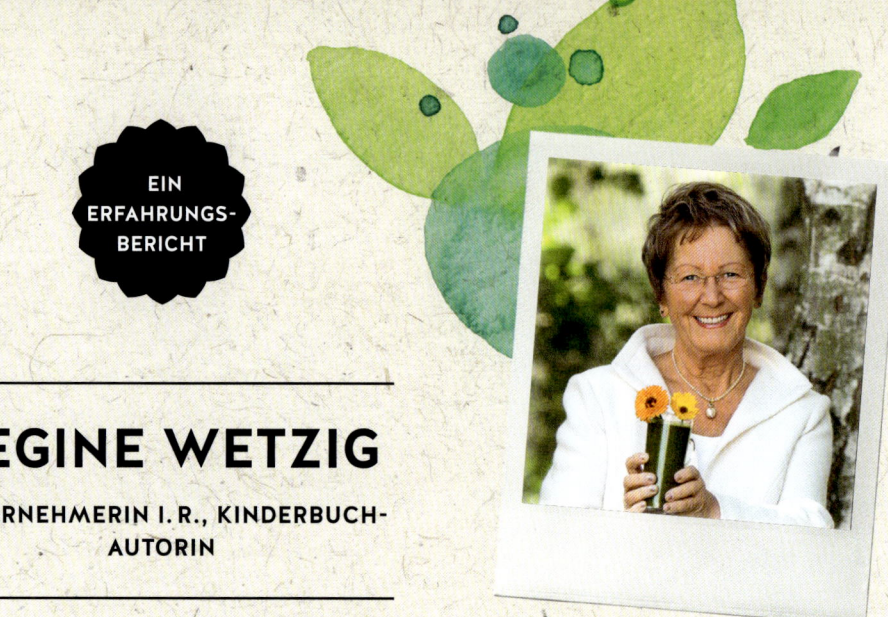

Smoothies unterm Weihnachtsbaum

Vor einigen Jahren schenkte uns unsere Tochter zu Weihnachten die erste DVD über grüne Smoothies von Victoria Boutenko. Mein Mann und ich waren auf Anhieb begeistert. Wir essen seit jeher viel Obst und Gemüse und lieben Grünes. Dass man die Energie der Blätter mit all den unterschiedlichen Wirkstoffen fast eins zu eins aufnehmen kann, begeisterte uns, und wir gruben auch sofort all unser Pflanzenwissen aus der Kindheit aus, das unsere Großmütter uns mitgegeben hatten. Wir kauften uns einen Hochleistungsmixer und feierten meinen Geburtstag im März mit dem grünen Wunder vor unserer Haustür und im Mixbehälter. Seitdem trinken wir als Ritual jeden Morgen als erste Mahlzeit einen grünen Smoothie und freuen uns auf die zweite Portion am Nachmittag.

»Kaninchenfutter« sammeln

Die Nachbarn beobachteten anfangs verwundert, dass wir allabendlich Brennnesseln, Löwenzahn, Giersch, Blätter von den Bäumen und wilden Brombeeren pflückten: »Müsst ihr sparen – esst ihr jetzt Kaninchenfutter?« Um alle Fragen zu beantworten, organisierte ich für Nachbarn und Freunde Verkostungen, wählte die süßesten Früchte, die knackigsten Blätter und machte gleich die Probe, ob meine Gäste auch alles kannten, was da so rings um uns herum wächst. Es waren schöne und interessante Abende.

Offene Türen

Meine Tochter organisierte 2010 das 1. Yogafestival in Mecklenburg-Vorpommern und ich bereitete einen Workshop vor, um dort meine neuen Erkenntnisse an den Mann und an die Frau zu bringen. Vom nächsten Yogafestival an war unser Mixer über alle drei Veranstaltungstage in Bewegung und die Fans des Smoothie wurden immer mehr. Natürlich ist es auf einem Yogafestival nicht besonders schwer, Begeisterung für gesunde Nahrung zu wecken. In unserer Firma dagegen kam ich mir anfangs wie der Rufer in der Wüste vor ...

Alternativen zu Pommes und Pizza

Seit Langem machte ich mir Gedanken über die immer deutlicher sichtbar werdenden Folgen unserer Ernährung, vor allem schon bei den Kindern. Da ich selbst mein ganzes Leben lang mit Übergewicht zu kämpfen hatte, ärgerte mich die zunehmende Selbstverständlichkeit im Umgang damit. Als langjährige Vorsitzende der Parchimer Bürgerstiftung unterstütze ich vor allem unser Ziel, den Kindern Erlebnisse zu ermöglichen, bei denen sie sich ihrer Verantwortung für ihre körperliche Entwicklung bewusst werden.

Wie kann man Kindern grüne Nahrung nahebringen? Es ist ganz einfach: Kinder verbinden ein inniges Wohlgefühl mit einem zärtlichen und intensiven Schmusen. Aus dem Smoothie wurde fältige Reaktionen der Kinder und auch der Lehrer. Dort, wo der Lehrer Interesse zeigte, wussten die Kinder bereits gut über Obst und Kräuter Bescheid und wollten unbedingt alles kosten und schmecken. Am meisten wunderten sie sich, wie gut Möhrenkraut schmeckt. Belohnt fand ich mich immer dann, wenn die Lehrer viele Anregungen für künftige Unterrichtsstunden und Exkursionen mitnahmen. Wenn im Supermarkt ein

WENN DER GRÜNE SMOOTHIE INTERESSANTER IST ALS ZUCKERWATTE UND BRATWURST, MACHT MICH DAS GLÜCKLICH.

also der Schmusi. Die Kinder waren begeistert von dem Namen, dem leuchtenden Grün und dem tollen Geschmack.

Ich wollte ein Schmusibuch für Kinder, Eltern und Großeltern schreiben. Ich träumte davon, dass die Lehrer meine Verbündeten werden. Ich hoffte, dass sich Leute finden, die sich gern anbieten, um mit den Kindern Kräuter zu sammeln und zu bestimmen und sie dann in die Schmusiherstellung einweihen. Mein Buch habe ich geschrieben, auch wenn ich es nicht »Schmusibuch« nennen durfte – weil der Name »Schmusi« geschützt ist, obwohl er gar nicht verwendet wird. Am liebsten hätte ich die Flinte schon vorher ins Korn geworfen, aber Clara, die mit so viel Liebe und Pfiff die Zeichnungen angefertigt hatte, fragte ihre Enkel. So nannten wir das Büchlein »Banessa und Löwebir«, weil Banane und Brennnessel miteinander schmusen und sich auch Löwenzahn und Birne ineinander verlieben. Ich bot den Parchimer Grundschulen an, für die 3. Klassen Buchlesungen mit Verkostungen durchzuführen. Wenn nach dem Vorlesen mein Mixer dröhnte und ich dann den grünen Zaubertrank verteilte, erlebte ich viel-

Kind auf mich zugelaufen kommt und seinen Eltern erklärt, dass ich die mit den grünen Smoothies sei, dann geht es mir richtig gut.

Festlich grün

Das Parchimer Stadtfest bekam 2015 durch unsere Parchimer Bürgerstiftung eine neue Facette. Wir organisierten Aktionen zur gesunden Ernährung und zur Bewegung. Am Ziel des Frühlingslaufes der 1. bis 4. Klassen durch die Innenstadt erhielt jedes Kind einen Apfel und einen Gutschein für einen grünen Smoothie. An unserem Bürgerstiftungsstand mixten Burkhard Hickisch und Angelika Detmers die Smoothies, inmitten von Zuckerwatte und Bratwürsten. Es kamen viele neue Fans. Unser Gewinnspiel beschäftigte sich vor allem mit dem Zucker in unserer Ernährung. Dass eine Schülerin der 11. Klasse unseres Gymnasiums den 1. Preis, einen nagelneuen Hochleistungsmixer, gewann, freute mich sehr. Ich bekam die Gelegenheit, den Mixer im Unterricht zu überreichen und 20 interessierten Zuhörern eine Menge über gesunde Nahrung zu erzählen. Ich soll unbedingt wiederkommen, und das höre ich immer öfter.

GUT FÜR JUNG UND ALT

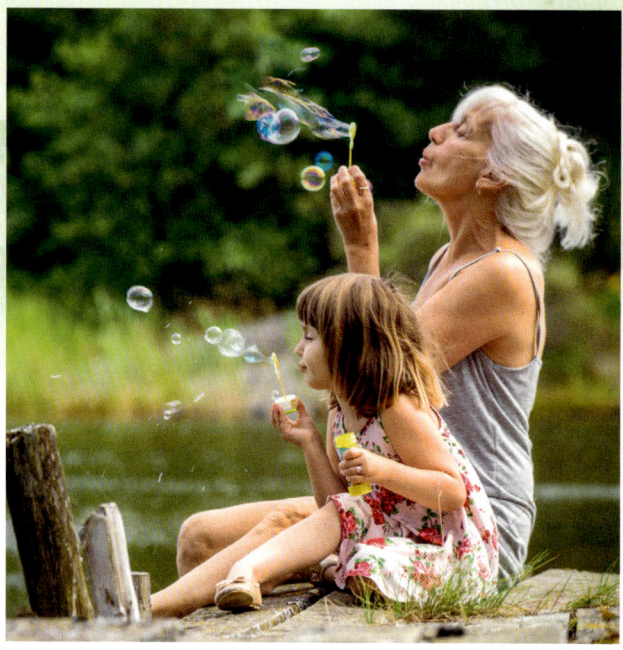

Kleine Kinder haben ganz besondere Ernährungsbedürfnisse, bei den Senioren sieht es ebenso aus. Beiden Altersgruppen ist gemeinsam, dass sie viele Vitalstoffe und wenig Belastendes zu sich nehmen sollten. Während es bei den Kleinen vor allem darauf ankommt, groß und stark zu werden und sich von Anfang an gesunde Ernährungsgewohnheiten zuzulegen, geht es bei den Alten um die Gesundheit der Zellen, die Regenerationsfähigkeit, den Erhalt der Leistungsfähigkeit und nicht zuletzt um ein gutes Gedächtnis.
Besonders wenn am Lebensabend ein gesundes Gebiss zum gründlichen Kauen nicht mehr gegeben ist, liefert der grüne Smoothie als willkommener »Gesundheitstankwagen« neue Energie. Hinzu kommt, dass gerade die heutige Generation alter Menschen vornehmlich an eine eher deftige, aber vitalstoffarme Küche gewöhnt ist und entsprechende Kost auch in den meisten Wohnanlagen angeboten wird. Daran, auf einmal große Mengen an grünem Salat zu essen, mögen sich alte Menschen kaum mehr gewöhnen – beim süß schmeckenden, unkomplizierten Greenie sieht es da schon ganz anders aus. Mit grünen Smoothies gesund und glücklich das Alter erleben lautet die Devise, auch und gerade in der Seniorenresidenz, wo der Mixer als Kleinküche im Apartment nicht zuletzt auch für mehr Selbstbestimmung sorgt!

VIERTE TOPFIT-HOCH-4-ÜBUNG

Kinder wissen oft gar nicht, wohin mit ihrer Kraft, die Älteren betrauern oft den Verlust derselben – die Übung hilft dem einen, überschüssige Energie abzubauen, und dem anderen, zu spüren, was noch so alles in ihm steckt.

ICH SPÜRE MEINE KRAFT!
BIZEPSÜBUNG

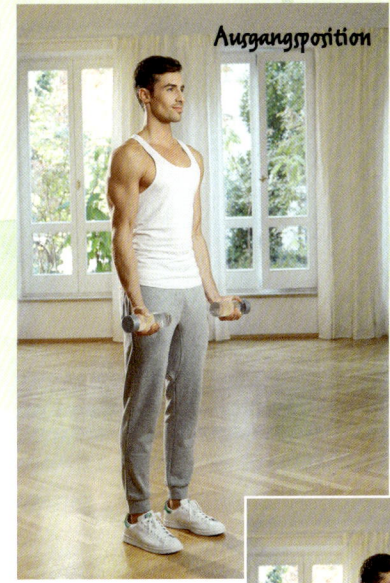

Ausgangsposition

Mit Kraft heranziehen und den Bizeps stärken

Die Bizeps- und auch die Trizepsmuskeln werden gestärkt und formen die Arme. Starke Armmuskeln helfen im Alltag beim Heben, Tragen und vielem mehr – und sie sehen einfach gut aus. Das Gewebe wird von Mal zu Mal fester und baut sich weiter auf. So verschwinden auch Fettpolster an den Armen, ob verspäteter »Babyspeck« oder Zeichen eines langen, guten Lebens.

1 Im aufrechten Stehen oder Sitzen nehmen Sie zwei Hanteln oder kleine Wasserflaschen in die Hände und winkeln die Unterarme nach oben an.
2 Nun bewegen Sie die Unterarme langsam und mit Kraft nach oben, wobei die Oberarme relativ gerade nach unten zeigen. Es bewegen sich also nur die Unterarme. Spüren Sie die Superman-Kraft, die Ihre Unterarme nach oben drückt.
3 Die Bewegung zurück in die Ausgangsposition ist ebenfalls kontrolliert und kraftvoll, nicht einfach die Unterarme fallen lassen!
4 Die Bewegung 10- bis 20-mal wiederholen.
5 Zum Abschluss spüren Sie noch für ein paar Atemzüge mit geschlossenen Augen in Ihre Muskeln hinein. Spüren Sie die Wärme, die von ihnen ausgeht, das wohlige Gefühl, Kraft zu haben und noch mehr Kraft aufzubauen.

Tipp: Ich empfehle, bei der Übung auch gleichzeitig die Trizepsmuskeln, die Armstrecker an der Oberarmrückseite, zu trainieren – indem Sie beim Senken der Unterarme, kurz vor der Ausgangsposition, die Trizepsmuskeln langsam und gefühlvoll anspannen. Zurück in der Ausgangsposition bauen Sie dann für rund 5 Sekunden die Maximalkraft im Trizeps auf.

DER GRÜNE-SMOOTHIE-LEBENSSTIL

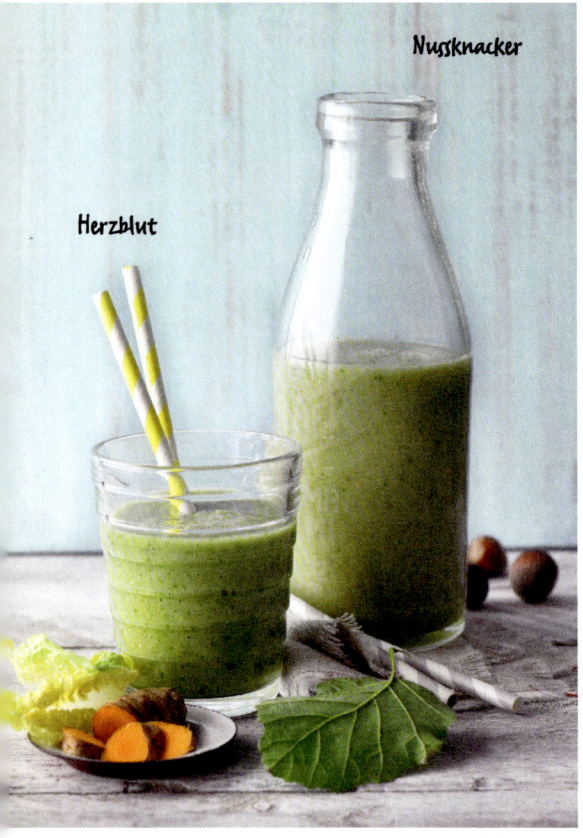

Kinderrezept 1 von Svenja Wesseloh

STRAWBERRY KISS

Für ca. 1,2 Liter: 1 Handvoll Spinat | 1 Handvoll Giersch | 1 Handvoll Erdbeeren | 1 Banane | 1 dicke Scheibe Ananas | Saft von 1 Orange | Wasser nach Bedarf
Tipp: Noch Platz auf dem Balkon? Ein, zwei Stauden Monatserdbeeren versorgen Sie von Mai bis Oktober mit den süßen »Bonbons« der Natur.

Für bessere Sauerstoffversorgung

HERZBLUT

Für ca. 1,2 Liter: ½ Granatapfel (mit der weißen Innenhaut) | 1 Banane | 2 kleine Köpfe Romanasalat | 1 Stück Kurkumawurzel (ca. 3 bis 5 cm) | 1 TL Birkensüße | 500 ml Wasser

Für Muskel- und Willenskraft

NUSSKNACKER

Für ca. 1,2 Liter: Fruchtfleisch von ½ Ananas | 4 Datteln (ohne Kern) | ½ Spitzkohl | 8 Haselnussblätter | 2 EL Haselnüsse (eingeweicht) | 500 ml Wasser

Kinderrezept 2 von Svenja Wesseloh

BANANGO

Für ca. 1,2 Liter: 2 Handvoll Spinat | 2 Bananen | 1 reife Mango | Wasser nach Geschmack
Tipp: Schmeckt auch fein mit wenig Wasser – als grüner Pudding zum Löffeln.

Kinderrezept 3 von Svenja Wesseloh

DER KLASSIKER

Für ca. 1,2 Liter: 2 Handvoll junger Spinat | 1 großer süßer Apfel | 1 Banane | ½ Avocado | Saft von 2 Orangen | 1 Stückchen Ingwer (ungeschält) | ⅛ Zitrone | Wasser nach Geschmack

Schützt vor Zellalterung

JUNGBRUNNEN

Für ca. 1,2 Liter: 125 g Himbeeren (frisch oder tiefgefroren) | 1 Banane | 100 g Feldsalat | 2 EL Chiasamen (eingeweicht) | 2 EL Kokosöl | 500 ml Wasser

Der Name sagt alles ...

VERGISSMEINNICHT

Für ca. 1,2 Liter: 125 g Heidelbeeren (frisch oder tiefgefroren) | 2 EL Rosinen | 2 Stängel Minze | 2 Handvoll Giersch | 500 ml Wasser

Kinderrezept 4 von Svenja Wesseloh

WILDE BIRNE

Für ca. 1,2 Liter: 1 Handvoll Spinat | 1 Handvoll Wildkräuter (zum Beispiel Malve, Gundelrebe, Taubnessel, Vogelmiere) | 8 Basilikumblätter | 1 süße Birne (ungeschält!) | 1 Handvoll grüne Trauben | 1 Scheibe Ananas (geschält!) | ¼ Avocado | je 1 Scheibe Zitrone und Orange (mit Schale) | 250 ml Wasser

Wirksamer Zellschutz

JELÄNGERJELIEBER

Für ca. 1,2 Liter: 100 g Herzkirschen (entsteint) | 1 Birne | 100 g Salatmix | 4 Löwenzahnblätter | 4 Wegerichblätter | 1 EL Kokosmus | 500 ml Wasser
Tipp: Ob Spitz- oder Breitwegerich, die Mixtur stärkt auch bei Erkältung.

Weckt Kindheitserinnerungen

PUSTEBLUME

Für ca. 1,2 Liter: 125 g Weintrauben mit Kernen | 10 Weinblätter | 4 Löwenzahnblüten | ½ Römersalat | 2 EL Mandeln (eingeweicht) | 500 ml Wasser

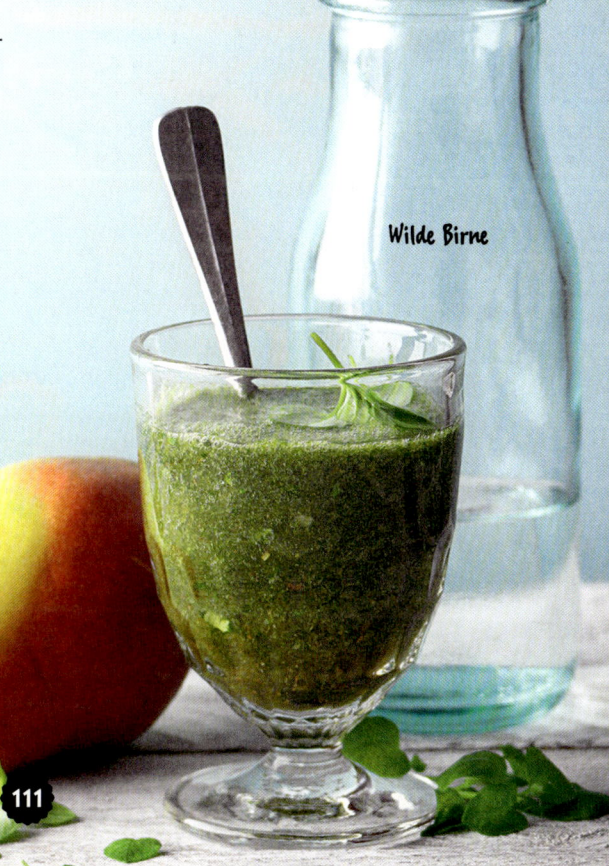
Wilde Birne

INTERVIEW MIT

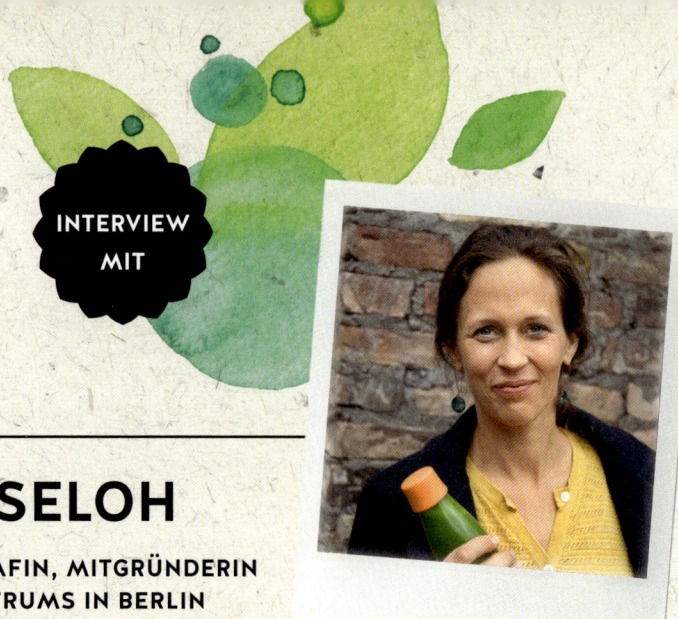

SVENJA WESSELOH

DREIFACHE MUTTER, FOTOGRAFIN, MITGRÜNDERIN DES GRÜNE-SMOOTHIES-ZENTRUMS IN BERLIN

Was bedeuten grüne Smoothies für dich?

Mein Einstieg in die Welt der grünen Smoothies war der Höhepunkt meiner Auseinandersetzung mit Ernährung. Ich war schon viele Jahre Vegetarierin und habe täglich mit Leidenschaft gekocht, allerdings war keine Veränderung meiner Essgewohnheiten so nachhaltig wie die Entdeckung der grünen Smoothies. Seit dem ersten Test 2010 genieße ich sie täglich. Ich bin einfach dabeigeblieben. Ich habe nicht darüber nachgedacht und mir keine Mühe gegeben. Ich liebe die Wirkung, die mein Schwager so gut mit »Da gehen dir alle Lichter an!« umschreibt. Grüne Smoothies sind ehrlich, direkt und wohltuend. Mein Körper hatte sich schnell an die nahrhafte Mahlzeit gewöhnt und bereits nach einigen Wochen gab mir mein Körper Signale, wenn der Smoothie einmal fehlte, und verlangte danach.

Wie kommt das Salatblatt in den Kinderbauch?

Auch unsere Kinder kamen ganz automatisch mit grünen Smoothies in Kontakt. Als unsere älteste Tochter drei Jahre alt war, kauften wir unseren ersten Mixer. Sie probierte gern und trinkt bis heute grüne Smoothies, wenn auch mit etwas weniger Begeisterung als die jüngeren Geschwister. Manchmal trickse ich und verstecke eine kleine Überraschung im Glas, dann klappt es allemal. Doch es ist interessant zu sehen, dass sie weniger automatisch zum Glas greift als die Jüngeren, die an grüne Smoothies bereits aus Schwangerschaft und / oder Stillzeit gewöhnt waren.

Ab wann hast du deinen Kindern grüne Smoothies angeboten?

Unser Sohn war gerade geboren, als wir mit grünen Smoothies anfingen, und kennt sie daher aus der Stillzeit. Er fragt täglich nach einer Portion und trinkt sie mit Genuss. Die Kleinste allerdings, die den Geschmack indirekt bereits aus der Schwangerschaft kennt, fordert grüne Smoothies mit noch mehr Nachdruck ein. Mit anderthalb Jahren trinkt sie mittlerweile bis zu einen halben Liter am Tag und mag Grünkohl ebenso wie Löwenzahn oder Ingwer. Sie trinkt auch Smoothies, die nicht süß, sondern nur mit Blattgrün, Stangensellerie und Gemüsefrüchten wie Paprika, Tomaten und Gurken zubereitet sind.

Wie oft gibt es bei euch den Greenie?

Die beiden Jüngeren haben mit rund sechs Monaten begonnen, mir den Smoothie aus der Hand zu nehmen, um ihn selbst zu trinken. Zu Beginn gab es ein paar Stimmen von Herrn Hipp und Co in meinem Hinterkopf, die rieten, bestimmte Zutaten zu bestimmten Zeiten in bestimmten Mengen in den Speiseplan einzuführen. Die lebendige Freude der Kleinen an den Smoothies überstrahlte diese Zweifel jedoch und ich beobachtete, dass die Kinder den Geschmack und die Wirkung genossen. Bei den beiden Jüngeren waren grüne Smoothies die erste Beikost, die sie kennenlernten. Ich habe nur anfangs darauf geachtet, Smoothies mit wenigen Zutaten anzubieten. Es mag sinnvoll sein, den Körper der Kinder langsam an die einzelnen Lebensmittel heranzuführen, jedoch gab es keinerlei Schwierigkeiten, die auf Unverträglichkeit bestimmter Zutaten oder Kombinationen hindeuteten.

Hast du schon vor deiner Entdeckung der grünen Smoothies im Familienalltag auf gesundes Essen geachtet?

Ich habe alle Kinder lange gestillt und hatte keinen Zeitdruck, mit der Beikost anzufangen. Bei unserer ältesten Tochter, die vor unserer Entdeckung mit der Beikost anfing, habe ich mich aber regelmäßig gefragt, was ich ihr anbieten könnte. Natürlich nimmt praktisch jedes Kind Brötchen, Nudeln oder Milchprodukte an, doch waren die sinnvoll für die kindliche Ernährung? Ich entsaftete daher regelmäßig Äpfel oder Karotten und hatte eine für uns halbwegs akzeptable Mischung zwischen Kochkost, die wir selbst aßen und Frischsäften, die ich exklusiv zubereitete, gefunden. Auffallend war, dass meine Tochter Gemüse in gekochter Form generell ablehnte. Ich konnte es gut verstehen, da ich es als Kind auch nicht mochte und es in Breiform nicht attraktiver wurde. Als wir mit grünen Smoothies begannen, fiel in dieser Hinsicht eine Last von mir ab. Ich konnte meiner Tochter frisches, biologisches Blattgrün mit reifen Früchten zum Frühstück anbieten und war gewiss, dass ihr Körper gut versorgt ist.

Stellst du deutliche positive Wirkungen der Smoothies fest?

Es ist bei den Kindern klar zu spüren, dass die basenbildende Wirkung des grünen Smoothies harmonisierend auf ihr Wesen wirkt. Auch ein überzuckerter Kindergeburtstag oder ein Croissant am Nachmittag zieht dann weniger Beschwerden nach sich. Gewiss kommt eine Zeit, in der sich die Kinder von grünen Smoothies abwenden und ihr Taschengeld im Kiosk lassen. Doch selbst wenn die grünen Smoothies nur ihre ersten Lebensjahre begleiten, ist es wertvoll, den Kindern ein gesundes Fundament gegeben zu haben. Meine Mutter hatte damals auch schon einen Gemüsegarten und ich säe mit größter Freude jedes Frühjahr einen für meine Familie an.

> **SOBALD JEMAND AUFS GRUNDSTÜCK KOMMT, ERKLÄRT MEINE TOCHTER, WO SPITZWEGERICH STEHT UND WIE SICH BRENNNESSELN MIT BLOSSER HAND PFLÜCKEN LASSEN.**

GRÜNE KÜCHE MIT FRISCHE-GARANTIE

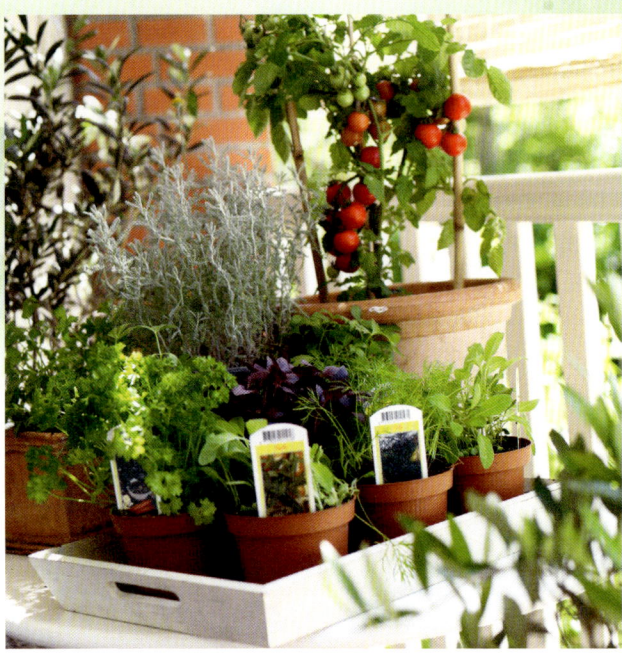

Der Power-Mixer ist die »Gallionsfigur« einer grünen Kultur-Evolution. Wer grüne Smoothies trinkt, wird immer sensibler für den Energiegehalt der Nahrung. Nicht mehr der gewohnte Geschmack und der volle Bauch erzeugen Zufriedenheit, sondern die Energie der Nahrung, die leichte Verdauung und das angenehme Gefühl danach. In diesem Kapitel kreisen die Rezepte um Zutaten, die Sie zu Hause erzeugen können:

- Züchten Sie Sprossen auf dem Fensterbrett.
- Halten Sie sich Ihre eigenen Gartenkräuter (Kresse, Basilikum, Petersilie, Salbei …).
- Pflücken Sie Rucola, Feld- und Pflücksalat aus dem Balkonkasten.

Je weniger gekocht wird, desto mehr Platz wird in der Küche frei für die eigene Erzeugung. Achten Sie außerdem darauf, dass Sie immer genügend frisches Obst und Gemüse auf Lager haben (siehe auch Seite 35), und leisten Sie sich wenn möglich einen neuen, energiesparenden Kühlschrank mit einem großen Frischhaltefach zum Aufbewahren der eingekauften oder selbst gesammelten grünen Blätter.

Nützlich für die Selbstversorger-Rohkostküche sind auch Entsafter, Dörrgerät, Küchenmaschine, Spirali (für Zucchini-Spaghetti und Co) sowie ein guter Stabmixer zum Pürieren von rohköstlichen Dips, Pestos und Cremes.

DER GRÜNE-SMOOTHIE-LEBENSSTIL

FÜNFTE TOPFIT-HOCH-4-ÜBUNG

Sich selbst gut zu versorgen und dabei ein bisschen aus der Reihe zu tanzen, braucht Aktivität und Initiative. Gut, wenn man sich ab und zu selbst den Rücken stärkt!

ICH MACH DAS!
STARKE SCHULTERN

Die Schultermuskeln werden gestärkt und verleihen eine gute Haltung. Außerdem helfen sie beim Tragen der Obst- und Gemüseernte.
1 Sie stehen aufrecht und halten einen Besenstiel oder eine Stange in einem mehr als schulterbreiten Griff.
2 Winkeln Sie die Arme an und bringen Sie sie dann langsam nach oben in die Streckung. Bei dieser langsamen Bewegung spannen Sie Ihre Muskeln kraftvoll an.
3 Anschließend senken Sie die Arme ebenso kontrolliert und kraftvoll wieder.
4 Das Ganze 10- bis 20-mal wiederholen.

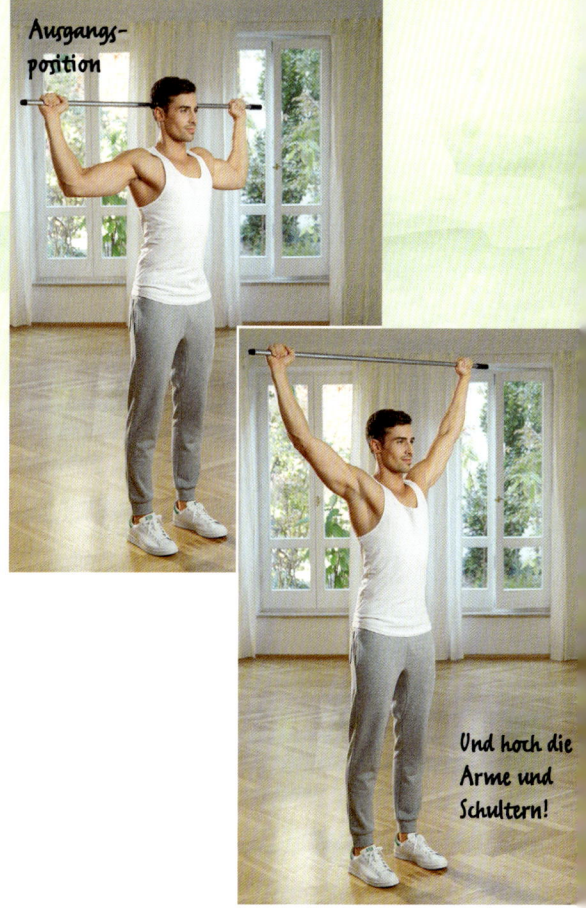

Ausgangsposition

Und hoch die Arme und Schultern!

5 Zum Abschluss stehen Sie für ein paar Atemzüge still und spüren mit geschlossenen Augen in Ihre Muskeln hinein. Spüren Sie wieder die Wärme, die von ihnen ausgeht, und das wohlige Gefühl in Ihrem Körper, das dadurch entsteht.

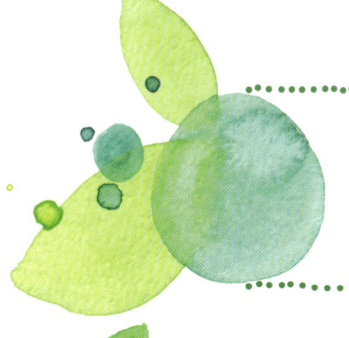

Das fühlende Herz weiß immer schon mehr als der Kopf. Deshalb sollte nicht das Herz dem Kopf folgen, sondern umgekehrt!

Urlaub im Glas!

BALKONIA

Für ca. 1,2 Liter: 2 Äpfel | 2 EL getrocknete Aroniabeeren (eingeweicht) | 10 Malven- oder Eibischblüten | 50 g Brunnen- oder Kapuzinerkresse | 30 g Möhrengrün | 20 g Radieschenblätter | 1 EL Chiasamen (eingeweicht) | 1 EL Yaconsirup | 500 ml Wasser
Tipp: Die Echte Brunnenkresse finden Sie mit etwas Glück an Quelle oder Bach in sonniger bis halbschattiger Lage. Pflücken Sie nicht zu viel von dieser seltener werdenden Pflanze.

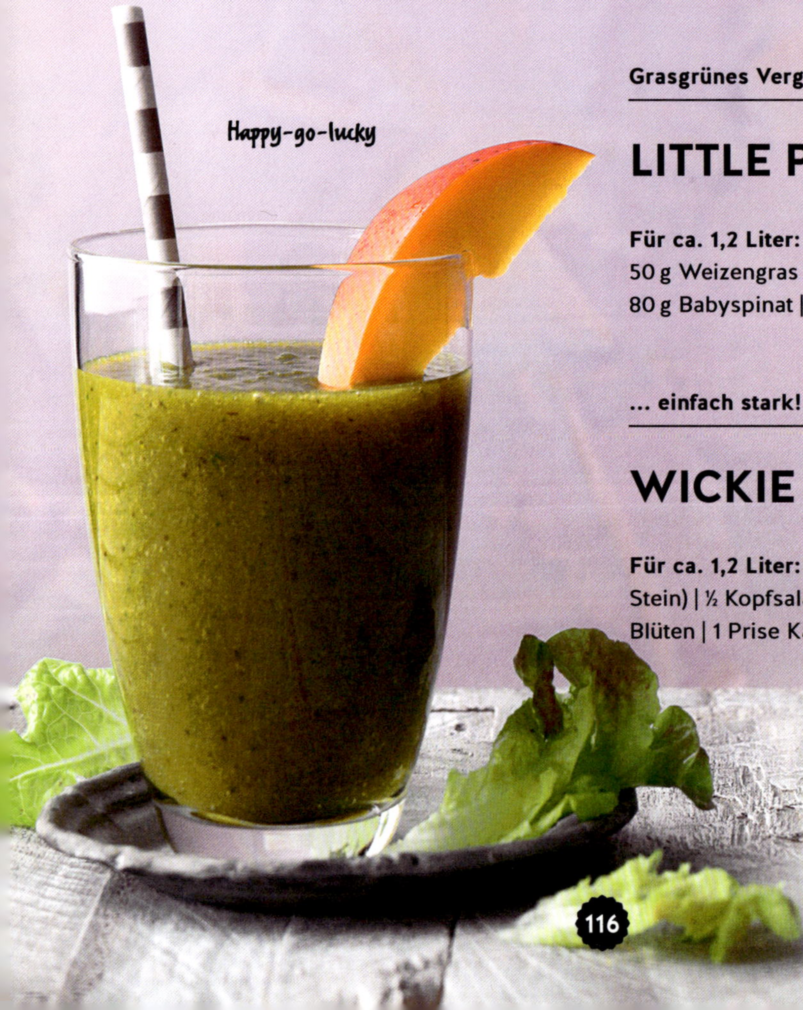

Kraftpaket vom Fensterbrett

SPROSSEN-MIX

Für ca. 1,2 Liter: 1 Grapefruit | 100 g Salatmix | 50 g Sprossen (die Sorte, die gerade in Ihrem Sprossenglas »reif« ist) | 500 ml Wasser

Exotisch, würzig, einfach

HAPPY-GO-LUCKY

Für ca. 1,2 Liter: 2 Mangos | 1 kleiner Kopfsalat oder 2 Handvoll Pflücksalat | 1 Bund Petersilie | 500 ml Wasser

Grasgrünes Vergnügen

LITTLE POPEYE

Für ca. 1,2 Liter: 2 Äpfel | 1 Banane | 50 g Weizengras (frisch aus dem Topf) | 80 g Babyspinat | ¼ Zitrone | 500 ml Wasser

... einfach stark!

WICKIE

Für ca. 1,2 Liter: 2 Birnen | 4 Datteln (ohne Stein) | ½ Kopfsalat | 6 Wickenstängel mit Blüten | 1 Prise Kardamom | 500 ml Wasser

Happy-go-lucky

Vitalstoffe pur

KAKADU

Für ca. 1,2 Liter: 2 Nektarinen | 1 Banane | 100 g Kapuzinerkresse | 100 g Vogelmiere | 2 EL geschälte Hanfsamen | 500 ml Wasser
Tipp: Die allgegenwärtige Vogelmiere ist kein Unkraut, sondern das beste Beispiel dafür, wie reich die Natur uns mit essenziellen Stoffen versorgt. Entdecken Sie das kleine Vitalstoffpaket!

Einfacher geht's nicht

BASILIFRUTTI

Für ca. 1,2 Liter: 1 Apfel | 1 Orange | ½ Bund Basilikum | 500 ml Wasser
Tipp: Basilikum im Topf geht schnell ein. Trennen Sie die einzelnen Stängel vorsichtig samt Wurzeln und pflanzen sie mit mehr Abstand wieder ein – Sie werden staunen.

Supereasy und superfrisch

CHEWIE WHOOEY

Für ca. 1,2 Liter: 2 säuerliche Äpfel | 1 vollreife Birne | Saft und abgeriebene Schale von ½ Bio-Zitrone | 1 Kopf Romanasalat | 50 g Minzeblätter | 500 ml Wasser
Tipp: Wenn Sie Nanaminze, Spearmint oder marokkanische Minze verwenden, bekommt der Smoothie eine herrliche Kaugumminote!

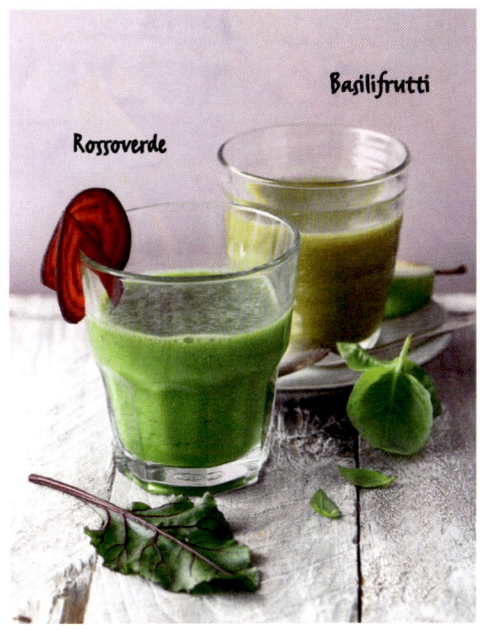

Schön pikant

ROSSOVERDE

Für ca. 1,2 Liter: 1 Zitrone | 50 g Rucola | 50 g Rote-Bete-Blätter | 1 cm Ingwerwurzel (ungeschält)
Dekoration: Stecken Sie dünne Rote-Bete-Spalten auf den Glasrand.

Sonne tanken rund ums Jahr

LITTLE ITALY

Für ca. 1,2 Liter: Fruchtfleisch von 2 Mangos | 1 großes Blatt von der Zucchinistaude | 2 EL Brokkolisprossen | 2 EL Cashewkerne (eingeweicht) | 500 ml Wasser

INDIVIDUELL UND GANZHEITLICH

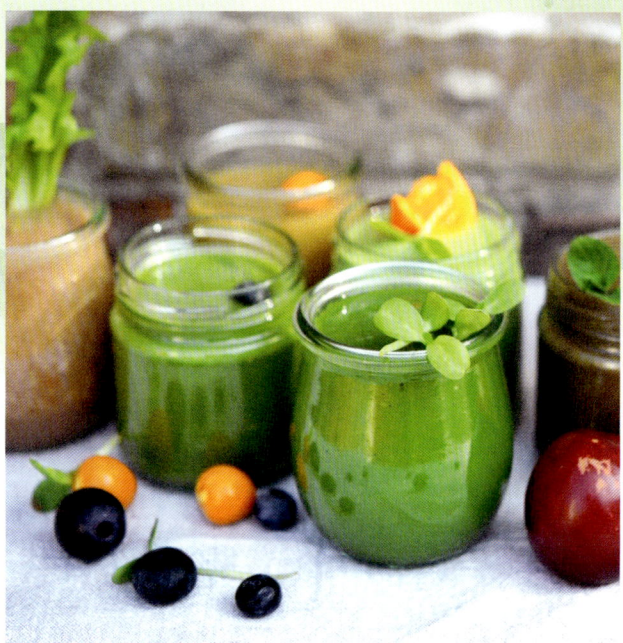

Unser Alltag hat sich stark beschleunigt, unser Horizont global ausgeweitet und wir haben mehr Anlass, uns privat und beruflich zu verändern und weiterzuentwickeln. Viele suchen nach flexibleren Strukturen und mehr Selbstbestimmung. Grüne Smoothies und Rohköstlichkeiten bieten eine zeitgemäße Alternative zum klassischen Mahlzeitenrhythmus. Sie verbinden uns wieder mit dem natürlichen Ursprung der Nahrung und lassen uns alle Freiheit. Jeder muss selbst ausprobieren und wissen, was und wie viel ihm schmeckt und ihn wirklich nährt.

Jedes naturbelassene Lebensmittel, das Sie ganz essen, stärkt in Ihnen die Ganzheit. Je mehr Ganzheit Sie zu sich nehmen, desto gesünder ernähren Sie sich. Die folgenden Rezepte zeigen noch mal die ganze Vielfalt grüner Smoothies.

FRUCHT & BLATT

Nehmen Sie zu jeder Frucht von Baum oder Strauch ein grünes Blatt von der Pflanze. Die natürliche Fruchtsüße wird so langsamer in Blutzucker umgewandelt. Die Bauchspeicheldrüse muss weniger Insulin produzieren, der Zuckerstoffwechsel bleibt im Lot.

DER GRÜNE-SMOOTHIE-LEBENSSTIL

SECHSTE TOPFIT-HOCH-4-ÜBUNG

Ein gutes Bauchgefühl zu haben, das hat viel mit der Wahl unserer individuellen Nahrung zu tun.

IM GLEICHGEWICHT DER KRÄFTE
STARKER, FLACHER BAUCH

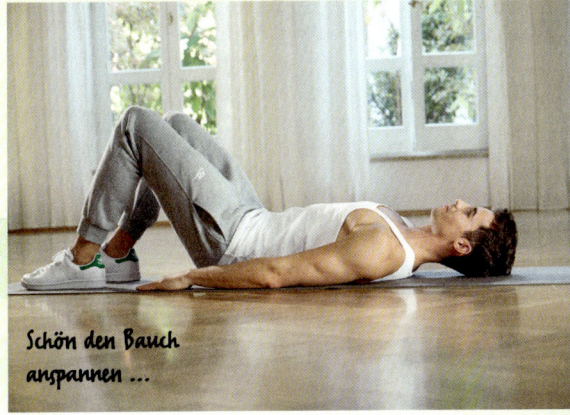

Schön den Bauch anspannen …

Die Bauchmuskeln sind die wichtigen Gegenspieler der Rückenmuskeln, beide zusammen halten uns gerade und aufrecht. Ein gut trainierter, flacher Bauch ist etwas Wunderbares – ebenso der Abbau übermäßigen Bauchfetts, das für viele Erkrankungen mitverantwortlich ist.

1 Legen Sie sich auf eine Matte oder eine gefaltete Decke am Boden und bewegen Sie Ihren Oberkörper unter Anspannung der Bauchmuskulatur langsam nach oben. Stellen Sie sich dabei vor, Sie würden ein schweres Gewicht mit Ihren Bauchmuskeln nach oben drücken.
2 Nun legen Sie den Oberkörper ebenso kontrolliert und kraftvoll wieder ab.
3 Machen Sie 10 bis 20 langsame Auf-und-ab-Bewegungen und steigern Sie sich von Mal zu Mal, bis Sie 50 Wiederholungen schaffen.

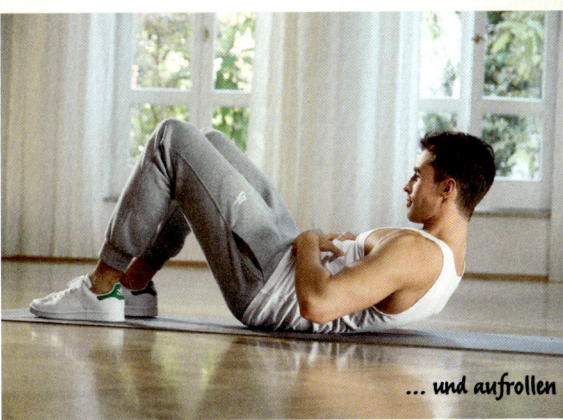

… und aufrollen

4 Zum Schluss bleiben Sie noch ein paar Atemzüge lang ruhig liegen und spüren mit geschlossenen Augen in Ihre Muskeln hinein. Spüren Sie die Wärme, die von ihnen ausgeht, und das wohlige Gefühl in Ihrem Körper, das dadurch entsteht.
Tipp: Wenn Sie richtig gut trainiert haben, spüren Sie am nächsten Tag noch ein Brennen in den Muskeln, wenn Sie die Übung wiederholen.

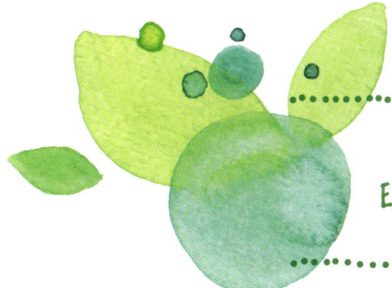

Im Gleichgewicht zu sein ist kein statischer Zustand. Es bedeutet vielmehr, immer feiner hin- und herzuschwingen.

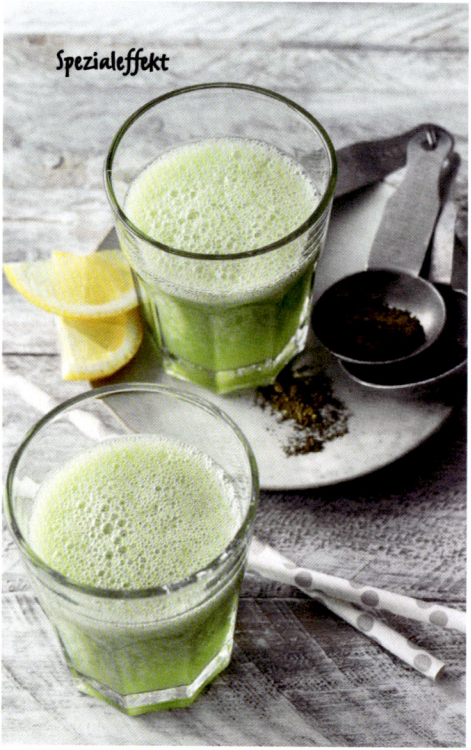

Vitamine für den Winter

ACKERGLÜCK

Für ca. 1,2 Liter: 2 Äpfel | 1 Banane | 4 mittelgroße Grünkohlblätter | ⅓ Salatgurke | 2 EL Chiasamen (eingeweicht) | 500 ml Wasser

Tex-Mex in bio

HEISSER FEGER

Für ca. 1,2 Liter: ½ Salatgurke | 4 Tomaten | Fruchtfleisch von ½ Avocado | 100 g Babyspinat | 4 frische Salbeiblätter (oder 1 TL getrocknete) | 1 Prise Kristallsalz | 1 Prise Cayennepfeffer | 500 ml Wasser

Vitalstoffe aus dem Vorrat

SIMPLY GREEN

Für ca. 1,2 Liter: 1 Apfel | 1 Birne | 1 Orange | 1 kleiner Kopf Römersalat | 1 Staude Chicorée | 2 EL Chiasamen (eingeweicht) | 500 ml Wasser
Dekoration: Garnieren Sie die Gläser mit ganz dünnen Apfelspalten.

Süß und supererfrischend

GEMÄHTE WIES'N

Für ca. 1,2 Liter: 2 Orangen | 100 g Postelein oder Portulak | 50 g Petersilie | 1 TL Weizengraspulver | 1 EL Rosinen | 350 ml Wasser

Futter fürs Gehirn

SPEZIALEFFEKT

Für ca. 1,2 Liter: 2 Bananen | ½ Zitrone | 1 EL Moringapulver | 1 EL Weizengraspulver | 1 EL Guaranapulver | 500 ml Wasser
Tipp: Lassen Sie den Smoothie nach dem Mixen ein paar Minuten stehen, damit die Pulver noch etwas quellen.

DER GRÜNE-SMOOTHIE-LEBENSSTIL

Die Kraft des Baobabbaumes!

BA-O-BALULA

Für ca. 1,2 Liter: 2 Äpfel | 125 g Feldsalat | 1 EL Leinsamen (eingeweicht) | 1 EL Baobab-Pulver | 500 ml Wasser
Dekoration: Setzen Sie je ein besonders hübsches Feldsalatpflänzchen auf den Glasrand.

Grünenergie, frisch gelandet

UFO

Für ca. 1,2 Liter: 1 Avocado | 1 Zitrone | 2 kleine Zucchini | 1 kleine Salatgurke | 1 TL Moringapulver | 1 TL Birkenzucker (Xylit) | 1 Prise schwarzer Pfeffer | 500 ml Wasser

Elegant süße Note

FRISCH VOM FELD

Für ca. 1,2 Liter: 125 g Erdbeeren (mit Grün) | 100 g Feldsalat | 1 EL Agavendicksaft | 1 TL Vanillepulver | 500 ml Wasser

Ewig lockt das süße Leben

AMARILLO

Für ca. 1,2 Liter: 2 Bananen | 2 Maracujas | 125 g Babyspinat | 2 EL Mandelmus | 500 ml Wasser

Prima fürs Gartenfest

SÜSSER HÜPFER

Für ca. 1,2 Liter: ¼ Wassermelone (mit Schale) | 4 getrocknete Feigen (eingeweicht) | 1 Bund Petersilie | 2 EL Chiasamen (eingeweicht) | 500 ml Wasser
Tipp: Wassermelone ist relativ … gemeint ist eine etwa handballgroße.

Süßer Hüpfer

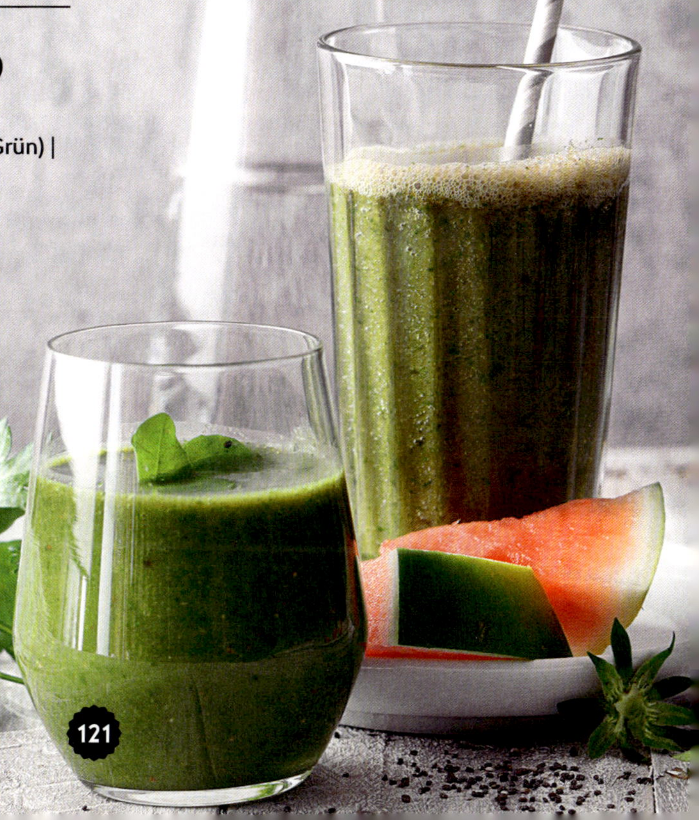

Frisch vom Feld

LEBENDIGKEIT UND GUTE LAUNE

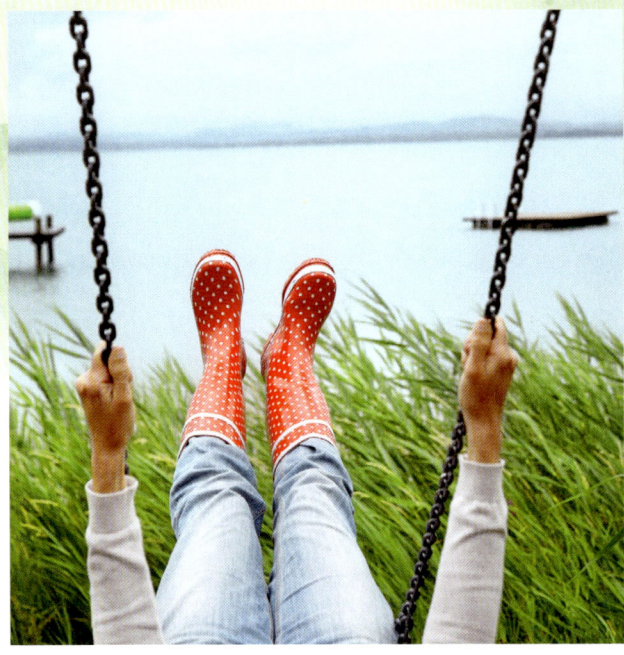

Da der Körper naturbelassene, lebendige Nahrung schneller verdaut, gewinnen Sie mit dem grünen Smoothie Energie, statt Energie zu verlieren. Das liegt nicht zuletzt an der Struktur der pflanzlichen Eiweiße. Sie liegen in grünen Blättern vorwiegend als einzelne Aminosäuren vor, unser Darm kann sie schnell aufnehmen und zu körpereigenen Aminosäureketten zusammenbauen. Essen wir hingegen tierisches Eiweiß, müssen wir erst die spezifische Aminosäurenkette des Tieres zerlegen, um die einzelnen Proteine danach für uns passend zusammenzusetzen. Das kostet Zeit und Energie. Mehr Energie zu haben, höher zu schwingen, ist die wichtigste Grundlage für ein angenehmes, fröhliches Lebensgefühl. Wenn wir nur aus Frust etwas in uns hineinstopfen oder uns mit Essen trösten oder belohnen (oder unbewusst sogar bestrafen), wird der Stoffwechsel belastet und energetisch abgesenkt.

Hier entfaltet der grüne Smoothie seine ganzheitliche Kraft. Niemand trinkt ihn aus Frust oder um sich zu trösten oder zu betäuben. Die geballten Vitalstoffe und energiereichen Biophotonen harmonisieren unser System und bringen die Energie auf allen Ebenen in Fluss.

Wer sich gut ernährt, behandelt sich auch sonst gut. Je mehr Licht wir in unseren Körper lassen, desto besser fühlen wir uns. Deswegen spielen bei den nachfolgenden Rezepten die Biophotonen (siehe Seite 21) eine große Rolle.

DER GRÜNE-SMOOTHIE-LEBENSSTIL

SIEBTE TOPFIT-HOCH-4-ÜBUNG

Wie wäre es, wenn Sie diese und die anderen sechs Übungen aus diesem Kapitel täglich direkt nach dem Aufstehen machen würden, um einen perfekten Start in den Tag zu haben? Die folgende Übung ist der ideale Abschluss zu Ihrem kleinen Trainingszirkel.

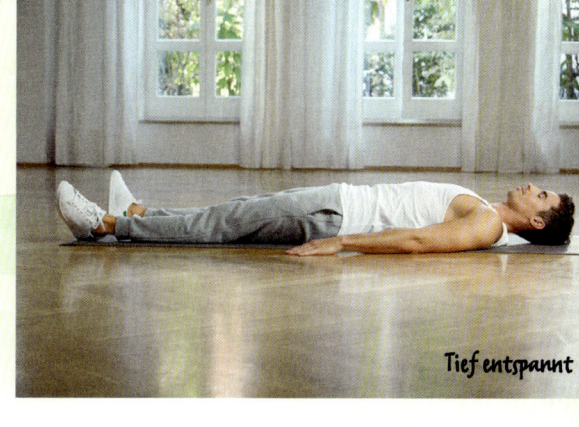

Tief entspannt

HALLO, MUSKELN!
WÄRME, SCHUTZ UND ENTSPANNUNG

Mit dieser Übung sprechen Sie Ihre Muskeln erneut an und regen sie zum Wachsen an. Sie können die Übung auch tagsüber in der Bahn, als Beifahrer im Auto oder bei einer kurzen Arbeitspause im Sitzen oder im Stehen machen. Die dabei auf diese Weise aufgebaute geistige Stärke kann auch seelisch vor Süchten schützen. Süchte entstehen durch Mangel im Körper. Durch diese Mentalübung werden positive Emotionen erzeugt, die Mangelgedanken auflösen können.

1 Legen Sie sich entspannt auf eine Matte am Boden und spüren Sie in alle Muskeln hinein, die Sie zuvor bei den Übungen 1 bis 6 angespannt haben.
2 Spüren Sie die wohlige Wärme. Gehen Sie jede einzelne Muskelgruppe und die dazugehörige Bewegung noch einmal im Geiste durch. Spüren Sie, wie sehr Ihre Muskeln jetzt auch in Ruhe arbeiten, und stellen Sie sich vor, wie sie wachsen, während Sie ganz entspannt und gut durchwärmt sind.
3 Kommen Sie langsam zurück in Ihre Umgebung. Spüren Sie, wie Sie nach dieser Übung frisch, erholt und gestärkt sind.

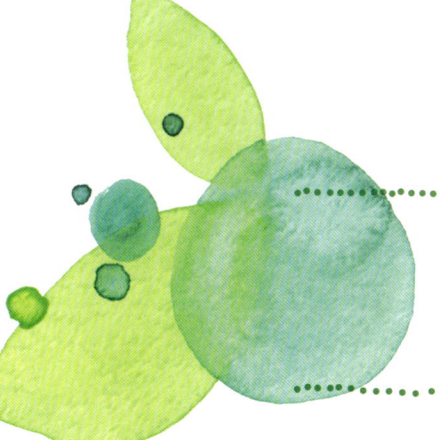

Wohlbefinden heißt, sich genüssliche Glücksmomente wirklich zu gönnen und mit dem, was im Moment ist, zufrieden zu sein.

Pures Licht tanken

GOLDMARIE

Für ca. 1,2 Liter: 2 Nektarinen (entsteint) | 4 Aprikosen (entsteint) | 2 gelbe Paprika | 2 Stängel Goldrute | 1 TL getrocknetes Bohnenkraut | 1 Kurkumawurzel (ca. 3 bis 5 cm) | 500 ml Wasser

Wichtig: Goldrute ist ein Korbblütler (wie auch Kamille, Schafgarbe und viele andere). Bei einer entsprechenden Allergie sollten Sie vorsichtig sein, jedoch lässt die Allergieneigung oft nach, je länger man sich rohköstlich ernährt.

Goldmarie

Hallo wach!

LIGHT MY FIRE

Für ca. 1,2 Liter: 1 Apfel | 2 Birnen | ¼ Avocado | 1 Handvoll Rucola | 50 g Alfalfasprossen | 1 Peperoni | 1 Prise Kristallsalz | 500 ml Wasser

Dekoration: Eine kleine Chilischote längs in Fransen schneiden und auf den Glasrand setzen. Mal sehen, wer sich traut …

Erste Frühlingssonne

PARKSPAZIERGANG

Für ca. 1,2 Liter: 1 Orange | 1 Banane | 2 Romanasalate | 8 Stängel Bärlauch | 500 ml Wasser

Für lichte Gedanken

SUNNYSIDE

Für ca. 1,2 Liter: 4 Maracujas | 4 Datteln (ohne Stein) | 1 Kopfsalat | 4 Stängel Minze | 1 TL Kakaopulver | 500 ml Wasser

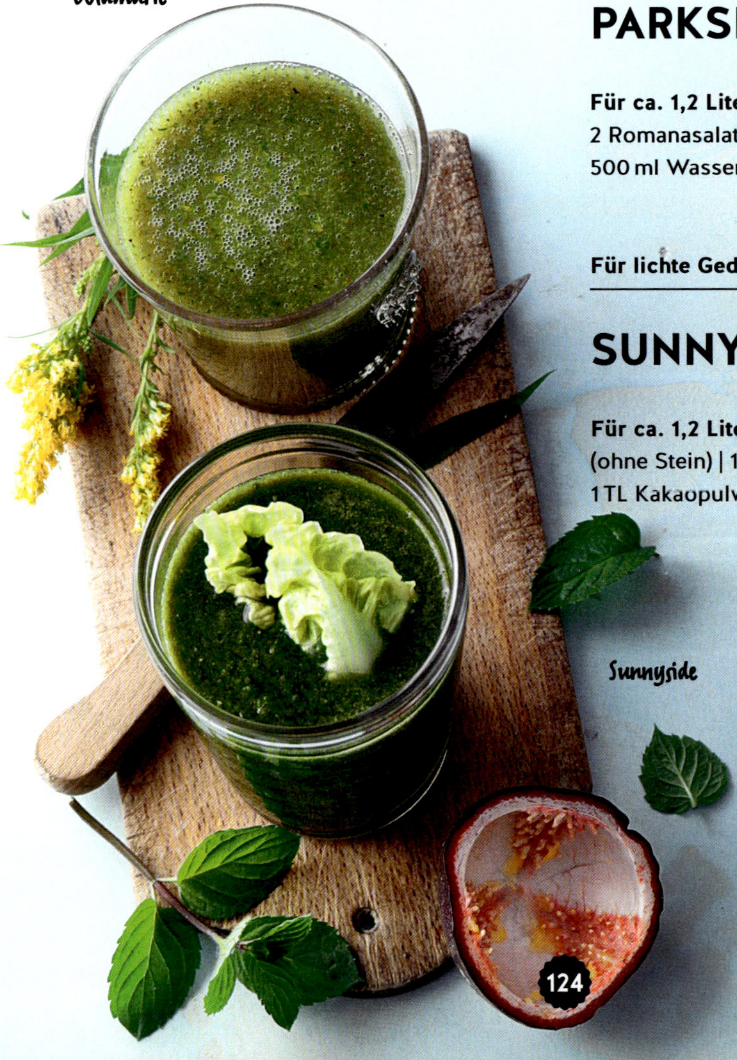

Sunnyside

Himmlisch und erdig

HERBSTFARBEN

Für ca. 1,2 Liter: 2 Birnen | 1 Apfel | 4 Blatt Mangold (ohne die dicken Stiele) | 4 Stängel Gundermann | 500 ml Wasser

Putzt gründlich durch

SCHLOTFEGER

Für ca. 1,2 Liter: 125 g Brombeeren | 1 Handvoll Brombeerblätter | ⅓ Salatgurke | 4 Rosmarinblättchen | 1 EL Agavendicksaft | 1 EL Leinsamen (eingeweicht) | 500 ml Wasser

Für unbeschwerte Stunden

HOLLY GOLIGHTLY

Für ca. 1,2 Liter: 2 Kakis | ½ Chinakohl | 4 Salbeiblätter | 2 EL Sonnenblumenkerne (eingeweicht) | 500 ml Wasser

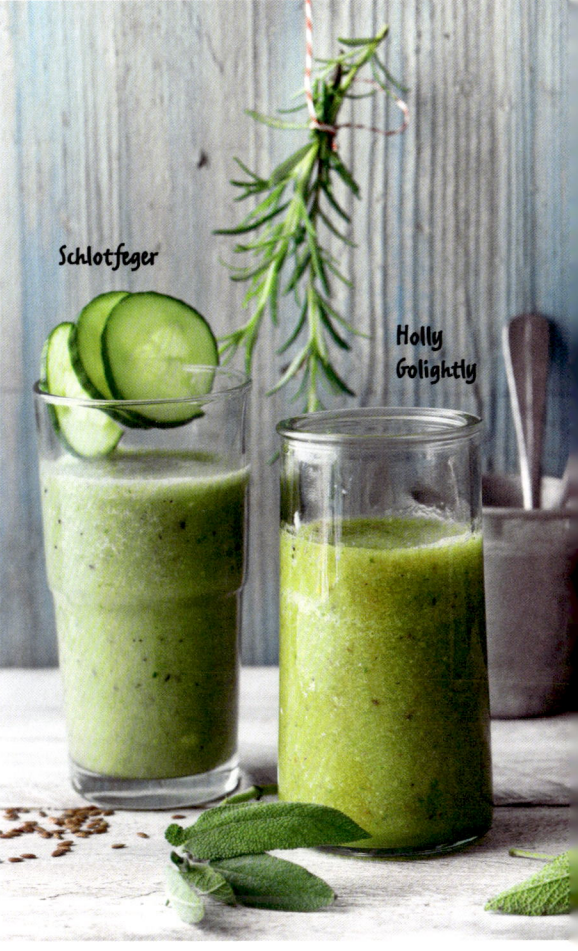

Reinigt den Körper

LINDA

Für ca. 1,2 Liter: 125 g Erdbeeren (mit Blättern) | 4 Datteln | ⅓ Salatgurke | 1 Handvoll Lindenblätter | 8 Spitzwegerichblätter | 1 TL Vanillepulver | 500 ml Wasser

Frischluft für den Organismus

HIPPIE HIPPIE SHAKE

Für ca. 1,2 Liter: 2 Orangen | ½ Banane | 80 g Feldsalat | 1 Handvoll Knoblauchrauke | 2 Stängel Koriander | 500 ml Wasser

INTERVIEW MIT

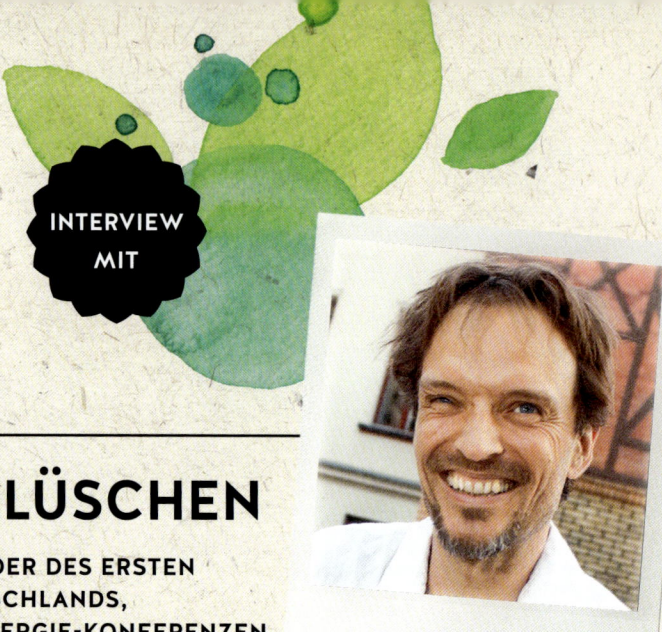

HELGE GROTELÜSCHEN

ROHKOSTENTWICKLER, GRÜNDER DES ERSTEN ROHKOSTRESTAURANTS DEUTSCHLANDS, VERANSTALTER DER LEBENSENERGIE-KONFERENZEN

Was bedeuten dir grüne Smoothies?

Da ich mich schon über 15 Jahre mit Rohkost beschäftige, war der grüne Smoothie einfach irgendwann ganz alltäglich, um vor allem mehr Grünzeug zu mir zu nehmen. Am Anfang habe ich oft zwei Liter am Tag getrunken, also zwei Mahlzeiten ersetzt. Und abends noch einen Riesensalat. Inzwischen trinke ich mal grüne Smoothies, mal frische Säfte, auch grüne Gemüsesäfte, je nachdem, wie es sich richtig anfühlt. Aber natürlich ist Grün das Wichtige daran, ob in Smoothie, Salat oder Superfood. In der Rohkostszene haben anfangs viele die Bedeutung der grünen Blätter nicht verstanden. Ich auch nicht. Durch Victoria Boutenko und ihre Entdeckung des grünen Smoothies hat sich das Bewusstsein darüber ausgebreitet. Heute wissen viele, die sich zu einem hohen Prozentteil roh ernähren, dass es einfach wichtig ist, nicht nur Obst zu essen.

Wie kommen wir von lebendiger Nahrung zu mehr Lebendigkeit?

Die Suche nach Lebendigkeit und Lebensenergie ist für mich seit der Kindheit ein treibender Motor. Ich habe schon als Jugendlicher von Lebensenergie gesprochen, obwohl ich noch gar nicht wusste, wovon ich überhaupt rede. Mit 15 habe ich angefangen, Psychologiebücher zu lesen, mit Schwerpunkt Psychosomatik und Emotion. Damals dachte ich auch sehr politisch und wollte die Dinge über das Äußere ändern. Die psychologische Thematik hat dann aber schnell die Oberhand gewonnen. Dann kamen Ernährungskonzepte dazu. Es ging eigentlich immer um Wachstum und Weiterentwicklung: Tanz, Musik, Kunst, Selbsterfahrung, Therapie – und der Überbegriff war Lebendigkeit. Immer! Besonders die deutsche Kultur habe ich als unlebendig empfunden, daher habe ich Lebendigkeit in anderen Kulturen gesucht: in afrikanischer Kultur, Südamerika, Reggae-Musik … Dann irgendwann die Rohkost zu entdecken war die logische Folge, ein wichtiger Baustein in meinem Puzzle von Lebendigkeit. Inzwischen fällt mir allerdings auf, dass sich viele Leute in der Ernährungs- und Gesundheitsszene, obwohl sie eigentlich auf der richtigen Spur sind, mehr Lebendigkeit nehmen als geben, wenn sie dogmatisch unterwegs sind, weil man beispielsweise gelesen hat, etwas ist besser, gesünder, enthält mehr Nährstoffe, was auch immer. Dann hat das nichts mehr mit Lebendigkeit zu tun. Natürlich spüre ich automatisch mehr Energie, wenn ich mich lebendig ernähre. Auch weil ich das weglasse, was mir Energie nimmt, wie Junkfood, Kaffee, Zucker, Weißmehl, Fleisch, Milchprodukte.

Lebensenergie zu kultivieren, obwohl sie ein essenzielles Werkzeug ist. Der eine sollte vielleicht erstmal entgiften, ein anderer sein Bewegungssystem in Wallung bringen. Viele Leute machen irgendwie Sport und das törnt sie überhaupt nicht an, und dann hören die nach zwei Wochen wieder auf. Man sollte herausfinden, dass es da auch noch andere Methoden gibt, bei denen man sich nicht

GESUNDHEIT VERSTEHEN HEISST, SCHATTEN EBENSO WIE LICHT ZU AKZEPTIEREN UND AUTHENTISCH ZU SEIN.

Was bedeutet für dich Glück?

Ich habe mal auf einem Vortrag, den ich gehalten habe, ins Publikum gefragt: »Was ist für euch Gesundheit?« Ich habe zwanzig verschiedene Antworten erhalten. Ähnlich verhält es sich mit dem Glück. Wie definierst du Glück? Mich interessiert Glück nicht. Mich interessiert, authentisch und echt zu sein, möglichst in jedem Moment mit dem verbunden zu sein, was JETZT ist.

Du veranstaltest seit 2014 die Lebensenergie-Konferenz. Was ist die Vision?

Lebensenergie war schon immer mein Leitfaden. Es ist mir wichtig, den Menschen ein breites Spektrum an Optionen vorzustellen, die ich für sinnvoll halte, mit möglichst vielen praktischen, direkt umsetzbaren Handlungsstrategien, um Lebensenergie im eigenen Leben zu generieren, zu optimieren und zu kultivieren – möglicherweise auch Wege zu finden, sie adäquat zu entladen, also sie auch aktiv umzusetzen. Viele Menschen denken ständig, sie bräuchten mehr Lebensenergie, dabei haben viele zu viel Energie. Sie ist nur gestaut, blockiert und kann nicht strömen. Ich glaube nicht, dass jeder über Ernährung anfangen muss,

so quälen muss, die oft viel effektiver sind und auch noch Spaß machen. Andere Menschen müssen vielleicht erstmal psychische Themen lösen und brauchen psychotherapeutische Zugänge. Für wieder andere ist es besser, auf der energetischen Ebene anzufangen und sich zum Beispiel bioenergetisch behandeln lassen. Dieses breite Themenspektrum unserer Konferenz gehörte von Anfang an zu meinem Konzept. Jeder kann dadurch einen unterschiedlichen Zugang finden und da anfangen, wo er die größte Affinität spürt.

Was empfiehlst du Menschen, die sich verändern, gesund und glücklich leben wollen?

Michelangelo hat einmal gesagt, dass er immer schon die Skulptur im Steinklotz sieht, die in diesem potenziell vorhanden ist. Er haue eigentlich nur alles weg, was stört oder nicht passt. In Bezug auf Gesundheit und Glück haben wir alle ein Bild von uns, das der idealen Skulptur entspricht, das heißt, unserem individuellen Potenzial. Wir brauchen also Werkzeuge, um das wegzuhauen, was stört. Da können auch der grüne Smoothie und vitalstoffreiche Ernährung zum Einsatz kommen, um diesen Prozess zu unterstützen.

VOM HERZEN AUS LEBEN UND AKTIV WERDEN

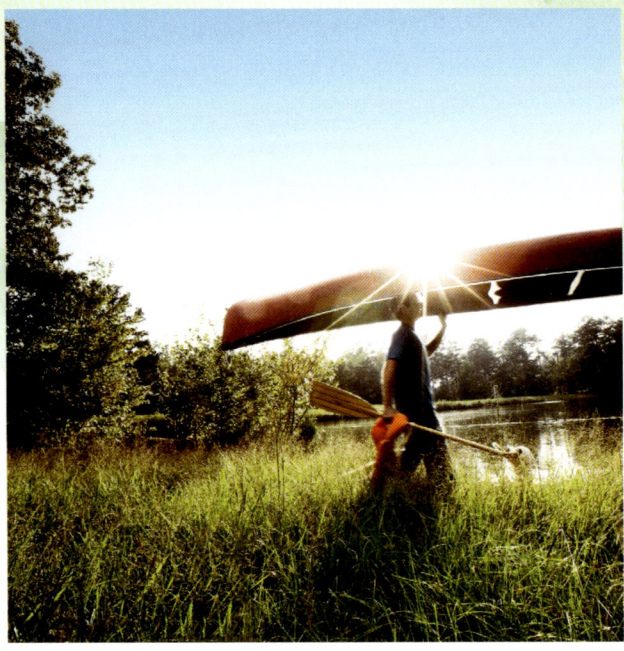

Der Grüne-Smoothies-Lebensstil führt fast automatisch dazu, dass wir bewusster leben und uns mehr Gedanken darüber machen, was wir selbst vom Leben wollen. Diese Selbstbestimmtheit ist einfach unser natürlicher Zustand, der wieder zum Vorschein kommt.

Naturbelassene, lebendige Nahrung wirkt ganzheitlich, weil die Natur ein ganzheitliches Phänomen ist. Sie kann gar nicht anders. Erst der Mensch trennt und ersinnt Systeme, die nicht ganzheitlich wirken und dem Ganzen dienen, sondern stattdessen einzelnen Gruppen und Individuen, die sich von der immer bereits bestehenden Einheit des Seins abwenden und ihre eigenen Interessen (zum letztlichen Schaden des Ganzen) verfolgen. Dieser Entwicklung wird jetzt auf einer tiefgreifenden Ebene Einhalt geboten, damit wir alle überleben können.

Grüne Smoothies sind Herznahrung, sie stärken Kooperation und Mitgefühl und damit unser Verantwortungsbewusstsein für das Ganze. Der grüne Pflanzenfarbstoff Chlorophyll stärkt die Herzenergie. Deshalb ist es so wichtig, den Grüne-Smoothies-Lebensstil mit so viel Rohkost wie möglich immer mehr zu praktizieren und auch immer mehr Menschen dafür zu begeistern. Unser Herz will frei und glücklich sein. Die Rezepte hier sind deshalb einfach zum Genießen.

EINS SEIN

Der Grüne-Smoothies-Lebensstil ist aktiv und lustvoll, er ist entspannt und mitfühlend. Wir übernehmen Verantwortung für das Leben. Wir ernähren uns so, dass die Lebensenergie uns immer zur Verfügung steht, uns antreibt und leitet. Sie verbindet uns mit der Einheit des Seins und lässt uns immer wieder fühlen, dass wir mit allem verbunden sind. Jeden Morgen geht für alle Menschen, Wesen und Dinge auf diesem Planeten dieselbe Sonne auf.

DIE SCHÖNSTE ÜBUNG …
FÜR KÖRPER, GEIST UND SEELE

Die schönste »Körperübung« ist die herzliche Umarmung eines lieben Menschen. Und die allerschönste ist die mitfühlende Umarmung eines Fremden. Geizen Sie also nicht mit Umarmungen, mit Aufmerksamkeit, Anlächeln, kleinen zärtlichen Momenten im Alltag, und sei es nur ein Augen-Blick. Jede gemeinsame Umarmung tut dem Körper besser als 1 000 einsame Liegestütze.

FÜR MEHR LEBENSENERGIE
KÜNDIGEN SIE!

Wenn Sie merken, dass die grüne Lebensenergie in Ihrem Körper sich ausdrücken und Ihr Leben neu gestalten will, sollten Sie diesen frischen Wind nutzen, um zu neuen Ufern aufzubrechen. Machen Sie beruflich das, was Sie erfüllt. Man kann nicht täglich (Vitalstoff-)Fülle genießen und gleichzeitig im Mangel verharren. Ganzheitliche Veränderung umfasst alle Körper- und Lebensbereiche. Lassen Sie sich auf neue Freundschaften ein und lösen Sie andere auf, die Sie nur noch belasten. Durchkämmen Sie Ihren Kleiderschrank und entfernen Sie alles, was Sie nicht mehr tragen. Schaffen Sie Platz für Neues. Das kann sogar so weit gehen, dass Sie sich entschließen, eine Firma und / oder eine Familie zu gründen!

Werden Sie aktiv in Ihrer Lebensgestaltung. Nie ist die Gelegenheit besser als genau jetzt. Setzen Sie Ihre geschäftlichen Ideen in die Tat um und erweitern Sie Ihr privates Umfeld – indem Sie frische Kontakte knüpfen, Ihre Nachbarn besser kennenlernen, Kinder zeugen … Das Leben will sich immer wieder neu erschaffen und sich selbst feiern. Hören Sie auf zu zweifeln, zu grübeln, hinauszuschieben und zu warten.

Und vergessen Sie nicht, dass Sie immer schon mehr sind, als Sie denken.

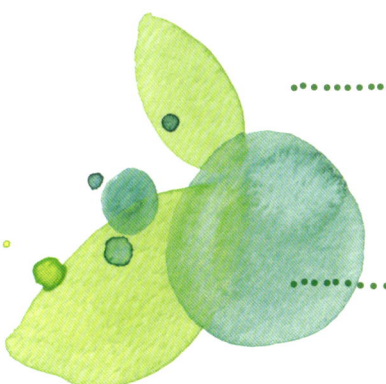

Wie gebunden und abhängig du auch immer zu sein scheinst, in deinem eigentlichen Wesen bist du immer schon von Natur aus frei und glücklich.

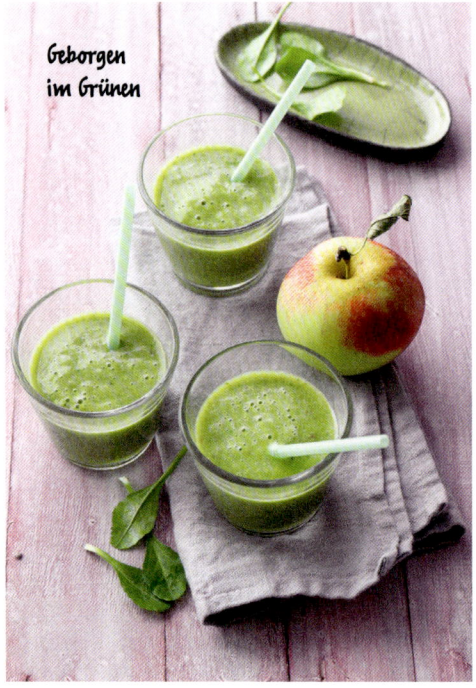

Starke Smoothiepersönlichkeit

SYMPATHIEBONUS

Für ca. 1,2 Liter: 1 Granatapfel | 4 Blätter Mangold (ohne die dicken Stiele) | 5 cm Aloe vera (mit der grünen Haut) | 1 EL Agavendicksaft | 500 ml Wasser

Charaktervoll und ausdrucksstark

TAGTRÄUMEREI

Für ca. 1,2 Liter: 1 kleine Avocado | 2 Tomaten | 4 Stängel Koriander | 1 Mini-Chinakohl | 15 g Nori-Alge, eingeweicht | 300 ml Wasser
Tipp: Mit der angegebenen Menge Wasser ergibt der Mix eine sämige Suppe, die man gemeinsam auslöffeln kann.

Geradeheraus

GEBORGEN IM GRÜNEN

Für ca. 1,2 Liter: 1 Apfel | 1 Orange | 1 Banane | 1 Handvoll Feldsalat | 4 Grünkohlblätter | 500 ml Wasser

Flüssige Lebenslust

O'ZAPFT IS!

Für ca. 1,2 Liter: 4 getrocknete Goldfeigen (eingeweicht) | 2 Äpfel | 1 Kopf Romanasalat | 4 Hopfenblätter | 1 TL Gerstengraspulver | 500 ml Wasser
Tipp: Kleinere Hopfensorten wachsen und ranken auch gern im Garten oder auf dem Balkon und sehen sehr hübsch aus.

Einfach zum Hineinlegen

DAS KIRSCHSÜSSE LEBEN

Für ca. 1,2 Liter: 125 g Herzkirschen (entsteint) | 1 Handvoll Kirschbaumblätter | 2 EL geschälte Hanfsamen | 500 ml Wasser

Eine herbsüße Wucht

FOREVER ONE

Für ca. 1,2 Liter: 150 g Papaya (mit Schale) | 100 g Mango (mit Schale) | 60 g Gojibeeren | 80 g Wildrosenblätter | 4 Wildrosenblüten | 1 EL Kokosöl | 500 ml Wasser
Tipp: Sind die Wildrosenblüten im Herbst bereits zu Hagebutten geworden, passen ein paar der Vitamin-C-reichen Früchte auch in den Smoothie. Das Juckpulver im Inneren entschärft der Mixer.

Gaumenschmaus in Grün-Gelb-Rot

RASTAFARI

Für ca. 1,2 Liter: je 1 rote, gelbe und grüne Paprika | 1 Minigurke | 4 Stangen Staudensellerie | 100 g Rucola | 1 Prise Kristallsalz | 1 Prise Cayennepfeffer | 300 ml Wasser

Das Glück liegt in der Wiese!

BAUM DER ERKENNTNIS

Für ca. 1,2 Liter: 2 Äpfel | 2 frische Feigen | 1 Handvoll Apfelbaumblätter | 4 Stängel Taubnessel | 1 Prise Zimt | 500 ml Wasser

So einfach kann's sein

HERZ AS

Für ca. 1,2 Liter: 150 g Herzkirschen (entsteint) | 100 g Kirschbaumblätter | 500 ml Wasser

Liebestrank

HEART TO HEART

Für ca. 1,2 Liter: 3 Grenadillas | 50 g Babyspinat | 50 g Rote-Bete-Blätter | ⅓ Salatgurke | 2 EL Chiasamen (eingeweicht) | 500 ml Wasser

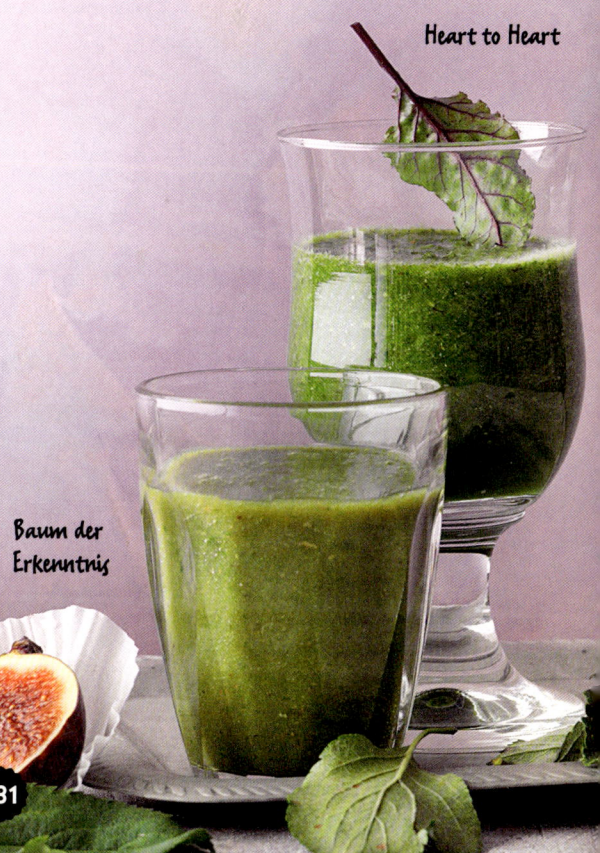

Heart to Heart

Baum der Erkenntnis

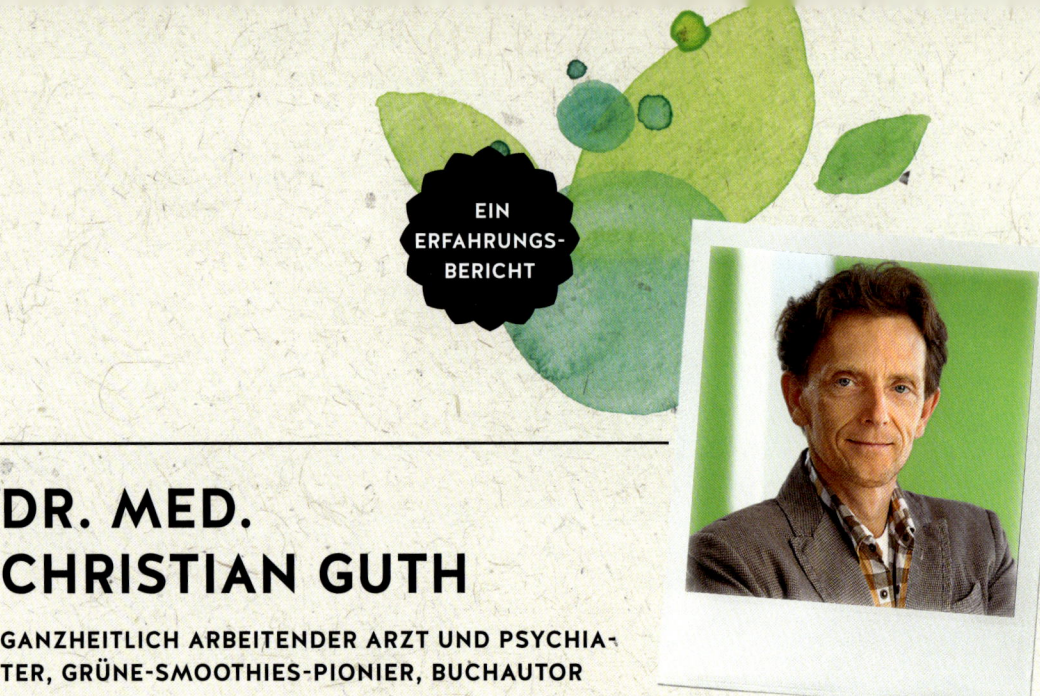

EIN ERFAHRUNGSBERICHT

DR. MED. CHRISTIAN GUTH

GANZHEITLICH ARBEITENDER ARZT UND PSYCHIATER, GRÜNE-SMOOTHIES-PIONIER, BUCHAUTOR

Liebe auf den ersten Schluck …

Der grüne Smoothie ist etwas Lebendiges. Deshalb wird Ihre Beziehung zu ihm sehr lebendig sein. Von Liebe auf den ersten Blick über Krisen oder sogar Trennung bis hin zur Verbindung auf ewig ist alles drin! Krisen sollten nicht automatisch zur endgültigen Trennung führen. Die meisten Menschen finden den grünen Smoothie bei der ersten Begegnung faszinierend und möchten ihn sofort in ihr Leben integrieren. Dieses Bedürfnis entspringt der spontanen Intuition, dass der grüne Power-Drink uns nährt und guttut, auf einer tiefen körperlich-emotionalen Ebene.

… und Einwände der »Vernunft«

Sie werden bemerken, wie Ihr Verstand diesem instinktiven Wunsch Kritik entgegensetzt: Salat trinken? Ich bin doch keine Kuh! Rohes vertrage ich nicht, noch dazu in diesen Mengen! Diese Farbe! Meine Familie will das nicht! Wo bekomme ich immer frische Blätter her? Das ist doch nur eine vorübergehende Modeerscheinung! Darf ich jetzt nichts anderes mehr essen? Und so weiter.

Erste kleine Krisen

Trotz der Einwände ist bei vielen Menschen dieser erste, gesunde Impuls zum Glück so stark, dass sie gleich anfangen, sich den grünen Smoothie zu Hause selbst zu mixen. Häufig mit einem Rührstab oder einem kleinen Haushaltsmixer. Wenn das Ergebnis dann nicht ganz so toll aussieht oder schmeckt, geben manche sofort wieder auf. Die oben genannten Einwände finden sich bestätigt.

Jetzt erst recht!

Menschen, die trotzdem weitermachen, haben eine gute Chance, eine tiefere und glückliche Beziehung zu ihrem grünen Smoothie zu entwickeln. Sie möchten ihn näher kennenlernen und sind bereit, »in die Beziehung zu investieren«. Sie nehmen sich Zeit, Bioläden in ihrer Nähe aufzusuchen und dafür zu sorgen, dass regelmäßig frisches Obst und Gemüse in ihrem Kühlschrank ist. Sie investieren in einen Hochleistungsmixer und schon bald verwandelt sich das tägliche Mixgeräusch zur Musik in den Ohren. Das spannende Abenteuer beginnt sich in Liebe zu verwandeln.

Dein Smoothie, das unbekannte Wesen

Doch Achtung: Die nächste Krise bleibt nicht aus! Sie ist vergleichbar mit dem Entdecken, dass »der andere« ein eigenständiges Wesen hat und in vielen Punkten ganz neue Aspekte in die Beziehung einbringt, die die eigenen Muster herausfordern und ins Wanken bringen können. Da man sich nicht gerne verändern will, kommt es zu Abwehrreaktionen: »Ich will das grüne Zeug nicht jeden Tag trinken, es schmeckt immer gleich, es passt nicht zu meiner sonstigen Ernährung, mein Mann ist dagegen, ich vertrage den grünen Smoothie nicht« und so weiter.

lich wird jetzt auch Ihre Familie die Begeisterung für den grünen Smoothie teilen. Und wenn Sie im Urlaub beim Einchecken am Flughafen wegen Übergepäck zahlen müssen, ist der Mixer in Ihrem Koffer schuld! Doch halt, auch jetzt sind Sie nicht gegen Krisen gefeit! Eine solche kann darin bestehen, den grünen Smoothie manipulieren zu wollen, nach dem (oft unbewussten) Motto: »Ich versuche meinen Partner so zu verändern, dass er meinen Bedürfnissen optimal entspricht«. Beispielsweise beginnen viele Smoothie-Fans nun, die grünen Blätter immer mehr wegzulassen und stattdessen einen zuckersüßen Obstshake zu erzeugen, der oft sogar noch mit Honig oder sogar

VON DER ROMANZE ZUR BEZIEHUNG: DER GRÜNE SMOOTHIE ENTWICKELT SICH MIT IHNEN.

Should I stay or should I go?

Nun sind Sie an einem Punkt, an dem Sie eine wesentliche Weichenstellung vornehmen können: Entscheide ich mich für nachhaltige Gesundheit und mehr Lebensfreude oder bleibe ich doch lieber bei meinen alten Gewohnheiten? Wenn Sie zur ersten Gruppe gehören, geht es jetzt erst richtig los. Diese Phase ist vergleichbar mit Zusammenziehen, sich aufeinander einlassen, sich für ein Leben miteinander entscheiden. Der grüne Smoothie wird zu einem inspirierenden Lebenspartner, der Ihnen täglich Freude, Genuss und Herzqualität schenkt. Sie werden über Ihre Kreativität bei der Komposition des grünen Smoothies genauso staunen, wie über Ihre spürbar verbesserte Gesundheit und die herrliche Verdauung! Sie lernen Gleichgesinnte kennen, interessieren sich für positive Alternativen zum »Mainstream« und können sich schließlich ein Leben ohne ihn gar nicht mehr vorstellen. Wahrschein-

Kristallzucker »abgerundet« wird! Wie in einer Partnerschaft ist ein solches Unterfangen zum Scheitern verurteilt, denn der Partner setzt sich zur Wehr. Durch den hohen Zuckeranteil kann er Ihnen sogar schaden.

Er gehört zu mir ...

Wenn Sie schließlich auch diese Krise gemeistert haben und Ihr Smoothie wieder zu einem hohen Anteil aus grünen Blättern besteht, sind Sie beide sehr weit gekommen und haben gute Chancen, in Liebe zusammen durchs Leben zu gehen. Krisen gehören zum Leben und wenn alles gut geht, kommt man gestärkt daraus hervor. Verlieren Sie daher niemals Ihren Humor und getrauen Sie sich, Fehler zu machen! Bleiben Sie im Austausch mit anderen passionierten Grüne-Smoothies-Trinkern und holen Sie sich immer wieder Inspiration aus diesem Buch. Ich wünsche Ihnen damit viel Glück und Erfolg!

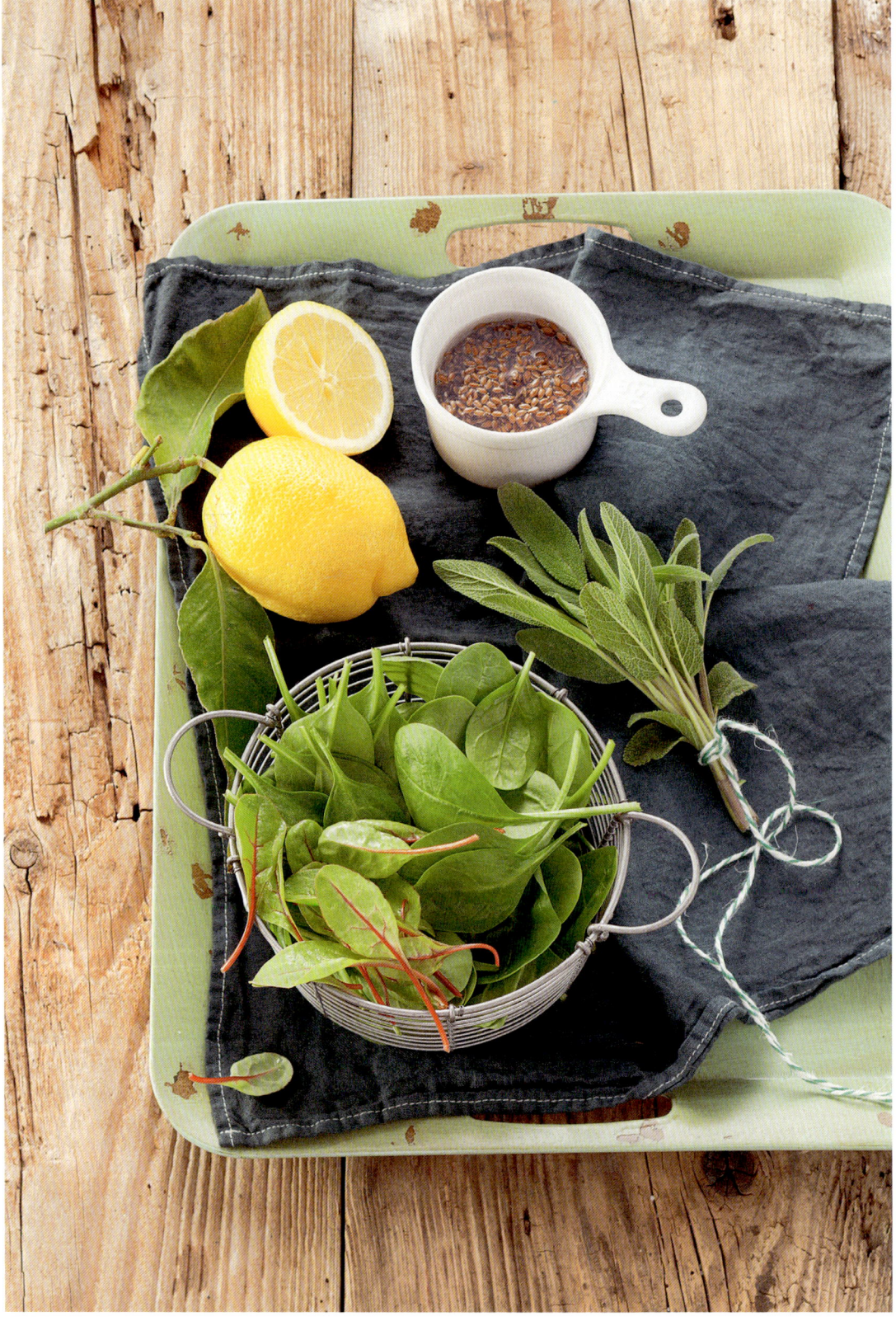

5

DOKTOR SMOOTHIE

Grüne Smoothies können mit etwas Erfahrung auch ganz gezielt Beschwerden lindern und den Allgemeinzustand verbessern. Hier erhalten Sie einige Extra-Infos zu Gesundheit und grüner Lebensweise.

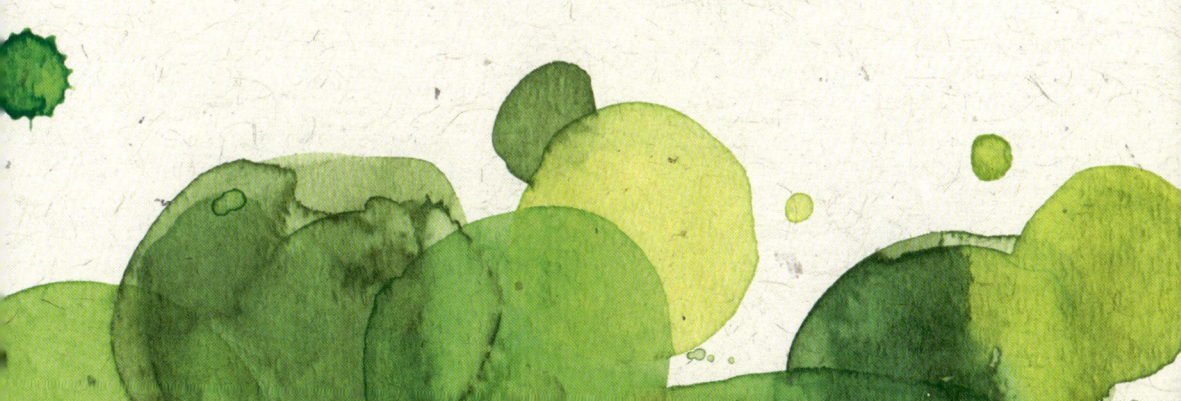

ZUTATEN NACH ANWENDUNGSBEREICHEN

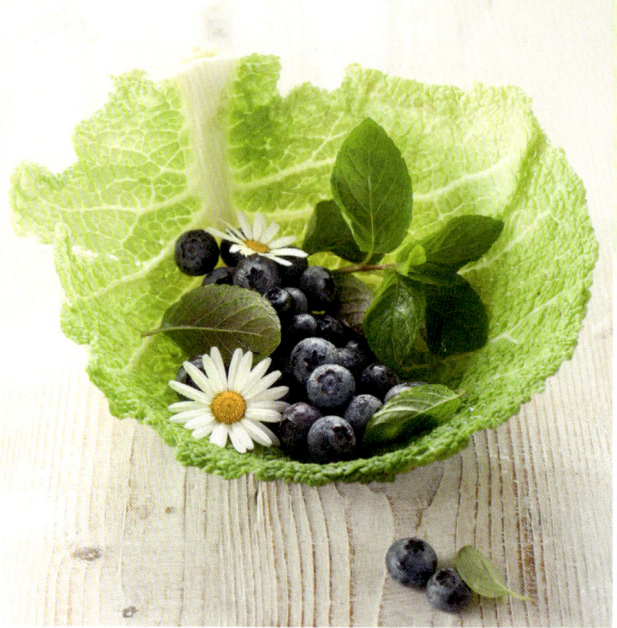

Die nachfolgenden Listen basieren auf den Inhaltsstoffen, die in bestimmten grünen Pflanzen bislang untersucht sind. In erster Linie handelt es sich dabei um Vitamine und Mineralien, Proteine und Enzyme, die in den ausgewählten Anwendungsbereichen von besonderer Wichtigkeit für eine optimale Funktionsweise sind.
Vorsicht: Bei heilkräftigen Pflanzen gilt der berühmte Ausspruch des mittelalterlichen Arztes Paracelsus: »Alle Dinge sind Gift, und nichts ist ohne Gift; allein die Dosis macht, dass ein Ding kein Gift sei.« Wechseln Sie daher oft ab und verwenden Sie Heilkräuter nicht in rauen Mengen, sondern eher als Beigabe.

ACTION: GESCHMACKSTEST

Durch langes Kauen einer frischen Wildpflanze werden ihre Inhaltsstoffe freigesetzt. Wenn wir die Pflanze gerade nicht brauchen, wenn sie gerade nicht gut für uns ist, bekommen wir ein unangenehmes Gefühl im Mund. Der Test kann jedes Mal anders ausfallen, da sich unser Mineralstoffdepot und damit der Bedarf ständig verändert.

SO WIRKEN DIE EINZELNEN PFLANZEN

Hier finden Sie nun eine Übersicht darüber, welche Pflanzen im grünen Smoothie welche heilungsfördernden Wirkungen haben.

HERZ UND KREISLAUF STÄRKEN
Gut fürs Gefäßsystem und eine gesunde Blutzusammensetzung:

Ananas	Buchweizensprossen	Grünkohl	Maulbeere	Staudensellerie
Apfel	Cayenne	Guave	Nektarine	Thymian
Avocado	Dattel	Heidelbeere	Okra	Tomate
Banane	Dill	Himbeere	Orange	Wassermelone
Birne	Erbse	Ingwer	Papaya	Weintrauben
Brennnessel	Erdbeere	Kiwi	Paprika	Weizengras
Brokkoli	Feige	Kurkuma	Pfirsich	Zitrone
Brombeere	Frühlingszwiebel	Mango	Salatgurke	Zucchini
Brunnenkresse	Granatapfel	Mangold	Spinat	

DIE VERDAUUNG FÖRDERN
Anregend beziehungsweise regulierend für die Verdauungsorgane:

Ananas	Flohsamen	Minze	Rosmarin	Weizengras
Aloe vera	Grapefruit	Orange	Salbei	Zwetschgen
Cayenne	Kombucha	Pak Choi	Sauerampfer	
Dill	Kurkuma	Papaya	Sauerkraut	
Endivie	Malve	Petersilie	Schachtelhalm	
Fenchel	Mango	Pfirsich	Wegerich	

DEN BLUTZUCKER STABILISIEREN
Insulinausschüttung im Lot:

Apfel	Brokkoli	Heidelbeere	Seetang (Kelp)	Zimt
Banane	Feige	Himbeere	Spinat	
Basilikum	Flohsamen	Rote-Bete-Blätter	Tomate	

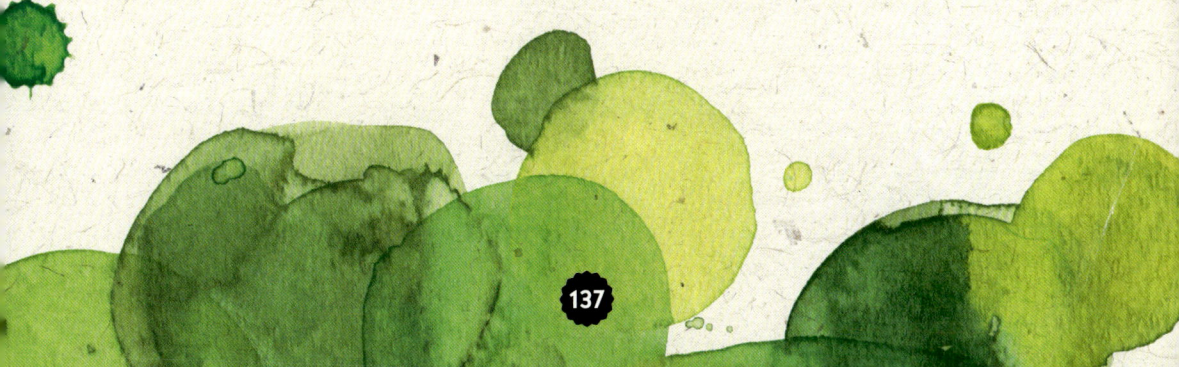

DEN STOFFWECHSEL ANREGEN
Hilfreich für die Energieversorgung:

Avocado	Dattel	Granatapfel	Maulbeere	Romana
Banane	Erbse	Heidelbeere	Petersilie	Salatgurke
Brombeere	Erdbeere	Johannisbeere	Portulak	Wassermelone
Borretsch	Feige	Kaki	Pfirsich	
Chiasamen	Grapefruit	Mangold	Pflaume	

ENTZÜNDUNGEN MILDERN
Enzyme und Co hemmen Entzündungsprozesse im Körper:

Ananas	Fenchel	Ingwer	Rosmarin	Zitrone
Basilikum	Frühlingszwiebeln	Mango	Schachtelhalm	
Birkenblätter	Gänsefuß	Mangold	Wegerich	
Chiasamen	Grünkohl	Möhrengrün	Weinblätter	

DIE SCHWANGERSCHAFT ERLEICHTERN
Versorgen mit Energie und Vitalstoffen, lindern typische Beschwerden:

Avocado	Erdbeere	Mangold	Paprika	Salate
Banane	Granatapfel	Minze	Pastinake	Sonnenblumensprossen
Dattel	Himbeere	Okra	Petersilie	Spinat
Feige	Honigmelone	Orange	Pflaume	
Erbse	Kohlsorten	Papaya	Rote-Bete-Blätter	

DAS IMMUNSYSTEM STÄRKEN
Gut für Immunorgane und Vitalstoffversorgung:

Alfalfasprossen	Guave	Mangold	Pfirsich	Spinat
Aprikose	Kirsche	Maulbeere	Petersilie	Sprossen
Avocado	Kiwi	Melone	Radicchio	Tomaten
Borretsch	Kombucha	Okra	Rettich	Tomatillos
Brokkoli	Koriander	Orange	Rosmarin	Weintrauben
Dattel	Kürbisblätter	Papaya	Salate	Weizengras
Grünkohl	Mango	Pastinake	Sauerkraut	Zitrone

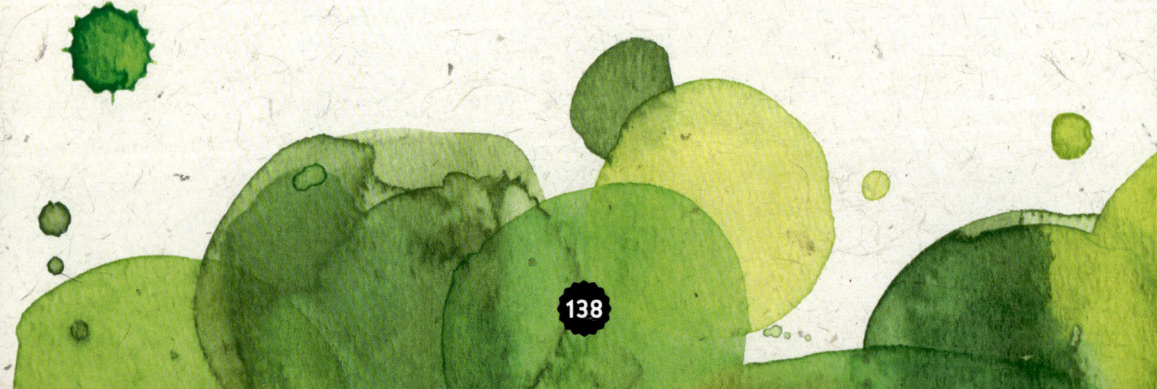

MUSKELN AUFBAUEN
Kraftfutter für jeden Tag:

Ananas	Chiasamen	Himbeere	Orange	Rosine
Apfel	Dattel	Kirsche	Papaya	Rote-Bete-Blätter
Aprikose	Erdbeere	Kokosnuss	Pfirsich	Sauerampfer
Artischocke	Feige	Mangold	Pflaume	Spinat
Avocado	Grünkohl	Melone	Portulak	Tomate
Banane	Guave	Nektarine	Radieschen	

DIE SEHKRAFT VERBESSERN
Der reinste Augenschmaus im besten Sinne:

Aprikose	Eichblatt	Maulbeere	Papaya	Portulak
Avocado	Kopfsalat	Melone	Paprika	Rote-Bete-Blätter
Brunnenkresse	Kürbisblätter	Nektarine	Pfirsich	Weizengras
Erdbeere	Mango	Orange	Pflaume	

DIE HAUT KLÄREN UND REINIGEN
Gutes Aussehen kommt von innen!

Aprikose	Brunnenkresse	Kokosnuss	Paprika	Rote-Bete-Blätter
Ananas	Endivie	Melone	Pfirsich	Salatgurke
Avocado	Grünkohl	Orange	Portulak	Sauerampfer

DIE KNOCHEN VERSORGEN
Mineralstoffe für unser inneres Gerüst:

Apfel	Brunnenkresse	Himbeere	Möhrengrün	Salatgurken
Aprikose	Chiasamen	Kiwi	Orange	Sauerampfer
Ananas	Durian	Kohlsorten	Petersilie	Sellerie-Blätter
Avocado	Erdbeere	Kumquats	Pflaume	Sonnenblumen-sprossen
Artischocke	Feige	Lauch	Radieschen	Spinat
Banane	Gänsefuß	Löwenzahn	Rettich	Tomate
Brennnessel	Grünkohl	Maulbeere	Rote-Bete-Blätter	Wassermelone
Brombeere	Heidelbeere	Mangold	Salate	

DAS GEHIRN AKTIVIEREN
Gut für Hirnstoffwechsel und Sauerstoffversorgung:

Ananas	Erdbeere	Paprika	Rosmarin	Spinat
Avocado	Grünkohl	Petersilie	Rote-Bete-Blätter	Tomate
Birne	Kakao	Pfirsich	Salatgurke	Tomatillo
Borretsch	Koriander	Matcha	Salbei	
Brombeere	Okra	Melone	Sellerie-Blätter	
Dattel	Orange	Möhrengrün	Sonnenblumen-sprossen	

DIE LUNGEN KRÄFTIGEN
Damit der Atem frei und kraftvoll fließt:

Fichtentriebe	Guave	Kaki	Paprika	Rosmarin
Zucchini				

GESCHMACK UND WIRKUNG

Die folgende Liste ausgewählter Kräuter soll Ihnen nicht nur helfen, Ihren Smoothie zu »würzen« und immer wieder neu Ihre geschmacklichen Lieblingskompositionen zu finden. Sie zeigt Ihnen auch, welche Geschmäcker auf welche körperlichen Funktionen einwirken.
Vergessen Sie auch nicht die fünf Geschmacksrichtungen (siehe Seite 37) für ein rundes Aroma: Alle Geschmäcker zusammen in einem Smoothie (ebenso wie in jeder anderen Speise) steigern den Genuss, weil alle Geschmacksknospen angesprochen werden.

SCHARFER GESCHMACK
Pflanzen mit verdauungsfördernder Wirkung:

Ackersenf	Bärlauch	Engelwurz	Löffelkraut	Wiesenschaumkraut
Barbarakraut	Bohnenkraut	Hellerkraut	Nelkenwurz	
Bärenklau	Brunnenkresse	Knoblauchsrauke	Schaumkraut	

BITTERER / HERBER GESCHMACK
Pflanzen mit entgiftender und entzündungshemmender Wirkung:

Beifuß	Günsel	Haselnuss	Löwenzahn	Wegwarte
Dost	Guter Heinrich	Hopfen	Mariendistel	Wiesenkerbel
Gänsedistel	Hainsalat	Lauch	Minze	

SÜSSER GESCHMACK
Pflanzen mit energetisierender Wirkung:

| Buche | Fenchel | Klatschmohn | Klette | Linde |
| Pastinake | | | | |

SALZIGER GESCHMACK
Pflanzen mit ausscheidungsfördernder Wirkung:

| Hirtentäschel | Mangold | Melde | Staudensellerie |
| Kratzdistel | Meeresalgen | Rainkohl | |

SAURER GESCHMACK
Pflanzen mit appetitanregender Wirkung:

Braunelle	Johannisbeere	Sauerklee	Vogelbeere
Fichte	Portulak	Scharbockskraut	Walderdbeere
Gänsefingerkraut	Sauerampfer	Stachelbeere	

ADSTRINGIERENDER (ZUSAMMENZIEHENDER) GESCHMACK
Pflanzen mit gewebestärkender Wirkung:

| Brombeere | Kleiner Wiesenknopf | Knöterich | Schlüsselblume | Wegerich |
| Frauenmantel | | Schlehe | | |

MILDE / EHER NEUTRALE GESCHMACKSRICHTUNG
Pflanzen zum »Auffüllen«:

Ampfer	Feldsalat	Kohldistel	Schafgarbe	Weidenröschen
Beinwell	Fetthenne	Lattich	Spinat	Weißer Gänsefuß
Borretsch	Giersch	Malve	Springkraut	Wiesenschaumkraut
Brennnessel	Goldrute	Natternkopf	Taubnessel	Wilde Möhre
Ehrenpreis	Gundermann	Ringelblume	Vogelmiere	

INTERVIEW MIT

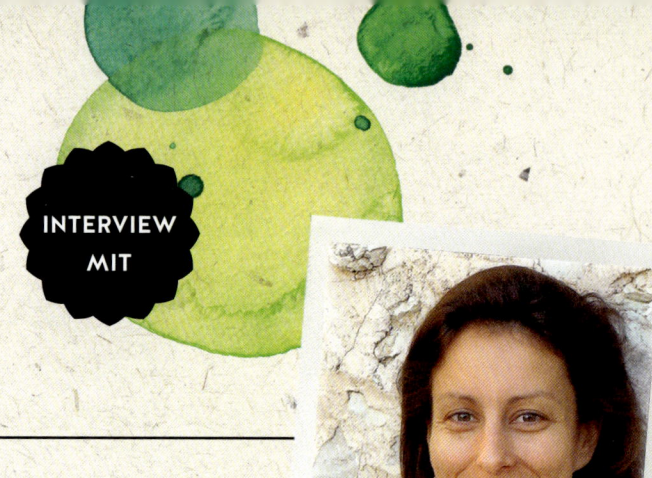

MARTINA DOBROVIČOVÁ

VEDISCHE ASTROLOGIN, REIKI MEISTERIN, ERNÄHRUNGSBERATERIN, BUCHAUTORIN

Welche Verbindung gibt es zwischen Wildpflanzen und Astrologie?

Schon vor Urzeiten haben Menschen die Planeten am Himmel beobachtet und ihre Beobachtungen zu dem, was auf der Erde in der Natur geschah, in Beziehung gesetzt. Die Qualitäten, die von den Planeten verkörpert werden, finden sich nicht nur in Menschen, sondern auch in Pflanzen, Tieren und Mineralien wieder. Die Himmelskörper Merkur, Venus, Mars, Jupiter, Saturn, Sonne, Mond strahlen ihre eigenen Energien aus, die sich im Universum ausbreiten und mit denen wir stets in Kontakt sind, ob bewusst oder unbewusst. Die Pflanzen nehmen die kosmischen Energien auf, assimilieren sie und strahlen sie auf ihre Umgebung ab. Auf diese Art und Weise hat jedes Kraut, je nach seiner ganz besonderen Wesensart, eine besondere Beziehung zu einem oder mehreren Planeten unseres Sonnensystems. Wenn wir Pflanzen auf der planetaren Ebene begegnen, begegnen wir ihrem wahren Wesen, ihren Persönlichkeiten und ihren feinstofflichen Körpern. Und daraus können wir auch viel für uns selbst gewinnen.

Wie ist die Astrologie in die Naturheilkunde eingebettet?

Die Astrologie nimmt auch in den traditionellen Medizinsystemen wie der Traditionellen Indischen Medizin (Ayurveda) einen wichtigen Platz ein. Über sie können die Zusammenhänge zwischen den Bewegungen der Himmelskörper und der Gesundheit des Menschen erkannt werden und im Idealfall lassen sich sogar Präventivmaßnahmen ergreifen. In Indien arbeiten ayurvedische Ärzte oftmals mit vedischen Astrologen zusammen, um den Menschen in seiner Tiefe und Ganzheit zu erfassen und gemeinsam auf diese Art und Weise für jeden Ratsuchenden den bestmöglichen individuellen Heilungs- und Weiterentwicklungsprozess auf der körperlichen, geistigen, spirituellen Ebene auszuwählen.

Über die Heilkräuter lassen sich die Qualitäten des jeweiligen Planeten generell stärken oder es kann ein geschwächter Planet im persönlichen Geburtshoroskop unterstützt werden. Dafür eignet sich in ganz besonderer Weise der Aszendenten Herrscher. Ein starker Aszendenten Herrscher gilt als wichtiger Hinweis für eine stabile Gesundheit. Die Heilkräuter, die dem Aszendenten Herrscher zugeordnet werden, können eine deutliche Verbesserung unserer Gesundheit und Erleichterung der Lebensumstände bewirken, da sie die Persönlichkeit als Ganzes stärken.

Und wie sieht es mit der Sonne aus?

Alle Pflanzen sind natürlich »Kinder« der Sonne. Eine wahre Sonnenpflanze vereint jedoch mehrere Sonnensignaturen in sich: Als Mittelpunkt unseres Sonnensystems durchwandert die Sonne ein Tierkreiszeichen pro Monat. Sie ist das Bewusstsein

---

DIE SONNENKRÄUTER UND SONNENGEWÜRZE KÖNNEN IN UNS DIE KRAFTVOLLEN EIGENSCHAFTEN STÄRKEN UND SIE HABEN DIE FÄHIGKEIT, UNS IN UNSERE MITTE, IN UNSER INDIVIDUELLES WESEN ZU FÜHREN.

Welche Rolle spielt der Erdenmond?

Der Mond herrscht über Weiblichkeit, Fortpflanzung, Gefühle, Wahrnehmung und Intuition. Er kann eine Steigerung der Fruchtbarkeit bewirken oder auch den Zugang zum Unbewussten erleichtern und die Wahrnehmung schärfen. Der Mond wird dem Tierkreiszeichen Krebs und somit dem Element Wasser zugeordnet.

Befindet er sich im persönlichen Geburtshoroskop in einer schwächeren Position, kann ein Mondkraut wie die Vogelmiere für die jeweilige Person zur Anwendung kommen. Man erkennt ihre lunaren Eigenschaften an ihren zarten weißen Blüten, die meist schnell verblühen und ihrer schleimigen und saftigen Konsistenz. Das Kraut kann eine Fruchtbarkeitssteigerung bewirken, sollte aber nach Eintritt der Schwangerschaft nicht mehr verwendet werden. Ebenfalls fruchtbarkeitssteigernd wirken Venuskräuter, wie beispielsweise der Frauenmantel (frisch oder getrocknet). Auf der körperlichen Ebene hilft die Vogelmiere gegen Funktionsstörungen von Darm und Lunge, gegen Ekzeme oder juckende Hautirritationen.

und die Wirklichkeit und sie verkörpert sich in allen Wärmeprozessen, die wiederum für alle Inkarnationsprozesse, also das Werden von lebendiger Materie, erforderlich sind.

Die Attribute, die mit der Sonne in Verbindung stehen, sind Vitalität, Lebensfreude, Selbstbewusstsein und Selbstverwirklichung. Auf der Organebene wird der Sonne das Herz zugeordnet, dessen Element das Feuer ist, und so eignen sich Heilpflanzen mit sonnenhafter Natur (zum Beispiel Lindenblätter) hervorragend für grüne Smoothies, um den Lebensfunken wach zu halten. Das kleine Gänseblümchen ist genauso eine Sonnenpflanze. Es wird von den Alchemisten auch das »Auge der Sonne« genannt, denn es öffnet seine Blüten nur bei Sonnenschein. Die kleine Pflanze blüht fast das ganze Jahr hindurch, sie strebt immer nach dem Licht und spendet uns dadurch Kraft, Zuversicht und Durchhaltevermögen. Weitere Sonnenpflanzen sind beispielsweise Alant, Johanniskraut, Arnika, Linde, Kamille, Rosmarin. Sonnengewürze sind Gelbwurz (Kurkuma), Ingwer, Muskatnuss, Safran und Zimt.

GESUNDHEITSCHECK: VORHER UND NACHHER

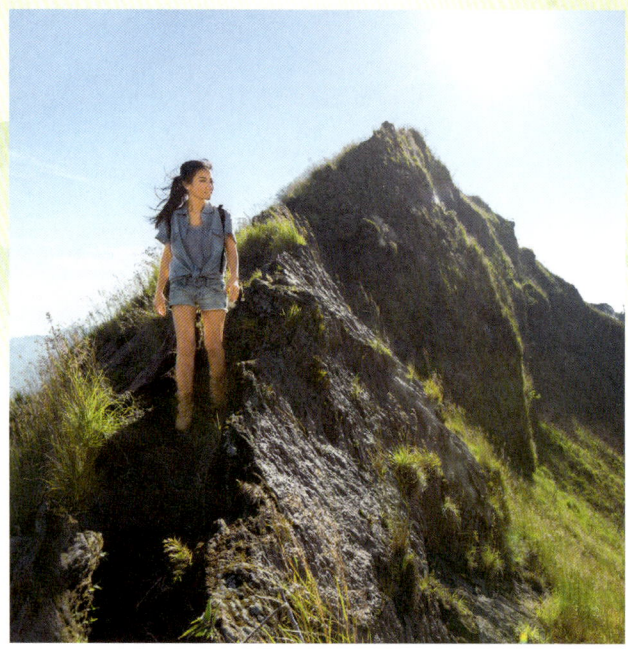

Es kann zu interessanten Ergebnissen führen, wenn Sie Ihre Gesundheit checken lassen, bevor Sie anfangen, täglich grüne Smoothies zu trinken. Die Menschen, die das gemacht haben oder die vor dem Start in die grüne Power-Ernährung in ärztlicher Behandlung waren und ihre Werte kannten, sind überrascht, wie sich fast alle gesundheitlichen Parameter – bisweilen sogar dramatisch – verbessern. Diese Erfahrung zeigt einmal mehr, dass der grüne Smoothie ein Generalist ist, der mit der Zeit alle »Löcher« zu stopfen vermag, die im Organismus entstanden sind – durch einseitige Ernährung und einen ungesunden Lebensstil mit viel Stress, zu wenig erholsamem Schlaf, Bewegungsmangel, zu vielen Genussmitteln ... Eine energiereiche naturbelassene Nahrung mit vielen Vitalstoffen und Biophotonen hebt die Energie des Körpers auf einen neuen Level und versetzt ihn dadurch in die Lage, sich selbst neu auszubalancieren und sich im günstigsten Fall sogar selbst zu heilen.

Wir sollten nie vergessen, dass wir elektrische Wesen sind, denn die Steuerimpulse unseres Körpers laufen auf elektromagnetischer Grundlage ab. Und je mehr Lebensenergie wir haben, desto besser ist unser Körper in der Lage, diese Impulse angemessen zu geben und somit seine Selbstheilungskräfte zu aktivieren.

HIGHTECH ZUR GESUNDHEITSANALYSE

Die folgenden Verfahren eignen sich zur genauen Wertebestimmung.

CRS-Analyse-System

Das CRS-Analyse-System ist ein Messgerät, das mit einer nichtinvasiven Screening-Methode den Zustand des zellulären Stoffwechsels erfasst. Die Messung erfolgt binnen weniger Sekunden am Handballen und es gibt sofort eine grafische Auswertung der persönlichen Stoffwechselsituation. Anhand dieser individuellen Auswertung lassen sich gesundheitliche Störungen erkennen und mögliche Defizite an lebenswichtigen Mikronährstoffen aufdecken.

Hier ist meine persönliche Auswertung aus dem letzten Jahr nach sechs Jahren Smoothietrinken:

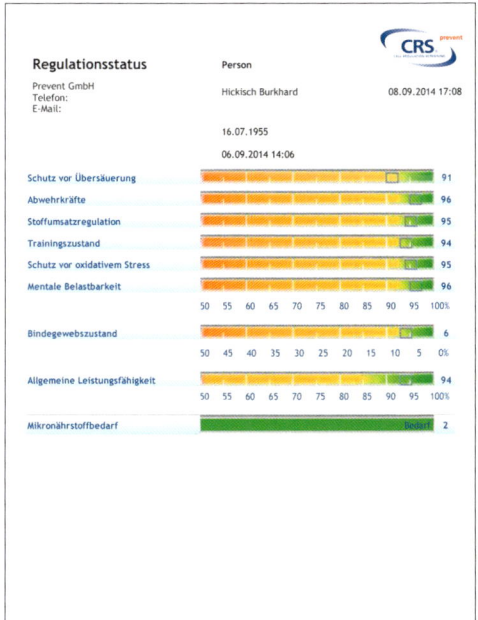

Fast alles im grünen Bereich! Optimale Versorgung mit Mikronährstoffen.

NES-HEALTH-System

In über 30 Jahren intensiver Arbeit ist es dem australischen Wissenschaftler Peter Fraser gelungen, bestimmte Forschungsergebnisse aus Physik, Biochemie, Quantenbiologie und Mathematik mit dem Wissen von Schulmedizin, Traditioneller Chinesischer Medizin, Ayurveda, Homöopathie und Kinesiologie zu vereinen. Dies führte ihn zu dem Konzept des Human Body Field. Das ganzheitliche NES-HEALTH-System kann Störungen im Körperfeld identifizieren und korrigierend darauf einwirken. Durch einen nichtinvasiven Scan werden innerhalb von 20 Sekunden bis zu 150 Systeme des menschlichen Körperfeldes gemessen. Der Scan gibt Aufschluss über:

- die energetische Analyse
- die Analyse der Informationsstrukturen
- die Ernährungsanalyse
- die Analyse von Umwelteinflüssen
- die emotionale / mentale Körperfeld-Analyse

Mehr Info siehe Adresse Seite 153.

NILAS-MV-System

Hierbei handelt es sich um ein nichtinvasives Diagnostik- und Regulationssystem zur Analyse biorhythmischer Prozesse im menschlichen Organismus. In 5 Minuten werden 300 Herzschläge gemessen und mathematisch verarbeitet. Sie können dann Folgendes über sich erfahren:

- die Energiesituation und Ressourcen Ihres Organismus
- Ihre aktuelle Stressbelastung
- Ihren psychoemotionalen Zustand
- Ihr biologisches Alter
- Ihren Gesamtgesundheitsstatus
- die Meridianaktivität (TCM)
- die Vitalkraft Ihres Auraportraits
- Ihre Chakrenaktivität und Ihre Lebensthemen

Das Nilas-MV-System ermöglicht es dem Therapeuten, die Reserven des Organismus zu bewerten und die Effektivität seiner Behandlungen über eine Verlaufskontrolle zu überprüfen. Mehr Info siehe Adresse Seite 153.

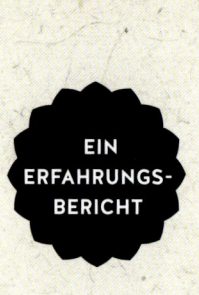

EIN ERFAHRUNGS-BERICHT

KARIN SKARABIS

GESUNDHEITS- UND ERNÄHRUNGS-BERATERIN, PRÄVENTOLOGIN, PRAKTIZIERTE BEWUSSTSEINSMEDIZIN

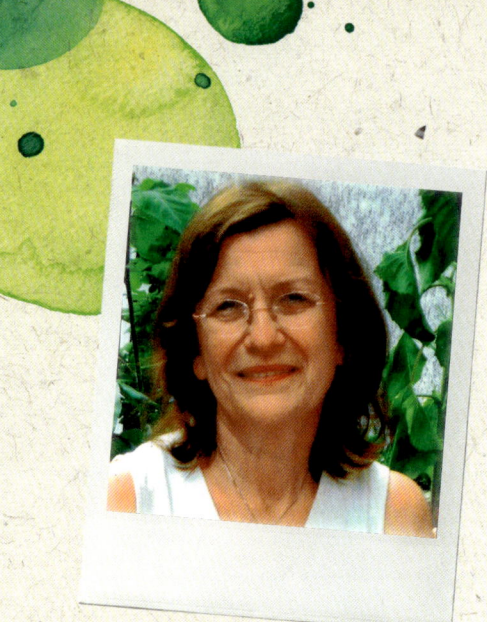

Energiemangel als gemeinsames Symptom aller Krankheiten

Jede Krankheit hat als Symptom den Energiemangel und ist damit Ausdruck einer geschwächten Lebenskraft. Als erfahrene Gesundheits- und Ernährungsberaterin und Mitglied im Berufsverband der Präventologen e. V. arbeite ich vorwiegend präventiv, indem ich mein Hauptaugenmerk auf die Stärkung der Lebenskraft lege. Samuel Hahnemann, der Begründer der Homöopathie, beschreibt in seinem »Organon der Heilkunst« unsere Lebenskraft als eine dynamische, den Körper belebende Energieform. Sie regelt alle Kreisläufe des Körpers, der Psyche und des Geistes und hält die Prozesse auf allen Ebenen in Gleichgewicht. Erreger, Umweltgifte, falsche Ernährung, Überanstrengung, Schicksalsschläge, ungesunde Lebensweisen stören die Lebenskraft. Wir spüren dies als Energiemangel, wir fühlen uns unwohl, kraftlos, unglücklich und krank.

Deshalb gehe ich bei jedem Klienten davon aus, egal, welche Probleme er schildert, dass seine Lebenskraft geschwächt ist. Mithilfe meiner geschulten Intuition und der direkten Körperbefragung finde ich heraus, welche Vorgehensweisen notwendig sind, um individuelle Schwachstellen zu ermitteln und so einen optimalen Ansatz für eine Veränderung zu finden.

Dafür stehen mir hocheffiziente Computerprogramme zur Verfügung, die sich gegenseitig ergänzen und in ihren Aussagen bestätigen, wodurch Zufallstreffer vermieden werden.

Ich arbeite vorwiegend mit dem Bionic-Health-Scanner der Fa. Buschkühl, dem PrevenTEST- und MindLINK-System von Dr. Lechner sowie dem NES-Health-System, die gemeinsam den gegenwärtigen Gesundheitszustand detailliert erfassen, die aufzeigen, was vorrangig – oder sogar dringend! – bearbeitet werden sollte und auch Blockaden und psychische Hintergründe mit Lösungsvorschlägen zeigen.

Das Arbeitsprinzip und konkrete Vorgehen

Als Erstes messe ich mit dem Bionic-Health-Scanner den gesamten Gesundheitszustand (erster Status) des Klienten und zeige ihm im Gespräch die Schwachstellen auf. Meine Patienten staunen über die Genauigkeit der Analyse, und wir beraten erst mal, woran zu arbeiten ist.

Danach überprüfe ich mit dem NES-Health-System, ob die aufgezeigten Störungen nur rein körperlicher Art oder auch durch psychische Faktoren verursacht sind. Häufig zeigt sich allerdings darüber hinaus auch noch, dass Verarbeitungsstörungen im Stoffwechsel eine Rolle spielen, wodurch es zu »Einbaustörungen« kommt, sodass wichtige Vitamine und Spurenelemente nicht aufgenommen werden können.

Normalerweise endet die erste Sitzung damit, dass der Klient NES Health Infoceuticals erhält, das sind speziell auf seine Probleme bezogene, »informierte« Tropfen, die er drei Wochen lang einnimmt. Hinzu kommen Ernährungsempfehlungen, um die festgestellten Defizite auszugleichen. Dabei lege ich Wert auf eine stärkere Gewichtung der grünen Nahrung, die der Körper am besten in Form von individuell zubereiteten grünen Smoothies aufnehmen kann.

Beim nächsten Termin erfolgt erneut eine Messung mit dem Bionic-Health-Scanner (zweiter Status) und der Klient erkennt durch den Vergleich beider Messungen, ob die erwartete positive Veränderung eingetreten ist. Mithilfe des Bionic-Health-Scanners kann ich zeigen, dass durch grüne Smoothies vorher bestehende Defizite am schnellsten ausgeglichen werden.

Aufgrund der beschriebenen Vorgehensweise klären sich bei den meisten Klienten oft in wenigen Sitzungen ihre Hauptprobleme: Sie erkennen, was ihnen guttut und was sie besser meiden.

Hilfe bei Übergewicht

Im Falle von Übergewicht oder schwerwiegenden Stoffwechselstörungen empfehle ich Metabolic Balance, eine revolutionäre Ernährungsumstellung ohne Hungern. Sie unterscheidet sich von ähnlichen Systemen durch eine vorab im Labor durchgeführte Blutanalyse aller relevanten Stoffwechselparameter, woraus ermittelt wird, welche Lebensmittel der Klient problem- und restlos verstoffwechseln kann. Tatsächlich sind nämlich auch vermeintlich gesunde Nahrungsmittel nicht unbedingt immer gut für jeden, sondern sie können den Energiehaushalt des Körpers sogar schwächen. Man sollte daher darauf achten, diese Nahrungsmittel nicht als Zutat im grünen Smoothie zu verwenden.

Für eine gewisse Zeit erhält der Klient deshalb einen individuellen, seine Wünsche berücksichtigenden, abwechslungsreichen Ernährungsplan mit grünen Smoothies, der nur die für ihn jetzt richtigen Lebensmittel enthält. Dadurch kann sich der gesamte Stoffwechsel regenerieren und danach auch wieder andere Lebensmittel besser verdauen.

Durch geeignete Prävention auf Dauer gesund bleiben

Ein guter Gesundheitszustand geht meist durch Nachlässigkeit verloren; deshalb bleibt es für jeden eine – wichtige und eigentlich leichte – Aufgabe, frühzeitig zu erkennen, was sich im Körper entwickelt. Dies kann heute mit den beschriebenen hochmodernen auf Methoden der Quantenphysik beruhenden Systemen mit wenig Aufwand erreicht werden. Durch solche präventiven Messungen können im Übrigen auch Entzündungen oder Übersäuerung im Organismus frühzeitig erkannt werden, bevor sie zum Ausgangspunkt diverser Leiden werden. Der grüne Smoothie ist ein hervorragendes Nahrungsmittel, das mit seinen basisch verstoffwechselten Zutaten sehr effektiv gegen eine Übersäuerung wirkt.

Selbstverständlich gehört die Zusammenarbeit mit dem Haus- oder Facharzt des Klienten zu den Prinzipien meiner Arbeit. Ärzte sind für diese »Vorarbeit« in der Regel sehr dankbar, zumal ihnen solche Hilfsmittel für die Diagnose oft nicht zur Verfügung stehen.

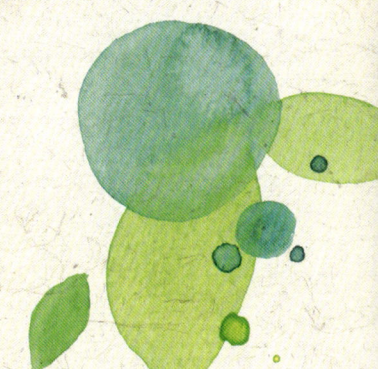

IHRE NEUE LEBENSWEISE: ALLES IM TAKT!

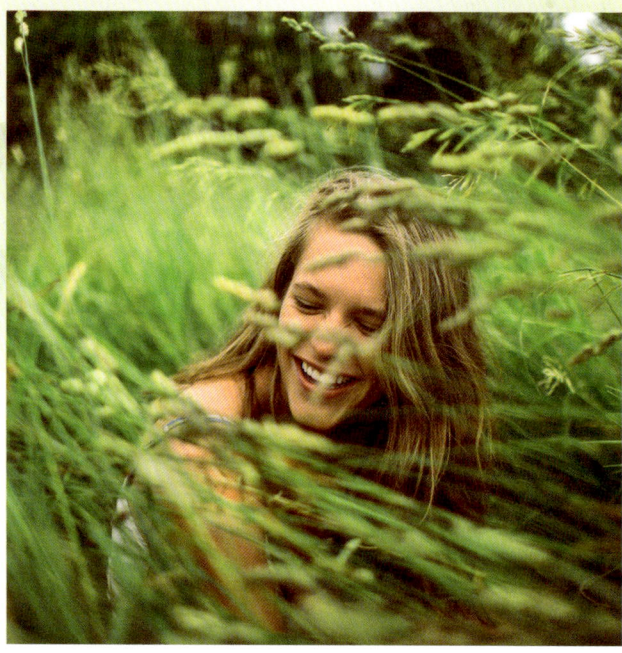

Mit dem grünen Smoothie und insgesamt mehr Rohkost auf dem Speiseplan hat ein neues Ernährungsparadigma Einzug in unsere Küchen gehalten. Es lautet: lebendige Gesundheit durch lebendige Nahrung! Je mehr Energie wir dem Körper durch unsere Ernährung zuführen, ohne dass er selbst Energie aufwenden muss, um die Nahrung für die Zellen verfügbar zu machen, desto fitter und gesünder sind wir. Dieser Prozess erfordert eine Umstellung der Gewohnheiten: Wir beurteilen unser Essen nicht mehr nur nach dem Sättigungsgehalt (voller Bauch), sondern nach der Energie und dem wirklichen Genährtsein. Das bedeutet auch, dass sich unser Geschmackssinn verfeinert, dass wir immer mehr am Geschmack erkennen, ob etwas gut für uns ist.

Wo es bei konventioneller Ernährung um Gewohnheit und Stimulation geht, geht es bei der lebendigen Ernährung um neue Erfahrung und Sensibilisierung. Wie wirkt das, was ich zu mir nehme, in meinem Körper? Ich möchte Sie dazu ermutigen, mehr darauf zu achten, wie Sie sich nach dem Essen fühlen und Ihre Lebensmittel danach auszuwählen, ob sie einen angenehmen Zustand im Körper erzeugen, ihm Energie geben, anstatt ihn zu belasten. Es ist ganz einfach, auf diese Weise den Energiegehalt der Nahrung zu testen und sein Essen entsprechend auszuwählen.

MOTIVIEREN SIE SICH!

Dummerweise gibt es viele Gründe, warum wir essen. Und die wenigsten davon haben damit zu tun, dass wir unseren Körper wirklich nähren wollen. Der folgende Motivationscheck kann Ihnen dabei helfen, bewusster mit Ihrer Nahrungsaufnahme umzugehen. Sie können ihn sich auch kopieren und an den Kühlschrank hängen, um sich vor jedem Essen Klarheit über Ihre Motivation zu verschaffen.

- Wann esse ich was aus welchen Gründen?
- Habe ich wirklich Hunger?
- Esse ich aus Langeweile?
- Esse ich, weil ich eine Pause brauche?
- Esse ich, weil ich sonst keine Zuwendung bekomme?
- Esse ich aus Angst, meine Lebenskräfte zu verlieren und zu verhungern?
- Esse ich aus Gewohnheit, weil ich immer um diese Zeit dieses Lebensmittel zu mir nehme?
- Warum esse ich gerade jetzt genau dieses Lebensmittel?
- Könnte oder mag ich stattdessen auch etwas anderes essen?
- Würde mir jetzt eine frische, rohköstliche Alternative genauso gut schmecken?

FDH – so altbekannt, so gut

»Friss die Hälfte« – dieses uralte Prinzip hat nichts von seiner schnoddrigen Gültigkeit verloren. Essen Sie niemals »bis zum Anschlag«, sondern hören Sie dann auf, wenn Sie sich gesättigt fühlen, aber noch mehr essen könnten. Wenn der Geist sagt »Ich bin satt!«, hat der Körper keine andere Wahl, als das entsprechende Gefühl zu liefern. Der grüne Smoothie ist übrigens ein wunderbarer FDH-Unterstützer.

Wir essen viel zu viel. Da unser Körper durch konventionelle Ernährung nicht das bekommt, was er an Energie und Vitalstoffen braucht, sendet er weiter Signale, mehr zu essen, in der Hoffnung, dass seine wirklichen Bedürfnisse befriedigt werden. Und das Überangebot an Nahrung und verlockenden Gaumenstimulationen trägt ebenfalls dazu bei, dass wir nun mal nicht gerade Meister im Maßhalten sind.

Eins dürfen wir nicht vergessen: Jede Nahrungsaufnahme belastet unseren Körper. Wer regelmäßig fastet, weiß davon ein beschwingtes Lied zu singen, denn während des Fastens, wenn der Körper die Nahrungsaufnahme eingestellt hat und der Geist nicht mehr nach Nahrung sucht, entsteht eine wunderbare Leichtigkeit und Wachheit, weil der Körper sich nicht mehr um die Verdauung kümmern muss.

ACTION: ACT DIFFERENTLY!

Es gibt Tage, da hat man einfach einen »Jieper«, wie die Berliner es schön nüchtern ausdrücken. Da hat man diesen unerklärlichen Hunger und Appetit, der sich nicht einmal mit einem grünen Smoothie stillen lässt. Statt immer wieder zum Kühlschrank oder in die Speisekammer zu laufen, sollten Sie etwas komplett anderes tun, um Ihre Aufmerksamkeit neu auszurichten. Gehen Sie nach draußen an die frische Luft, laufen Sie einmal um den Block oder quer durch den Park und befreien Sie Ihre Gedanken aus der Schleife des Unbefriedigtseins, der Fixierung auf den Mangel. Tun Sie etwas, womit Ihr Mangelbewusstsein nicht rechnet, fahren Sie das volle Kontrastprogramm! Es hilft. Nehmen Sie die Fülle des Lebens wahr, die Sie in jedem Moment umgibt und durchdringt. Wenn Sie wieder in der Fülle angekommen sind und den Reichtum des Lebens fühlen, schmeckt der grüne Smoothie wieder!

JETZT GEHT'S ERST RICHTIG LOS

Freiheit, Erfüllung und Glück sind das Geburtsrecht eines jeden Menschen auf diesem Planeten. Lassen Sie sich also nicht von den »Nachrichten des Tages« verwirren, sondern halten Sie Ihren Fokus auf das Wesentliche – das eigenverantwortliche, selbstbewusste Leben!

Der perfekte Tag

Das Leben ist ein Tanz, bei dem es für jede und jeden auf den richtigen, seiner eigenen Natur gemäßen Rhythmus ankommt. Meiner Erfahrung nach ist für die meisten Menschen in Bezug auf die individuelle Ernährung die folgende Einteilung optimal:

- Morgens und tagsüber (während der Anspannungsphase) grüne Smoothies und Rohkost
- Abends (während der Entspannungsphase) Gekochtes und Gedämpftes

Probieren Sie es aus! Wenn Sie diesen Rhythmus leben, brauchen Sie sich über kurz oder lang keine Gedanken mehr um die »richtige« Ernährung zu machen. Sie sind frei.

Vorzugsweise pflanzlich

Bei der Kochnahrung empfehle ich Ihnen, sich auf vegane und möglichst auch glutenfreie Gerichte mit viel gedünstetem Gemüse zu beschränken. Nehmen Sie statt einer herkömmlichen Sauce immer öfter gute naturbelassene Öle. Zum Braten empfehle ich Kokosöl oder Palmöl, weil es sich hier um gesättigte Fette handelt, die durch Erhitzen nicht so stark geschädigt werden wie ungesättigte Pflanzenöle.

Ganzheitlich essen

Nehmen Sie Ihre Nahrung immer in Ruhe und mit voller Achtsamkeit zu sich und achten Sie darauf, dass Körper, Geist und Seele zu ihrem Recht kommen und befriedigt sind.

Jedes Ende ist ein neuer Anfang

Nachdem Sie nun viel Wissen und Inspiration aufgenommen haben, sollten Sie sich die nachfolgende Yoga-Übung gönnen und in eine tiefe, erholsame Ruhephase fallen, aus der Sie so tatenlustig erwachen, dass Sie sofort anfangen, Ihr Leben grüner, gesünder und glücklicher zu gestalten. Der grüne Smoothie ist dabei Ihr bester Freund.

ACTION: VERÄNDERUNG JETZT!

Die Ernährung umzustellen ist einfach. Doch alles Einfache braucht große Entschlossenheit. Denn einfach ist es immer erst hinterher. Vorher machen wir uns die Dinge viel zu kompliziert. Wichtig ist, die Veränderung, die wir uns wünschen, aus vollem Herzen anzugehen. Der Anfang ist meist schon gemacht, wenn der bestellte Power-Mixer ankommt und man ihm einen Stammplatz in der Küche gibt. Das Ding ist so groß, dass man es nicht übersieht. Gut so! Nutzen Sie die Gelegenheit und verändern Sie Ihre Küche! Schaffen Sie Platz für neue Zutaten, für das frische Grün, für Wasserfilter und Karaffen. Wollen Sie noch mehr in die rohköstliche Richtung gehen, planen Sie auch Platz ein für Entsafter, Dörrgerät und Küchenmaschine.
Entfachen Sie frischen grünen Wind in Ihrer Küche. Freuen Sie sich auf Veränderung in Ihrem Leben. Umarmen Sie in Ihrem Herzen alles, was ab heute anders läuft. Haben Sie keine Angst, dass Sie es nicht schaffen. Der grüne Smoothie liefert Ihnen die Energie, die Sie brauchen, um nicht mehr unzufriedenen Kompromisse zu leben.

LOSLASSEN UND NEUBEGINN
TOTENHALTUNG – SHAVASANA

1 Kommen Sie auf einer festen Unterlage in die Rückenlage. Decken Sie sich zu, falls Sie sonst eventuell ins Frösteln kommen – nichts soll Sie an Ihrer tiefen Entspannung hindern. Auch ein Augenkissen kann hier gute Dienste tun.
2 Strecken Sie Ihre Beine ganz lang am Boden aus, der Abstand zwischen den Fersen ist dabei etwas breiter als hüftbreit. Die Fußspitzen lassen Sie nach außen fallen.
3 Die Arme liegen mit etwas Abstand locker und entspannt neben dem Körper, die Handinnenflächen zeigen nach oben.
4 Entspannen Sie ganz bewusst Ihre Schultern und ziehen Sie sie etwas nach unten Richtung Gesäß. Machen Sie den Nacken ganz lang, indem Sie das Kinn leicht ranziehen.
5 Ihre Augen sind geschlossen, Ihre Gesichtszüge sind ganz weich und entspannt, der Unterkiefer ist ebenfalls entspannt.
6 Lassen Sie Ihren Atem ganz frei fließen. Ihr gesamtes Körpergewicht geben Sie ganz schwer und vertrauensvoll an den Boden ab, als ob Sie in ihn einsinken wollten. Alle Muskelanspannungen loslassen, alle Gedanken loslassen. Der Körper ruht, aber der Geist ist wach.
7 Bleiben Sie rund 10 Minuten so liegen.
8 Dann kommen Sie wieder zurück, indem Sie die Atmung vertiefen – langsam die Fingerspitzen und Zehen, dann die Hände und Füße bewegen –, sich ganz lang strecken, dann die Knie ranziehen und sich auf eine Seite drehen. Dort noch einen Moment verweilen.
9 Nun mit geschlossenen Augen nach oben in einen aufrechten Schneidersitz kommen, die Hände entspannt auf den Knien ablegen und für ein paar Atemzüge noch in der Stille verweilen und nachspüren, dann erst wieder die Augen öffnen.

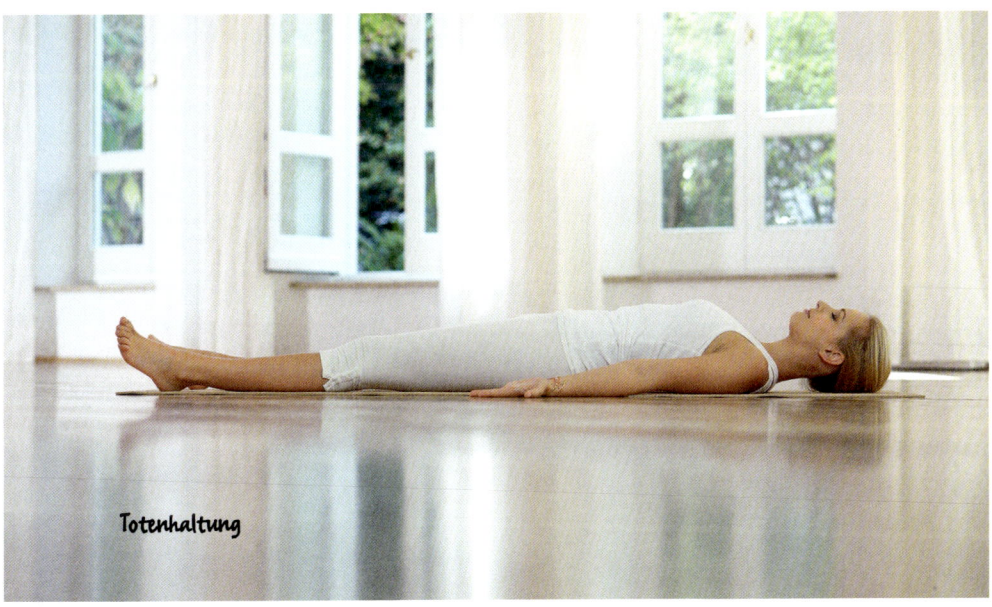

Totenhaltung

BÜCHER, DIE WEITERHELFEN

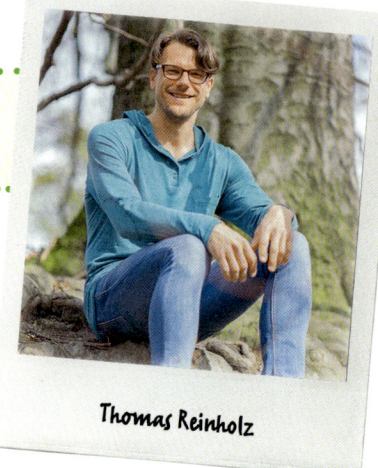

Thomas Reinholz

Mehr grüne Smoothies und gesundes Essen
Green for Life
Victoria Boutenko, Hans-Nietsch-Verlag
Grüne Smoothies: Gesund, lecker und schnell zubereitet
Victoria Boutenko, Hans-Nietsch-Verlag
Grüne Smoothies. Die gesunde Mini-Mahlzeit aus dem Mixer
Dr. med. Christian Guth, Burkhard Hickisch, GRÄFE UND UNZER VERLAG
Grüne Smoothies. Vitalstoff-Power aus dem Mixer
Dr. med. Christian Guth, Burkhard Hickisch, Martina Dobrovičová, GRÄFE UND UNZER VERLAG
Superfood-Smoothies
Dr. med. Christian Guth, Burkhard Hickisch, Martina Dobrovičová, GRÄFE UND UNZER VERLAG
Was uns wirklich nährt
Burkhard Hickisch, Arkana
Green Detox
Andrea Nossem, Goldmann
GO RAW BE ALIVE
Boris Lauser, Franckh Kosmos Verlag
Rohkost für Einsteiger
C. Sandjon, GRÄFE UND UNZER VERLAG
Wilde grüne Smoothies
Gabriele Leonie Bräutigam, Hans Nietsch Verlag
Banessa & Löwebir
Regine Wetzig (siehe Seite 106), Erdbeer-Verlag
Die unsichtbare Kraft in Lebensmitteln
A. W. Dänzer, Verlag Bewusstes Dasein
Befreite Ernährung
Christian Opitz-Dittrich, Hans Nietsch Verlag
Grün essen!
Dr. med. Joachim Mutter, VAK

Naturwissen
Kräuter
Katrin Wittmann, GRÄFE UND UNZER VERLAG
Wildkräuter und Beeren
Helga Hofmann, GRÄFE UND UNZER VERLAG
Essbare Wildkräuter und ihre giftigen Doppelgänger
Eva-Maria Dreyer, Franckh Kosmos Verlag

Über den Tellerrand
Das Geheimnis der Lebensenergie in unserer Nahrung
Rüdiger Dahlke, Arkana
Die Architektur der Innenwelt
Artho S. Wittemann, CreateSpace Independent Publishing Platform
Nicht-Zwei ist Frieden
Adi Da, Hans-Nietsch-Verlag

Die tägliche Portion Bewegung
All about Yoga (mit DVD)
Kerstin Linnartz, GRÄFE UND UNZER VERLAG
Yoga. Mehr Energie und Ruhe (mit CD)
Anna Trökes, GRÄFE UND UNZER VERLAG
Das 8-Minuten-Muskel-Workout (mit DVD)
Thorsten Tschirner, GRÄFE UND UNZER VERLAG
Das Fitness-Minimalprogramm
Ingo Froböse, GRÄFE UND UNZER VERLAG

INTERNETADRESSEN, DIE WEITERHELFEN

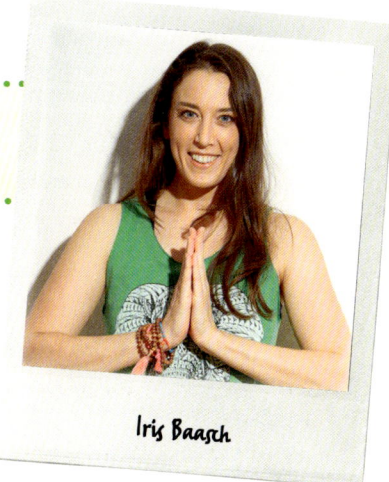

Iris Baasch

Website des Autors
www.burkhard-hickisch.de

Grüner Lebensstil
www.andrea-nossem.de (siehe S. 65)
www.balive.org (Website Boris Lauser, siehe S. 48)
www.gesundundsuendig.de
(Website von Helge Grotelüschen, siehe S. 126)
www.gruenenahrung.de
(Website von Angelika Detmers, siehe S. 107)
www.gruenesmoothies.de
(Website von Svenja Wesseloh, siehe S. 112)
www.gruene-smoothies.info
(Website von Roman Firnkranz, siehe S. 12)
www.kissfrominside.com
(Website von Martina Dobrovičová, siehe S. 142)
www.rohvolution.de
www.germanygoesraw.de
www.veggieworld.de
www.veganes-sommerfest-berlin.de
www.zentrum-der-gesundheit.de/obst-gemuese-lagern.html
www.neshealth.de

Zukunftsexperten
www.lebensenergie-konferenz.de
www.humantrust.com
www.individualsystemics.com
www.nichtzweiistfrieden.de

Zutaten in Rohkostqualität
www.keimling.de
www.pureraw.de
www.lifefood.de

Power-Mixer
www.burkhard-hickisch.de
www.gruenesmoothies.de

Lebendiges Wasser
www.biowaterworld.com
(Website von Heinz E. Ihne, siehe S. 54)
www.aqua-biolight.de

Frische Wildkräuter
www.wilde-7.de
www.wild-kraeuter.de

Grüne Smoothies
www.gruenesmoothies.de
www.gruene-smoothies.info
www.gruenesmoothies-ostfriesland.de

Yoga
Iris Baasch hat für dieses Buch einfache und zugleich sehr wirkungsvolle Yogaübungen zusammengestellt. Sie ist, neben ihrem eigentlichen Beruf als Eventmanagerin, ausgebildete Spirit-Yoga-Yogalehrerin (www.spirityoga.de) und ärztlich geprüfte ganzheitliche Ernährungsberaterin. Sie arbeitet außerdem im Team von www.gruene-smoothies.org. Kontakt: iris.baasch@web.de

Fitness
Thomas Reinholz ist Personal Coach, Experte für Lebensenergie und Buchautor. Von ihm stammen die Körperübungen in diesem Buch. Sie sind Teil seines ganzheitlichen Fitnessprogramms Topfit-Hoch-4. www.lebensenergie-experten.de

REZEPTREGISTER

A

Ab die Post 67
Ackerglück 120
Affenzahn 86
Alfatier 99
Amarillo 121
Amore Bio 78
Andreas Heilessenz 67
Andreas Klassiker 67
Anna Banana 78
Antioxia 95
Auf dem Sprung 94

B

BaBi-O 74
Balkonia 116
Banango 110
Ba-o-balula 121
Basilifrutti 117
Baum der Erkenntnis 131
Blaupause 98

C/D

Chefsache 98
Chewie Whooey 117
Cremamara 66
Culture Clash 74
Das kirschsüße Leben 130
Der Klassiker 110

E

Early Bird 75
Erbsenzähler 75

F

Fatburner 86
Finocchio 78
Flowerlebnis 105
Forever one 131
Freche Früchtchen 77
Frisch vom Feld 121
Froschkönig 76
Frühlingsfit 79
Fünf Kontinente 95

G

Garten & Meer 76
Geborgen im Grünen 130
Geistesblitz 99
Gemähte Wies'n 120
Glücksklee 77
Gojito 75
Goldmarie 124
Good Looks 86
Green Coco 75
Green Economy 99
Green Sunrise 95
Grenadinesse 67
Grüne Wiese 87
Grüner Radler 79
Grünes Brainfood 87

H

Happy-go-lucky 116
Hausaufgabenhelfer 104
Heart to Heart 131
Heißer Feger 120
Hell & klar 67
Herbstfarben 125
Herz As 131
Herzblut 110
Hier und jetzt 87
High Five 105
Hippie Hippie Shake 125
Holly Golightly 125
Home & Away 77

J

Jelängerjelieber 111
Jungbrunnen 111
Just Relax 87

K

Kakadu 117
Kermit 77
Kickboxer 87
Knack die Nuss 104
Kraftpaket 78

L

Liebesapfel 86
Light my Fire 124
Linda 125
Little Italy 117
Little Popeye 116

M/N

Memory 105
Mitarbeiter des Monats 98
Mont Ventoux 79
Muchacha 76
Ninja 79
Nussknacker 110

O/P/Q

O'zapft is! 130
Parkspaziergang 124
Pausenbrot 105
Physalisa 76
Pusteblume 111
Quer durchs Land 94

R

Rastafari 131
Reiselust 94

Rekordzeit 99
Rossoverde 117
Roter Teppich 75

S

San Bernardino 95
Schlaufuchs 104
Schlotfeger 125
Simply Green 120
Smooffee 98
Sombrero 74
Sonne im Glas 77
Sonnenklar 105
Spezialeffekt 120
Spickzettel 104

Spicy Melon 78
Sprossen-Mix 116
Strawberry Kiss 110
Streuobstwiese 94
Studentenfutter 104
Sunnyside 124
Surprise 75
Süßer Hüpfer 121
Sympathiebonus 130

T

Tagträumerei 130
Taschenkantine 98
Tiger im Tank 79

U/V/W

Ufo 121
Vergissmeinnicht 111
Vitalino 76
Volle Kraft voraus 87
Weinlese 77
Weiter, immer weiter 95
Wickie 116
Wilde Birne 111
Würze des Lebens 74

Z

Zweite Luft 99

ÜBUNGSREGISTER

Aufrichten beim Rudern 103
Baum – Vrikshasana 85
Berghaltung – Tadasana 85
Bizepsübung 109
Boot – Navasana 69
Die Platz-für-Neues-Meditation 81
Die schönste Übung ... für Körper, Geist und Seele 129
Drehsitz – Marichiasana 69
Herabschauender Hund – Adho Mukha Svanasana 80
Kindhaltung – Balasana 81
Kniebeugen spezial 93
Kündigen Sie! 129
Liegestütze plus 97
Starke Schultern 115
Starker, flacher Bauch 119
Totenhaltung – Shavasana 151
Von innen heraus lächeln 93
Wärme, Schutz und Entspannung 123

Dank

Ein großes Dankeschön an alle, die zu diesem Buch beigetragen haben, mit ihrer Zeit, ihrem Wissen und Können, ihren Erfahrungen und vielen Inspirationen: Iris Baasch, Victoria Boutenko, Angelika Detmers, Martina Dobrovičová, Roman Firnkranz, Heidemarie Fritzsche, Axel Gerke, Helge Grotelüschen, Dr. med. Christian Guth, Heinz E. Ihne, Ilka Imhof, Monika Klöß, Jutta König, Boris Lauser, Claudia Loose, Andrea Nossem, Thomas Reinholz, Karin Skarabis, Markus Wesseloh, Svenja Wesseloh und Regine Wetzig.

Wichtiger Hinweis

Die Gedanken, Methoden und Anregungen in diesem Buch stellen die Meinung bzw. Erfahrung des Verfassers dar. Sie wurden vom Autor nach bestem Wissen erstellt und mit größtmöglicher Sorgfalt geprüft. Sie bieten jedoch keinen Ersatz für persönlichen kompetenten medizinischen Rat. Jede Leserin, jeder Leser ist für das eigene Tun und Lassen auch weiterhin selbst verantwortlich. Weder Autor noch Verlag können für eventuelle Nachteile oder Schäden, die aus den im Buch gegebenen praktischen Hinweisen resultieren, eine Haftung übernehmen.

SACHREGISTER

A

Abnehmen 60, 70, 147
Abwechslung 42, 46
Adstringierend 141
Algen 41
Alkaloide 35, 42
Allergien 16, 82 f.
Alltagsbeschwerden 70, 82 f., 135 ff.
Aloe vera 41
Alterungsprozesse 17
Althoff, Nadeen K. 51
Aqua Biolight 55
Arbeitspausen 96
Arbeitsplatz 96 ff.
Astrologie 142 f.
Atemgeruch 16
Aufbewahrung 24
Aufnahmebereitschaft 64
Ausgeglichenheit 16
Autofahrten 92

B

Baasch, Iris 153
Babys 112 f.
Baden 51
Balkonkasten 114
Ballaststoffe 65
Basisch 16, 36
Baumblätter 40, 118
Beeren 38
Beikosteinführung 113
Beschwerden 136 ff.
Bewegung 61
Beziehungen, belastende 129
Bio 21
Bionic-Health-Scanner 146 f.
Biophotonen 21, 24, 122 ff.

Bisphenol A (BPA) 30
Bitter 37, 140
Bitterstoffe 17
Blattgemüse 39
Blutbild 16
Blüten 40
Blutzucker 118, 137
Boutenko, Victoria 8 f.

C

Chakras 55
Chlorophyll 16, 28
CRS-Analysesystem 145

D

Darmreinigung 16
Detox 64
Dobrovičová, Martina 142 f.
Durstgefühl, natürliches 52

E

Eigenanbau 114
Elektrosmog 27
Emotionale Ausgeglichen-
    heit 16
Emotionen 24
Emoto, Dr. Masaru 50
Energieblockaden 146
Entgiftung 17, 21, 64 ff.
–, Pflanzen für die 65
Entsorgung, optimale 62, 64 ff.
Entzündungen 138
Erkältungen 16
Ernährungsumstellung 48, 148 ff.
Erwärmung des Mixer-
    inhalts 21

Essgewohnheiten 149
Experimentieren 15

F

Fastfood 106 f.
»FDH« 149
Fertigsmoothies 25
Firnkranz, Roman 12 f.
Fitness 16
Flow 62
Fluoreszenzmikroskopie 28 f.
Frische 21
Fritzsche, Heidemarie 10, 44 f.
Früchte 38
Fruchtgemüse 38
Fruchtzucker 15, 20
Funktionsweise, optimale 62, 84 ff.

G

Gänseblümchen 143
Ganzheit 118
Gartenkräuter 39, 114
Gefäßstärkend 16
Gehirn aktivieren 139 f.
Geistige Klarheit 16
Gelenke 16
Gelenkentzündungen 16
Gemeinschaft 22, 61, 128
Gemüse 38
Generationen 108 ff.
Genießen 22
Genuss, wahrer 62
Genuss-Meditation 63
Gerke, Axel 96 f.
Geschmacksrichtungen 15, 37, 140
Geschmackstest 136

Gesellschaftliche Erwartungen 62
Gesundheit 60 ff., 127, 146 f.
Gesundheitscheck 144 ff.
Gesundheitsprävention 147
Gesundheitsvorsorge, aktive 9, 22
Gewichtsprobleme 16
Gewohnheiten 16, 48, 100 f.
Gewürze 41
Giersch 44
Giftpflanzen 42, 43
Gleichgesinnte 17
Glück 61, 127, 150
Gojibeere 46
Granatapfel 46
»Green blended drinks« 10
Grotelüschen, Helge 126 f.
Grundrezept 15, 66
Grüne Pulver 47
Guth, Dr. med. Christian 61, 132 f.

H/I

Haltbarkeit 24, 57
Hämorrhoiden 16
Haushaltsmixer 28, 30
Hautbild 16, 36, 130
Heilkräuter 45, 136 ff.
Heilung 84, 146
Heilwasser 54
Heißhunger 16
Herz-Kreislauf-System 16, 61, 137
»Herznahrung« 128
Heuschnupfen 82 f.
Hexagonales Wasser 52, 55
Himmelskörper 142
Horoskop 143
Ihne, Heinz E. 54 ff.
Immaterieller »Müll« 65
Immunsystem 16, 61, 73, 138

Insulin 118
Intuition 36

K

Kantine 102
Kauen 28
Kerne 38
Kinder 102, 106 f., 108 ff.
Klöß, Monika 70 f.
Knochen 16, 139
Kolloide 56
König, Jutta 88 f.
Konzentrationsfähigkeit 16, 96
Körpergefühl, gutes 71
Körpergeruch 16
Krampfadern 16
Krankheit 146
Kräuter 39
Krebsvorbeugung 16
Kreislauf 16
Küche, grüne 114 ff., 150
Kuhmilch 83

L

Laune, gute 122 ff.
Lauser, Boris 48 f.
Lebendigkeit 122 ff., 126 f.
Lebensalter 108 ff.
Lebenseinstellung, grüne 11
Lebensenergie-Konferenz 127
Lebensgestaltung, aktive 128 ff.
Lebenssinn 61
Lebensstil 91 ff., 122 ff., 148 ff.
Lebenstempo, zu hohes 73
Leber 16, 17
Leistungsfähigkeit 73
Leistungstief vermeiden 96
Leitungswasser 54, 56 f.
Lernen 102 ff.
Lichtenergie 24, 122 ff.
Lichtimpulse 65
Lichtwasser 54, 55
Loose, Claudia 82 f.

Löwenzahn 44 f.
Lungen kräftigen 139
Lymphsystem 61

M

Maca 46
Magnesiummangel 16
Meerespflanzen 41
Mensa 102
Milchbildung 16
MindLINK-System 146
Mineralwasser 54
Mixdauer 21
Mixer 10, 14, 21, 26 ff.
–, Drehzahl 30, 31
–, Fassungsvermögen 32
–, Garantie 33
–, Lautstärke 32
–, manuelle Bedienung 32
–, Messerblock 31
–, Motor 27
–, Motorleistung 31
–, Optik 33
–, Platzbedarf 33
–, Programm-Vorwahl 32
–, Stopfer 30
–, Wattzahl 31
Mixer-Modelle 30
Mond 143
Moringa 46
Motivation 149
Multitasking 27
Mundentzündungen 16
Musik 50, 89, 126
Muskeln stärken 138 f.

N

Nährstoffdichte 46, 49
NES-HEALTH-System 145, 146 f.
NILAS-MV-System 145
Nossem, Andrea 65, 67
Nüsse 41

O

Obst 38
Öle 150

P

Pausen 96
Pausenbrot 102
Pflanzengrün 15, 21
Pflanzenöle 150
Pflanzenzellen 28 f.
Placebo-Effekt 47
Planeten 142
Prävention 147
PrevenTEST-System 146
Pürierstab 27, 28

Q

Qi 13
Quellwasser 52, 54

R

Regional 21 f.
Reifung des Smoothies 24
Reinholz, Thomas 93, 153
Rohkost 8 f., 23, 35, 48 f., 57, 88, 126 f.
–, Zubereitung 48 f.

S

Salzig 37, 141
Samen 41
Sammeln 42 ff.
Sauer 37, 141
Säure-Basen-Haushalt 16, 36
Schadstoffe 65
Scharf 37, 140
Schimpansen 9
Schlaf 16
Schule 102
Schwangerschaft 138
Schwimmen gehen 51
Seelennahrung 150
Sehkraft 139

Sehvermögen 16
Sekundäre Pflanzenstoffe 17, 73
Selbstbestimmtheit 128
Selbstheilungskräfte 16
Senioren 108 ff.
Skarabis, Karin 146 f.
Sonnenpflanzen 143
Spektralfarben 55
Sprossen 39
Steuerungsebene 73
Stillen 16
Stimmung 16
Stoffwechsel 16, 61, 137
Stress 101
Strukturkristallwasser 54
Sünden, kleine 89
Superfoods 41, 46 ff.
Süß 15, 37, 140
Süßmittel 41

T

Tagesrhythmus 140
–, gesunder 16
Tierkreiszeichen 143
Timing 21
Top-Ten-Rezepte 84, 86 f.
Trinken 52
Trinktemperatur 23
Trinkwasser 52
Trocken mixen 31

U

Überforderung 73
Übergewicht 147
Übersäuerung 36
Unterwegs 88, 92 ff.
Urvertrauen 16

V

Veränderung 9, 12, 27, 73, 118 ff., 149 f.
Verdauung 16, 137, 146
Verdauungsprobleme 23

Versorgung, optimale 62, 72 ff.
Vitalstoffe 24
Vorsätze, gute 89

W

Wasser 22, 24, 50 ff., 65
–, Clusterbildung im 51
Wasserenergetisierung 52
Wasserhygiene 56
Wassermoleküle 55
Wasserreinigung 52
Wesseloh, Markus 33
Wesseloh, Svenja 112 f.
Wetzig, Regine 106 f.
Wildkräuter 21, 39 f., 42 ff.
Wildkräuterführung 44
Winter 44
Wundheilung 16

Y

Yoga 68 f., 80 f., 85, 151

Z

Zellebene 73
Zellkerne 28
Zellschutz 17
Zellstoffwechsel 73
Zellwasser 55
Zeta-Potenzial 55 f.
Zubereitung 20
Zutaten 15, 34 ff.
–, Basics 35
–, Extras 35
–, Lagerung 34
–, nach Wirkung ausgewählt 136 ff.
–, Rohkostqualität 35
–, Übersicht 38 ff., 137 ff.
–, ungeeignete 15
–, Zusammenstellung 36

Mehr Energie, mehr Wohlbefinden!

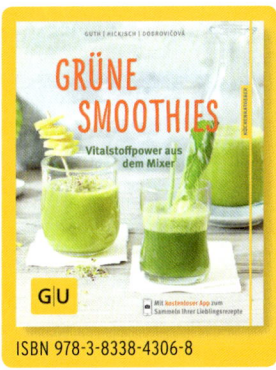
ISBN 978-3-8338-4306-8

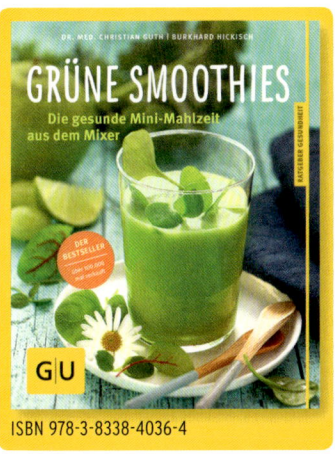
ISBN 978-3-8338-4036-4

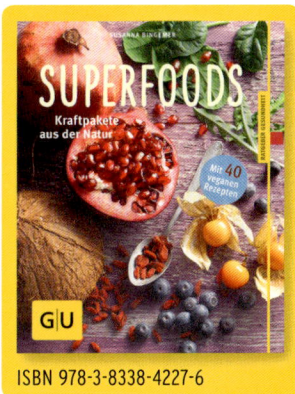
ISBN 978-3-8338-4227-6

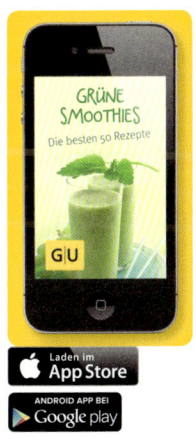

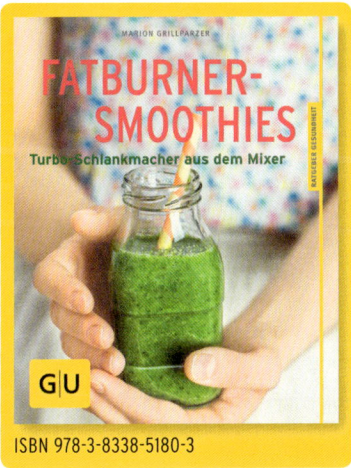
ISBN 978-3-8338-5180-3

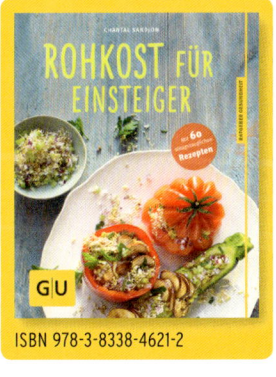
ISBN 978-3-8338-4621-2

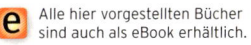 Alle hier vorgestellten Bücher sind auch als eBook erhältlich.

Mehr von GU auf **www.gu.de** und
facebook.com/gu.verlag

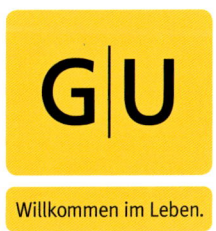
Willkommen im Leben.

IMPRESSUM

© 2016 GRÄFE UND UNZER VERLAG GmbH, München
Alle Rechte vorbehalten. Nachdruck, auch auszugsweise, sowie Verbreitung durch Bild, Funk, Fernsehen und Internet, durch fotomechanische Wiedergabe, Tonträger und Datenverarbeitungssysteme jeder Art nur mit schriftlicher Genehmigung des Verlages.

Projektleitung: Silvia Herzog
Lektorat: Barbara Kohl
Bildredaktion: Henrike Schechter
Umschlaggestaltung und Layout: independent Medien-Design, Horst Moser, München
Herstellung: Martina Koralewska
Satz: Reemers Publishing Services GmbH, Krefeld
Reproduktion: medienprinzen GmbH, München
Druck und Bindung: F+W Druck- und Mediencenter, Kienberg

Printed in Germany

ISBN 978-3-8338-4897-1

1. Auflage 2016

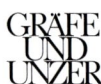

Ein Unternehmen der
GANSKE VERLAGSGRUPPE

Bildnachweis

Fotoproduktion Cover und Rezepte: Kramp + Gölling, Reeßum
Fotoproduktion Übungen: Johannes Rodach, München
Weitere Fotos: Ava Pivot: S. 152; Biowaterworld Europe GmbH: S. 53; Corbis: S. 17, 63; F1online: S. 64, 90, 96; Getty Images: S. 50, 60; GU: S. 3 re., 18, 23, 134 und 136 (Studio Eising), 25 (M. Binner), 26 und 92 (J. Rynio), 58 und 153 (J. Rodach); istock: S. 4, 8, 128, 132; Linda Hughes: S. 72; Plainpicture: S. 84, 108, 122; Privat: Außenklappe hinten, S. 12, 44, 48, 54, 70, 82, 88, 100, 106, 112, 142, 126, 145, 146; Raimo Hartmann: S. 29; Shutterstock: Innenklappe hinten, S. 46; Stockfood: S. 114; Stocksy: Außenklappe vorne, S. 6, 14, 43, 144, 148; Svenja Wesseloh: S. 20, 118.

Syndication:
www.jalag-syndication.de

Die GU-Homepage finden Sie unter www.gu.de

Umwelthinweis

Dieses Buch wurde auf PEFC-zertifiziertem Papier aus nachhaltiger Waldwirtschaft gedruckt.

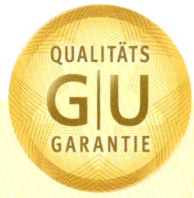

Liebe Leserin, lieber Leser,
haben wir Ihre Erwartungen erfüllt? Sind Sie mit diesem Buch zufrieden? Haben Sie weitere Fragen zu diesem Thema? Wir freuen uns auf Ihre Rückmeldung, auf Lob, Kritik und Anregungen, damit wir für Sie immer besser werden können.

GRÄFE UND UNZER Verlag
Leserservice
Postfach 86 03 13
81630 München
E-Mail:
leserservice@graefe-und-unzer.de

Telefon: 00800 / 72 37 33 33*
Telefax: 00800 / 50 12 05 44*
Mo–Do: 9.00 – 17.00 Uhr
Fr: 9.00 – 16.00 Uhr
(* gebührenfrei in D, A, CH)

Ihr GRÄFE UND UNZER Verlag
Der erste Ratgeberverlag – seit 1722.

 www.facebook.com/gu.verlag